▶▶ 건강도 키우고 성적도 올리는

자녀건강

김진돈 지음

가림출판사

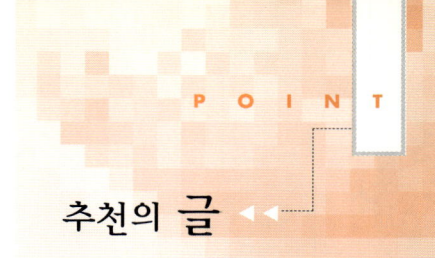

추천의 글 ◀◀

한 차례의 폭풍이 지나갔다. 대학 수학능력시험 결과가 발표되면서 희비가 엇갈렸다. 수험생 당사자, 자녀의 뒷바라지를 해온 학부모들 모두 이제 결과만으로 앞으로의 계획을 다시 결정해야 한다.

이러한 일은 해마다 되풀이 될 것이다. 우리의 역사가 계속 이어지는 한. 예나 지금이나, 힘들게 공부했던 사람이나 유복한 사람이나 모두 부모님의 헌신적인 뒷바라지가 없었다면 지금의 우리는 없었을 것이다.

자녀를 둔 부모들이 가장 관심을 가지는 부분은 다름 아니라 자녀의 건강일 것이다. 어떤 음식을 먹여야 체력이 떨어지지 않을까, 무엇을 먹여야 쌓이는 피로를 즉시 풀어줄 수 있을까, 어떻게 하면 몸을 축내지 않고 공부에 집중하게 할 수 있을까 등 매일 매일을 고민할 것이다.

이러한 부모님들을 위해 한의학적 관점에서 자녀, 특히 수험생 자녀들의 건강을 돌보는데 도움이 될 만한 책이 나온다고 하니 반가운 일이다.

흔히 한의학을 자연친화적이고 인간중심적인 학문이라고 한다. 그러므로 많은 에너지를 소모하고 스트레스를 많이 받고 있는 수험생들에게는 한의학적 관점에서 접근하여 건강을 관리하는 것이 보다 합리적이라 생각이 된다.

이 책에서는 학부모가 아니더라도 누구나 알아두면 좋을 한의학의 기초 이론이 정리되어 있고 이를 바탕으로 수험생이나 부모님들이 알아두어야 할 감기, 불면증, 기관지 천식, 식욕부진, 야뇨증, 축농증, 만성피로증후군, 춘곤증, 신경성질환 등의 질환별 관리법 및 무더운 여름철을 건강하게 이겨내는 관리법, 가을철 보약, 집중력을 강화시키는 방법 등이 소개되어 있으므로 알차게 이용할 수 있을 것이다.

또한 의학에 깊은 지식이 없는 사람도 내용을 찾아보기 쉽게 구성해 놓았으므로 필요한 부분을 바로 바로 찾아보고 도움을 받을 수 있을 것이다.

아무쪼록 이 책이 수험생 및 학부모님 여러분께 많은 도움이 되기를 바라며, 수험생 가족 여러분들께 주저 없이 추천하는 바이다.

2004년 12월

현 경희대학교 한의과대학 교수
전 경희대학교 한의과대학 학장   안 규 석

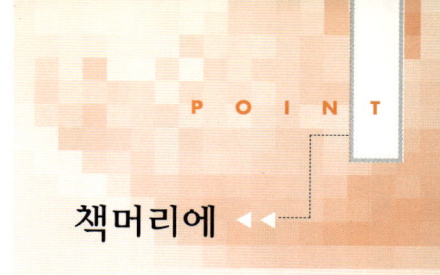

책머리에

　이 책을 준비하면서 타임머신을 타고 수십 년 전 필자가 수험생이었던 입장으로 돌아가본다. 수험생을 둔 부모님이 자녀들을 데리고 진료를 받으러 오는 심정을 보면서 그리고 자라나는 우리 아이들을 보면서 어떻게 하면 공부하는데 더 능률이 오르게 해줄 방법이 없을까 곰곰이 생각을 하다가 조금이나마 도움이 될 수 있을까 하여 이 책을 쓰게 되었다.

　특히 공부하는 수험생들에게 자신의 체질과 특성을 알게 하면 일상생활이나 공부하는 데 상당히 도움이 된다.

　사람은 생긴 모습도 다르고 성격도 다르고 생활방식과 습관도 다르다. 그러므로 사람마다 걸리는 병도 다르고 건강법도 다를 수밖에 없다. 이 점을 중요시하여 생긴 대로 생활해야 건강하다고 보는 관점에서 병을 치료하고 예방하는 것이 형상의학의 특징이다. 자신의 특징과 장단점을 정확히 안다면 병을 예방하는 데도 도움이 되고 어떻게 생활하고 공부하는 것이 효과적인지를 알 수 있다.

　이 책에서 다루고 있는 내용을 보면 다음과 같다.

　제1장에서는 일반인들이 관심 있어 하는 사상체질에 대한 이론과 식이요법 등에 대해서 간략히 설명하고, 제2장에서는 형상의학에 대한 이해와 동물특성에 따른 특징과 조심해야 할 질병과 동시에 치료법을 소개하였다. 제3장에서는 얼굴모양에 따른 형상분류와 이독구비에 따

른 형상의학적 관점과 생김새에 따라 잘 나타나는 질병과 주의해야 할 사항에 대해서 상세히 설명을 하였다. 제4장에서는 수험생에게 잘 나타나는 질병과 수험생들이 관심을 많이 갖고 있는 성장클리닉, 여학생의 생리질환, 알레르기성 비염, 기관지 천식, 여드름, 야뇨증, 식욕부진, 만성피로, 집중력 저하, 뒷목이 뻐근할 때, 신경성 질환 등의 건강관리에 대해서 체질적인 특징과 형상의학적인 특징으로 세세히 설명을 하였고 계절에 따른 건강관리와 시험이 얼마 안 남았을 때의 건강관리 요령을 설명하였다. 마지막에는 수험생에게 도움이 되는 한약재와 처방에 대해서 이해를 돕기 위해서 기록하였다.

끝으로 이 책이 빛을 보는데 도움을 주신 가림출판사 여러분들과 지금은 운명을 달리하셨지만 형상의학을 가르쳐주신 필자의 스승 지산 선생님과 음으로 양으로 많은 도움을 주신 분들께 진심으로 고마움의 인사를 드리고 싶다.

앞으로 몇 년 후이면 역시 수험생이 될 큰딸 지영이와 아들 회수 그리고 막내 귀염둥이 딸 지현이, 마지막으로 이 땅의 자식을 둔 모든 부모님과 수험생들에게 꼭 필요한 책이 되기를 기원하며 이 책을 바친다.

2004년 12월

김 진 돈

수험생에게 자주 나타나는
질병별 건강관리

POINT!

건강과 공부! 두 마리 토끼를 잡자!

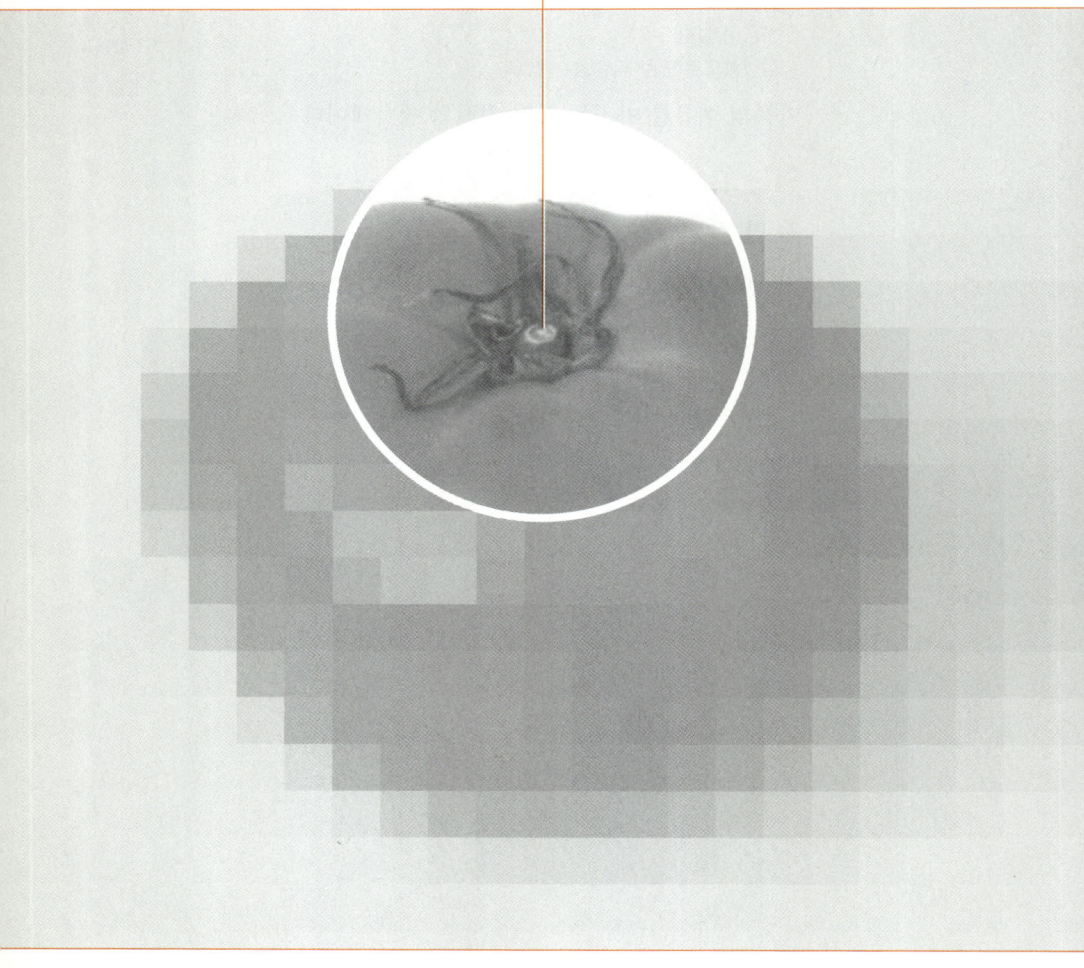

제1장 사상체질의학에 대한 이해

사상체질 의학에 대한 이해

▶▶
체질의학이란 ?

　인간은 선천적으로 체질을 타고난다고 본다.

　같은 환경과 여건 속에서 어떤 사람은 예민하고 소화가 잘 안 되며 잘 체하고, 어떤 사람은 성질이 급하다. 또 어떤 사람은 마르고 또 어떤 사람은 뚱뚱하다. 왜 그럴까?

　『동의보감』〈신형편〉에 보면 사람에 따라 형과 색이 다르고 장부도 다르므로 비록 외부 증상은 같더라도 치료법은 서로 다르다고 하였다. 여기에서 우리가 알 수 있는 것은 체질은 타고난다고 볼 수 있는 조문이다.

　요즘 각종 언론매체에 체질에 대한 기사가 많이 나온다.

　'나는 무슨 체질일까? 어떤 성격일까? 어떤 운동을 해야 할까? 또 어떤 음식을 먹어야 할까? 어떤 직업이 좋을까?' 등이 현대인에게 상당한 관심사인 것 같다.

　하지만 체질에 대한 정확한 인식 부족으로 오류를 많이 범하고 있어서 조금이나마 도움이 될까하여 사상체질에 대해 설명해 보고자 한다.

이제마 선생이 『동의수세보원』이라는 책을 지은 것이 1894년의 일이니까 110년 가량이 되었다. 사상의학은 한마디로 말하면 단지 사람의 질병을 치료하는 치료의학 그 이전에 예방의학이며, 양생의학이라고 볼 수 있다.

인간의 마음이 어디로 쏠려 있는가? 심성의 장단점을 알아서 자신의 체질을 이해하게 되면 평생을 건강하게 살아갈 수 있는 건강 장수법을 알 수 있고, 원만한 사회생활도 할 수 있는 처세 방법을 익힐 수도 있을 것이다.

사상의학은 체질을 중용적인 관점에서 봐서 선천적으로 타고난 신체를 후천적인 노력에 의해서 중(中)에 가깝도록 이끌어가는 것이 사상의학의 치료 방법이라고 보았다.

사상의학에서는 인체를 상초, 중상초, 중하초, 하초라 구분하였는데 오장의 폐비간신이 각각 여기에 해당된다. 이것은 오장을 계위로 표시한 것이다.

사람은 누구나 오장육부를 가지고 태어나지만, 이 세상에 나오면서 하나의 체질을 타고나는데, 이것은 오장육부의 허와 실이 있기 때문이다. 사상의학에서는 사람들을 체형과 체격, 성격, 장부의 허실, 얼굴의 생김새와 약물에 대한 반응, 임상적 특성 등을 종합하여 태양인, 소양인, 태음인, 소음인 등으로 분류한다.

사상의학에서는 인간의 각 체질에 따라 장부의 허실이 상대적으로 작용하여 조화를 잃게 되면 허한 것이 더욱 허해지거나, 실한 것이 더욱 실해져 병으로 나타난다고 본다.

　사상체질의 장부적 특성을 보면 태음인은 간대폐소체질, 소음인은 비소신대체질, 태양인은 폐대간소체질, 소양인은 비대신소체질로 표현한다. 즉 태음인은 간장의 기운은 왕성하지만 폐장의 기운은 약하며, 소음인은 신장의 기운은 왕성하지만 소화 기능이 약하고, 태양인은 폐장의 기운은 왕성하지만 간장의 기운이 약하며, 소양인은 소화 기능은 왕성하지만 신장의 기운은 약하다는 뜻으로 이해하면 된다.

　여기에서 대소란 개념은 장기의 크고 작음이 아니고 기능적 차이를 말한 것으로 이해를 해야 한다.

　대체로 양인(태양인, 소양인)은 상체가 발달하고 하체가 약하며, 음인(태음인, 소음인)은 하체가 발달하고 상체가 약해 보인다고 본다.

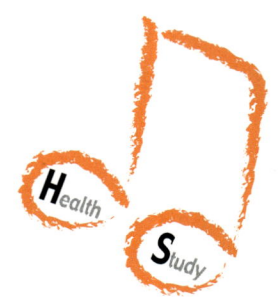

사상체질을
구별하는 방법 ?

일반적으로 사상체질을 감별하는 것은 쉬운 일이 아니지만 외모, 심성, 병증 등을 중요한 단서로 이용할 수 있다.

외모는 체형과 용모를 보는데, 체질마다 일정한 패턴이 있어서 체질이 구별되는 경우가 있다. 또한 심성은 주로 성실과 재간, 항심, 성격, 욕심 등을 관찰한다. 체질마다 특유의 성격적인 특징이 있어 체질 구별에 도움이 된다고 본다. 그러나 객관성 유지가 쉽지가 않다. 예를 들면, 자기 스스로를 내성적인 사람이라 생각하나 실제 객관적으로 그렇게 평가할 수 있는 지는 의문이 생기기 때문이다.

병증을 가지고 체질을 판단하는 것은 평소 건강할 때의 생리적 조건이 있는데 체질에 따라 각기 차이가 있고 질병에 걸렸을 때는 각기 독특한 증상을 보이는 것을 참고한다.

또한 병증은 대병과 중병으로 나누어서 파악하는데, 체질에 따라서는 병이 깊어져야 겉으로 나타나는 경우가 있으므로 이를 참조하는 것이다.

이와 같이 어느 한 가지 기준만으로는 판단이 충분하지 않기 때문에 외모, 심성, 병증의 세 가지 방법을 종합적으로 판단해야 보다 체질감별이 정확할 수 있다.

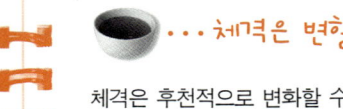

···체격은 변할 수 있다

체격은 후천적으로 변화할 수 있는데 평소 음식섭취 습관이나 영양 상태나 질병 등으로 발육의 차이가 생길 수 있고, 운동이나 직업 등에 따라 차이가 생길 수도 있다.

외모로 보는 체질적 특징

사상체질에 따라서 신체의 발달부위가 각각 차이가 있는데 외모에는 체질적인 특성이 나타난다.

태양인

태양인은 비교적 적은 편이다. 기세가 강해 보이고 눈빛도 강한 편이며 목소리도 약간 높은 편이다. 폐가 크고 간이 작기 때문에 가슴 윗부분이 발달된 체형인데 뼈대가 굵은 편이고 상부 목덜미가 굵고 실하며 머리가 크다. 그러나 허리 아랫부분이 약해서 잘 넘어지는 편이다. 척추와 허리가 약하여 오래 앉아 있지를 못하거나 눕기를 좋아한다. 다리에 힘이 없어서 오래 걷거나 서 있는 것이 힘이 들기 때문에 잘 기대려는 습성이 있다. 또한 용모가 뚜렷하고 말라 보인다. 이런 체질의 여성은 몸은 건강하지만 옆구리나 허리가 빈약하여 자궁의 발육이 약해서 불임의 원인이 될 수 있지만 보기 드문 체질에 속한다.

소양인

위장 기능이 항진되어 있고 배설과 성 기능에 관련된 비뇨생식기 기능이 약하며, 얼굴이 뾰족하고 날카로워 보이기도 한다.

사상체질로 보면 소양인은 전체의 약 30%를 차지한다고 볼 수 있다.

소양인은 기운이 강해서 밖으로 드러나는 외모가 강하고 단단해 보인다. 비위가 크고 신장이 작으므로 흉곽이 발달하고 허리 아래가 약하다.

즉 가슴부위는 넓은 편이지만 엉덩이 아래가 약하다. 상체는 실하고 하체가 가벼워서 상체를 흔들면서 걷고 걸음걸이가 가볍고 경쾌하여 빠르게 보이고 날렵하게 보인다. 화끈하고 과단성 있게 보이지만 말하는 것이나 몸가짐이 민첩해서 경솔하게 보일 수도 있다. 항상 먼 곳을 바라보고 걷는 편이다. 술을 마셨을 때 빨리 취하고 아침에도 잘 일어나는 편이다. 소양인은 명랑하고 눈이 반사적이어서 비교적 체질감별이 쉬운 체질이다. 하지만 소양인 중에는 체격이 작고 용모가 단정하여 소음인 체질처럼 보이는 경우도 있는데 이럴 때는 심성과 병증을 관찰하여 판단하는데 오차를 줄일 수 있다.

태음인

사상체질 중에서 약 50% 정도를 차지한다고 본다.

조금만 움직여도 땀을 많이 흘리는 편이다. 얼굴도 둥글고 이목구비가 뚜렷하고 크면서 든든한 인상이다. 모든 물질을 해독하는 간장의 기능이 발달되어 있고, 체격이 크며 뚱뚱한 사람들은 태음인에 해당하는 경우가 많다. 무슨 음식이든지 잘 먹기 때문에 술, 담배, 육식 등의 기호식품 등을 좋아한다. 행동이 느린 편이며 잠도 많고 잘 자는 편이다.

간대폐소하므로 허리가 발달하고 목덜미 위가 약해 보인다. 사상인 중에서 가장 체격이 큰 편이다. 서 있는 자세가 굳건하고 키가 크며 보통 손발도 큰 편이고 대개는 비대한 사람이 많고 체력이 건실하다. 항상 땀기가 있고 땀구멍이 성글다. 간혹 마른 사람도 있지만 골격만은 건실하다. 키가 크고 체력이 좋은 사람이 많으나 체질 구별이 애매한 경우도 있다. 피부가 두텁지만 겨울에 손발이 잘 트는 체질이다. 특히 태음인의 외모는 소음인의 외모와 비슷한 점이 있으므로 종합적으로 관찰을 해야 한다.

윤곽이 뚜렷하여 눈, 코, 입, 귀가 크고 입술이 두텁다. 걸음걸이도 안정감이 있지만 오리걸음처럼 걷기도 한다. 남자는 눈가가 올라가서 범상 같기도 하고 성난 사람 같은 인상을 풍기기도 한다. 식은 밥을 먹어도 콧등에 땀이 나는 체질이다.

소음인

사상체질로 보면 소음인 체질은 약 20%를 차지한다고 본다. 비위가 허약하고 신장, 방광 부위가 발달하여 하체가 실하지만 대체로 상하가 균형이 잘 잡혀 있는 체질이다.

대체로 체격이 가냘프고 날씬하면서 얼굴도 오밀조밀하며 예쁘다. 엉덩이가 크고 가슴둘레를 싸고 있는 자세가 약해보인다. 기운이 약하여 걸음걸이가 자연스럽고 우아하며 아담하다. 대체로 키가 작은 편인데 간혹 키가 큰 사람도 있다. 여자는 오밀조밀하고 예쁘며 애교가 있다. 눈에 정기가 없어 보이고 눈웃음을 잘 치며 웃으면 눈가에 주름이 잘 생긴다. 땀이 별로 없어 겨울에도 손이 잘 트지 않는다.

항상 몸이 차고 음식을 천천히 먹는데 싫어하는 음식을 먹고 나서 체하거나 부대끼게 되면 다음에는 잘 먹지 않는 습성이 있다. 손발이 찬 경우가 많고 추위를 많이 타는 편이다. 몸집이 가냘프고 섬세하지만 미적 감각이 뛰어난 경향이 있다. 별로 말이 없는 편이지만 조용하고 침착하며 논리적으로 말을 한다. 차갑게 느껴지지만 속마음은 여리다. 아침에 잘 일어나지 못하며 피부는 부드럽고 연약한 편이다. 가끔 한숨을 쉬는데 남이 보기에 고민이 있는 사람처럼 보이기도 한다.

대체로 하체가 균형 있게 발달하였고, 걸을 때에는 앞으로 수그린 모습을 하는 사람이 많다. 상체에 비해 하체가 건실한 편이나 전체적으로 체격이 작고 마르고 약한 체형이다. 소음인의 여성은 태양인의 여성과 반대로 엉덩이가 크고, 자궁의 발육이 좋은 체형이기에 아이를 잘 낳는 체질로 보기도 한다.

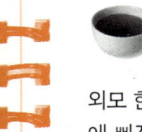
심성으로 보는 체질적 특징

체질의학의 특징은 몸과 마음을 일체로 보는 심신의학이라는 점이
다. 다시 말하면 체질마다 체형이 있고, 체질마다 마음의 병이 있다고
할 수 있는 것이다.

체질의학에서는 성질재간(재능, 소질, 장점 따위), 항심(항상 마음속에
자리 잡고 있는 것), 심욕(심성을 다스리지 못해 너무 과로할 때 드러나는 욕
심) 등으로 구분하는데 이러한 심성의 차이는 적성, 대인관계, 일 처리
방식 등에서 많은 차이점을 나타낸다.

태양인의 성질재간은 영웅심과 자존심이 강하다. 머리가 명석하여
창의력이 뛰어나 남이 상상하지 못한 것을 잘 연구하기도 한다.

형식을 싫어하고 적극적이며 진취적이고 과단성이 있다. 다른 사람
과 사교하는데 소통을 잘하는 장점이 있고 대인관계에 유능하다. 소음

인처럼 웃는 인상에 성질이 상냥하지는 않지만 상대방을 어려워하거나 꺼려하지 않고 인간관계에 적극적이어서 남과 쉽게 소통을 한다고 볼 수 있다.

태양인은 성질이 급하고 후회할 줄을 모르며 공상을 많이 한다. 항심은 급박지심이 있는데, 다시 말하면 조급성을 가리킨다. 태양인은 생활과 일을 잘할 때는 조급함을 자제하고 여유가 있으나, 무언가 지나치고 무리를 할 때는 이 항심이 드러나서 일을 그르치고 건강을 해치고 만다.

태양인 여자의 경우는 타인에게 별로 관심이 없는 편이고 여성스럽지 못하다. 태양인은 용맹하고 적극적인 성격으로서 남성적인 성격만 고스란히 있고 여성스러운 면모가 별로 없는 편이다.

태양인의 욕심은 방종지심이 있는데 여성스러움이 너무 없으면 자기 멋대로 하는 마음이 나오게 되는 것이다. 항상 나아가려고만 하고 되돌아 생각해 볼 줄도 모르고, 저돌적인 대신 후퇴할 줄도 모르게 되며, 이런 상태가 심해지면 방종한 마음이 생겨나 제멋대로만 하려는 특징이 있다.

태양인은 긍정적으로 보면 과단성 있는 지도자형이고, 브정적으로 보면 독재자형으로 보인다. 남성적인 성격으로 과단성은 있으나 독선적이고 계획성이 부족하며 치밀하지 못한 면이 있고, 행동에 거침이 없으며 후퇴할 줄 모른다. 남과의 교류에 능하지만 하는 일이 마음먹은 대로 되지 않으면 남에게 화를 잘 내는 특징을 가진 체질이기도 하다.

태양인 수험생은 지구력과 끈질긴 인내력을 가지고 있어 오랫동안 책상에 앉아 버틸 수 있는 체질이므로 소양인처럼 수시로 과목을 바꾸기보다는 한 과목씩 끝내가면서 공부하는 것이 낫다.

소양인의 성질재간은 굳세고 일을 부리며 추진하는 데 능하다. 기운이 쉽게 움직이고 행동과 말이 빠르기 때문에 쉽게 흥분하고 감정이 격앙되는 것이 특징이다.때로는 직설적인 표현을 해서 대인관계에 무리를 초래하거나 구설수에 오르내리기도 한다. 양인답게 강인함도 있고 적극성도 있어서 어떤 일을 착수하는데 어려워하지 않고 쉽게 시작하는 특징이 있다.

이리저리 너무 세심하게 헤아려보다가 시기를 놓치거나 주저하다가 세월을 보내는 성격이 아니고, 시작이 반이라는 태도로 쉽게 쉽게 일을 꾸민다. 몸가짐이 날래고 민첩하여 답답해 보이지 않고 시원시원해 보이는 체질이기도 하다. 겉으로 보기에는 경솔하고 무슨 일이나 빨리 시작하고 빨리 끝내기에 실수가 많은 편이고 일이 거칠기도 하고 용두사미가 되기 쉽다.

소양인의 항심은 구심, 즉 두려워하는 마음을 항상 가지고 있다. 무슨 일이든 쉽게 시작하고 가볍게 추진하는 대신 마무리가 서툴고 자꾸 일만 벌이는 습성이 있어서 뒤에 가서 문제가 자주 생기다보니 항상 무슨 일이 생길까 두려워하게 된다. 이런 일이 자주 생기면 심리적인 타격을 입게 되어 구심이 점점 커지게 된다. 그래서 구심을 억누르지 못하여 공포심의 상태가 되면 건망증이 나타나는데 위험한 상태라고 보기도 한다. 소양인의 수험생은 인내력이 약해서 오랜 시간 동안 책상 앞에 앉아 있기 힘드므로 1시간 정도 공부하다 과목을 바꿔 가면서 5~10분씩 휴식을 취하는 것이 좋다.

소양인은 항상 일을 벌이려고만 하고 마무리를 잘 짓지 못하는 특성이 있다. 벌여놓은 일을 거두어 정리하지 않고 잘 안 되면 그냥 방치해 버리고 또 다른 일을 벌이기 때문에 동료나 주변 사람들을 애먹일 경우가 많다. 즉 늘어놓은 사람 따로, 치우는 사람 따로 인 경우가 많다. 한 편으로는 밖에서 칭찬 받고 이름나는 것을 좋아하고, 대개 안에서 충실히 일하는 것에는 큰 기쁨을 느끼지 못한다. 집안일보다는 주로 바깥일에 관심을 많이 갖는 특징을 가지고 있다. 소양인은 주로 밖의 일을 좋아하고 가정에는 소홀한 경향이 있다. 남의 일이라면 발벗고 나서는 경향이 있고 희생을 아끼지 않는다. 그래서 대인관계가 활발하고 바깥 생활이 많게 된다.

소양인의 욕심은 편사지심이 있다. 밖에서만 일을 성취하려 하고 안을 다스리지 않는 것이 지나치다보면 사사로운 정에만 치우치는 마음이 생긴다. 중요한 일과 사사로운 일, 공적인 것과 사적인 일 등을 구분해서 절도 있게 처리하지 못하고 기분이나 감정에 따라 일을 하는 경향이 있어 타인이 보기에는 매사가 원칙이 없어 보여서 함께 믿고 일하기가 힘들게 보이기도 한다.

소양인 체질은 대개 눈과 눈썹이 미려하고 눈빛이 강해보인다. 적극성과 민첩성을 함께 가지고 있으므로 사무에 능하고 매사에 활동적이며 열정적이다. 솔직 담백한 성격이고 의협심이나 봉사정신이 강한 반면 행동이 경솔해 보이기도 한다. 다정다감하여 인정이 많고, 이해타산에 관심을 두지 않지만 성미가 급한 것이 단점이다. 또한 외부 일에 분주하고 싫증을 잘 느끼며 체념을 쉽게 한다. 지구력, 즉 끈기가 부족한 것이 단점이다. 감정 변화가 심해서 희로애락이 엇갈리기도 한다. 큰일을 당하면 의외로 의연해지면서 마음의 평정을 쉽게 찾기도 하는 특징을 가지고 있다.

태음인의 성질재간은 과묵한 편이고 목석 같은 성격이다. 성취욕구가 강하고 꾸준하며 침착한 편이다. 무슨 일이든 시작한 일, 맡은 일을 이루어 성취하는 장점이 있다. 어느 곳에서나 뿌리를 잘 내리고 쉽게 정착하는 체질이며 행정적인 일에 능하다. 고지식하고 말없이 실천하는 경향이 있고 끈기가 있어서 다소의 어려움이 있더라도 쉽게 포기하지 않는다. 듬직하고 일을 함에 있어서 중심이 되어 마무리를 잘 짓는 유형이다. 항상 가슴이 답답하고 자주 두근거리며 늘 피곤해하고 심폐 기능이 약해서 몸이 잘 붓는 체질이기도 하다. 규모가 큰 경영을 잘 해갈 수 있는 특징을 가지고 있는 편이다.

태음인의 항심은 항상 겁심(조심성)이 있다. 겁심이 가라앉는 때는 대내외적으로 일과 거처가 안정되어 자기 할 일을 잘하고 믿음직스러워 보인다.

하지만 겁심이 많아지면 미리 겁을 내거나 조심성이 지나쳐서 일의 시작을 꺼려하게 된다. 태음인의 성격은 행동이 느리고 욕심이 많아 음식이나 돈, 재물 등에 관심이 많은 편이고 무엇이든지 잘 모아두는 경향이 있다.

성격은 때에 따라서는 가만히 있으려 하고 움직이려 하지 않는다. 대체로 변화를 싫어하고 보수적인 편이다. 가정에 충실한 편이지만 도박성도 있어서 날이 새는 줄도 모르고 도박에 몰입하는 경우가 종종 있는 편이다. 겉으로는 점잖고 속으로는 약간 음흉한 성격을 가진 체질이기도 하다. 가끔은 안에서 이루려고 할 뿐 밖에서 승부를 내려하지 않는다. 소양인 체질처럼 실속 없이 허명을 얻는 일에 전력을 쏟는 경우는 별로 없다.

태음인의 욕심은 물욕지심이 있어 자기 일을 잘 이루고 자기 것을 잘지키는 것은 좋으나, 애착이 지나치게 되면 탐욕이 될 수 있다고 본다. 대체로 태음인은 얼굴모양, 말솜씨, 몸가짐에 위풍이 있고 두슨 일에도 잘 가다듬으며 공명정대하게 보인다. 매사를 신중하게 행동하며 믿음직스럽다. 보수적이고 변동을 싫어하며 예의범절이 바르며 꾸준한 노력과 인내심은 사업을 잘 성취시키는 편이다. 마음이 넓을 떠는 바다와 같고, 고집스럽고 편협할 때는 아주 좁다. 잘못된 것을 알면서도 무모하게 밀어 붙이려는 우둔함이 있다.

그러나 집안일을 중시하고 바깥일은 관심이 없어보이며, 겉으로 보기에 점잖은 태도나 내심은 의심이 많고 욕심이 많기도 하다. 가끔은 운동보다는 도락을 좋아하는 경향이 있다. 겁심이 많고, 둔하며, 게으른 단점도 있다. 한번 시작한 것은 끝까지 밀고 나가는 끈기가 있으며, 자기 주장을 말할 때는 소신을 끝까지 굽히지 않는 성격의 스유자이다. 예로부터 영웅과 열사가 태음인에 많으나 반대로 마음과 뜻이 약하고 식견이 좁으며 태만하고 우둔하여 말할 가치가 없는 사람도 태음인에 있다고 하는 것은 태음인 체질의 양면성을 말하는 것으로 볼 수 있다.

소음인은 단정하고 침착한 반면 태음인은 일을 잘 마무리하는데 능하고 자신의 기회와 처지만을 지키려는 경향이 있다.

소음인의 성질재간은 내성적이다. 겉으로는 유순해 보여도 속은 강한 외유내강형이다. 침착하고 유순하며 사람들을 모아 조직을 짜는 능력이 뛰어나다. 이를 당여에 능하다고 한다. 마음 씀씀이가 세심하고 부드러우므로 사람들을 모이게 하는데 유리하고, 무슨 일이든 작은 부분까지 미리 살펴 계획을 잘 세우므로 그러한 재간이 나온다고 본다.

아전인수격으로 자기 위주로만 생각하고 실리를 챙기기 위해서는 수단과 방법을 가리지 않는 체질이기도 하다. 소음인 남자는 여자처럼 섬세하고 감정이 풍부하여 혼자서 끙끙 앓는 경우가 있고 평소에 조용하고 자기 주장을 잘 펼치지 않는 편이기도 하다. 머리가 총명하여 판단력이 빠르고 매우 조직적이고 사무적이다.

소음인의 항심은 불안정지심이 있다. 세심한 성격으로 인해 조그만 일에도 조바심을 내고 불안을 잘 느끼는 편이다. 작은 일에도 걱정이 태산이니 먹는 것이 소화되지 않고, 항상 억눌린 듯이 가슴이 답답해지기도 한다.

소음인은 집 안에만 있으려 하고 밖으로 나서려고 하지 않는 경향이 있다. 대체로 내성적인 성격이 강한 편이고, 외향적이지 못하다. 그래서 남성적이기보다는 여성적인 편이다. 적극성이 부족하고 추진력이 약하지만, 생각이 치밀하고 침착하다. 간혹 감정에 휩싸이는 일은 있지만 이성적으로 판단하여 행동하기 때문에 계속 감정적으로 치우치지는 않는다. 소음인 여자는 살림을 알뜰살뜰하게 잘하지만 질투가 강해 작은 일에도 마음을 끓이는 경향이 있다.

소음인의 욕심은 자신이 한 일에 손대는 것을 싫어하고 질투심도 강하다. 남을 한번 오해하면 오랫동안 지속되고 타산적으로 손해를 안 보려는 경향이 강하고 수전노라는 소리를 듣기도 한다.

투일지심이 있다. 내성적이고 소극적인 성격이 지나치면 안일에 빠져버리기 쉽다. 밀고 나가면 크게 성취할 수 있는 경우에도 소극적인 성격으로 인해 적게 거두고 만다.

주위환경이나 조건이 열악해져서 어려워지면 더욱 소극적으로 되어서 조그마한 모험도 꺼리게 되어 쉽게 포기하고 만다. 안일한 생각과 마음이 소음인 성격의 특징이기도 하다. 용모와 말솜씨, 몸가짐은 자연스럽고 맵시 있고 잔재주가 있는 편이다. 성격이 유순하고 침착하며 사교적이다. 판단이 빠르고 생각이 이성적이고 조직적이지만 여성적이고 소극적이기에 추진력이 약하고 내성적이며 수줍음이 많아 자기의 의견을 잘 표현하지 않는다.

개인주의나 이기주의가 강하여 남의 간섭을 싫어하고 이해타산에 얽매인다. 질투심이나 시기심이 많아 한번 감정이 상하면 오래도록 풀리지 않는 경향이 있다.

사상인의 심성의 특징은 지금까지 설명한 바와 같다. 이런 심성들이 평소에 잘 드러나 체질 감별이 쉬운 경우도 있지만 사람에 따라 차이가 많다는 것을 간과해서는 안 된다. 또한 후천적인 교육이나 생활경험, 환경 등에 따라서 어떤 심성은 나타나기도 하고, 어떤 성격은 나타나지 않는 양상으로 많은 차이를 보이기도 한다.

　더욱 중요한 것은 이러한 각 체질의 심성이 그 체질에만 있고 다른 체질에는 전혀 없는 것으로 속단해서는 안 된다. 누구에게나 나타날 수 있는 마음의 네 가지 극단적인 측면이 있지만, 체질에 따라서 각각 주가 되는 성격에 특징을 보이는 것이지 나머지 속성은 전혀 없다고 보면 큰 오산이다. 다시 말하면 나머지 체질의 특징도 적고 취약하지만 있는 것으로 이해해야 한다. 그러므로 이런 취약한 특징들을 후천적인 노력으로 보완해 가는 것이 체질의학의 치료법이라고 봐야 한다.

병증으로 보는 체질적 특징

　사상의학에서는 인체는 원래 불완전하고 불균형적인 것으로 보고 이러한 불균형을 후천적인 노력에 의해서 다스리는 것으로 보는 것이다. 불완전하고 불균형한 것은 신체뿐만 아니라 마음도 마찬가지다. 치우친 마음을 가지고 태어나지만, 즉 균형이 파괴된 상태를 실(實 : 지나침)과 허(虛 : 부족함)로 구별하여 마음을 갈고 닦음으로써 중용에 가깝도록 균형을 찾아가는 것에 치료의 목적이 있다고 이해해야 한다.

　같은 증상이라도 어떤 체질에는 병의 징표가 될 수 있고, 어떤 체질에서는 건강의 징표가 될 수 있는데 체질마다 특유한 질병의 징후와 경과가 있다고 본다. 예를 들면, 태음인 체질이 평소에 땀이 나면 건강의 징표이지만, 소음인이 땀을 잘 흘리면 병의 징표가 되는 것이다.

질병에 따라서는 특별한 체질의 사람만이 걸릴 수 있는 병도 있다. 즉 체질병증이 있는 것이다. 이와 같은 점을 알면 효과적인 질병치료법이 나올 수 있고, 또 반대로 각 사람의 질병적인 특성을 파악하여 체질을 구별할 수도 있다. 소양인은 모든 병의 근원이 화와 열로 인해 생기기 때문에 인삼이나 꿀 등은 절제하는 것이 건강유지에 도움이 된다.

질병이 생긴 징후가 체질별로 다 다른데 체질마다 건강의 조건이 다르고 체질병이 다르고 병의 경과가 다르므로 평소에 이를 파악해서 자신의 평소 건강상태와 병의 경과를 점검해보면 체질을 판단하는데 도움이 된다고 본다.

태양인 체질은 소변 배설이 잘되면 건강하다고 본다. 성질이 급하면서 안정감이 없는 편이다. 간혹 현실에 잘 적응하지 못하는 경우도 있다. 몸이 약해지면 비현실적인 생각에 빠지게 되고 주위 사람들을 피곤하게 만든다.

태양인의 수험생은 평소 사소한 일에 화 내는 것을 절제해야 한다.

소음인 체질은 음식 소화가 잘되면 건강하다고 본다. 신경이 예민하여 신경성질환이 가장 많다. 선천적으로 몸이 찬 편이고 소화 기능도 약하기 때문에 컨디션이 안 좋으면 기운이 없고 설사나 속이 미식거리고 식욕도 떨어지며 소화도 잘 안 되는 편이다. 몸이 약해지면 손발이 잘 떨리고 쥐가 나며 저리기도 하고 한숨을 잘 쉰다. 또한 사소한 일에도 불안해한다. 아침에 일어나는 일이 힘들기도 하다. 소화불량, 위·십이지장궤양 등의 질병도 컨디션이 나빠지면 잘 발생한다고 본다. 흡수 기능이 약해서 뚱뚱한 체질이 드문 편이다.

특히 소음인의 수험생은 소화 기능이 약하므로 평소에 소화가 잘되는 음식을 즐거운 마음으로 먹도록 해야 한다. 왜냐하면 스트레스를 받고 먹게 되면 쉽게 체하기 쉬운 체질이기 때문이다.

태음인 체질은 땀구멍이 잘 통하여 땀이 잘 나면 건강하다고 본다. 감기, 인후, 기관지, 폐, 피부, 대장 등의 질환이 잘 생기는 체질이다. 몸이 약해지면 사소한 일에도 가슴이 두근거리고 눈이 침침해지며 쉽게 피로를 느낄 수 있다. 태음인은 발산해서 에너지를 소비하는 폐 기능이 약하기 때문에 질병도 중풍, 고혈압, 비만, 고지혈증, 심장병, 당뇨병 등이 잘 오므로 평소에 주의를 해야 한다.

태음인 수험생은 평소에 조깅 등을 통해서 땀을 발산시켜 신진대사가 잘되도록 하고 기름진 음식을 과식하지 않도록 하며 특히 밤에는 소식을 하는 식사조절이 필요하다. 왜냐하면 비만은 혈액순환 장애와 성인병 발생의 단초가 될 수 있기 때문이다.

소양인 체질은 대변 배설이 잘되면 건강하다고 본다. 체질적으로 열이 많아서 정신적인 스트레스를 많이 받게 되면 얼굴에서 열이 나고 가슴이 답답하며 숙면을 이루지 못하기도 한다.

몸이 약해지면 현기증이 잘 나고 두통과 더불어 건망증이 생기고 마음이 급해지면서 조급증이 잘 생긴다. 소양인 체질은 신장, 방광, 뼈, 관절, 자궁, 허리, 귀 등의 기능이 약하기 때문에 질병도 관절질환이나 비뇨생식기 계통의 질환이나 불임증 등의 질병이 생기기 쉽다.

소양인의 수험생은 화와 열이 많은 편이어서 스트레스를 잘 받기도 한다. 이것이 지나치게 되면 사소한 일에도 쉽게 흥분하고 귀에서 소리가 나고 눈이 잘 충혈되기도 한다.

매사에 서두르게 되어 시험을 망치기도 한다.

특히 수험생인 경우에는 평소에도 심호흡을 통해서 느긋한 마음을 가지도록 노력하는 것이 좋다.

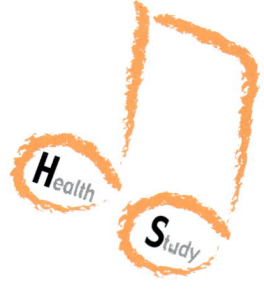

▶▶
체질별 식이요법

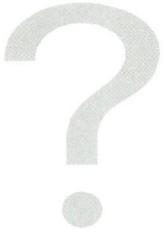

태양인

① 특징 : 척추, 허리, 다리의 힘이 약해 오래 앉아 있거나 서지 못하고 걷지도 못하며 기대기를 좋아한다. 판단력과 진취성이 강하며 창조적인 일을 잘하며 과단성 있는 성격을 가지고 있다.

② 평소에 건강이 안 좋을 때의 수험생은 맵거나 자극성 있는 조미료, 고추, 겨자, 닭고기, 육류, 꿀, 커피 등은 피하는 것이 좋다.

■ 어육류 : 오골계, 오리고기, 오리알, 돼지고기, 오징어, 가물치, 복어, 자라, 청어, 문어 등이 좋고 지방질이 적은 음식을 먹는 것이 좋다.

■ 해 류 : 모든 생선류, 모든 조개류(굴, 조개, 소라, 홍합 등), 게, 생굴, 문어, 오징어 등

■ 과실류 : 포도, 감, 호두, 머루, 다래 등

□ 곡물류 : 채소류는 모두 좋은데 특히 메밀이 좋다.

□ 차 류 : 녹차, 조청, 모과차, 감잎차, 솔잎차, 포도주, 오가피주,
모과주, 솔잎주 등

소양인

① 특징 : 소화력이 강하고 더운 음식을 좋아하지 않으며 항상 비
장·위장에 열이 있으므로 냉수를 좋아한다. 말에 조리가 없고 항상
밖의 일을 좋아하며 자신의 일이나 집안일에 소홀하기 쉽다.
위·십이지장궤양 및 성기능 장애가 많다.

② 평소에 건강이 안 좋을 때의 수험생은 고추, 마늘, 겨자, 카레, 자
극성이 있는 조미료, 닭고기, 꿀, 인삼, 생강 등은 피하는 것이 좋다.

□ 어육류 : 오골계, 오리고기, 오리알, 돼지고기, 오징어, 가물치, 복
어, 자라, 청어, 문어 등

□ 해 류 : 게, 생굴, 새우, 우렁이, 조개, 해삼, 전복 등

□ 과실류 : 수박, 참외 등

□ 곡물류 : 보리, 메조, 현미, 녹두 등

□ 채소류 : 오이, 배추, 상추, 가지, 미나리 등

□ 차 류 : 구기자차, 녹차, 식혜, 결명자차, 포도주 등

태음인

① 특징 : 폐활량이 약하여 다른 체질보다 숨이 차는 일이 많으므로 피부 호흡으로 땀을 많이 흘리며 근육이 견고하고 골격과 손발이 크며 피부가 거칠어서 겨울에 손발이 잘 튼다.

또 심장질환이 가장 많이 나타난다.

② 평소에 건강이 안 좋을 때의 수험생은 인삼, 꿀, 닭고기, 돼지고기 등은 피하는 것이 좋다.

　□ 어육류 : 소에게서 나온 것은 모두가 좋으며 육회, 곰탕, 설렁탕 등이 좋다. 우유, 버터는 아기에게 없어서는 안 될 식품이다. 기름기보다는 단백질을 다량 섭취해야 한다.

　□ 해　류 : 생선류는 담백한 맛의 조기, 명태, 민어, 오징어 등

　□ 과실류 : 배, 밤, 호두, 은행, 잣, 살구, 수박, 석류, 자두, 사과 등

　□ 곡물류 : 밀, 콩, 율무, 두부, 콩나물, 콩비지 등 단백질이 많은 것

　□ 채소류 : 무, 도라지, 연근, 마, 고사리, 토란, 호박, 버섯 등

　□ 차　류 : 오미자차, 율무차, 칡차, 커피, 우롱차, 수정과, 둥글레차, 매실주 등

소음인

① 특징 : 입맛이 까다롭고 편식을 한다. 피부는 매우 부드럽다. 땀이 적으며 한숨을 쉬는 일이 있고 세심하며 과민성이 있어 불안, 초조한 마음을 갖는다.

② 평소에 건강이 안 좋을 때의 수험생은 찬 음식(보리밥, 냉면, 수박, 찬 우유, 빙과류, 라면, 오징어 등)이나 서늘한 음식(녹두, 돼지고기, 풋과일 등)은 피해야 한다.

- 어육류 : 쇠고기, 닭고기, 노루고기, 토끼고기, 양젖 등
- 해 류 : 명태, 굴비, 뱀장어, 미꾸라지, 가자미, 민어, 미역, 김 등
- 과실류 : 귤, 복숭아, 대추, 사과, 토마토 등
- 곡물류 : 찹쌀, 조, 차, 좁쌀 등
- 채소류 : 당근, 쑥, 쑥갓, 시금치, 미나리, 양배추, 상추, 감자, 들깨, 엿, 생강, 후추, 파, 겨자 등
- 차 류 : 인삼차, 꿀차, 생강차, 우롱차, 수정과, 매실주 등

수험생들은 제철에 나는 음식을 즐거운 마음으로 섭취하되 자기 체질에 맞는 이로운 음식을 골고루 섭취하여 건강한 생활이 되도록 해야 한다.

POINT!

건강과 공부! 두 마리 토끼를 잡자!

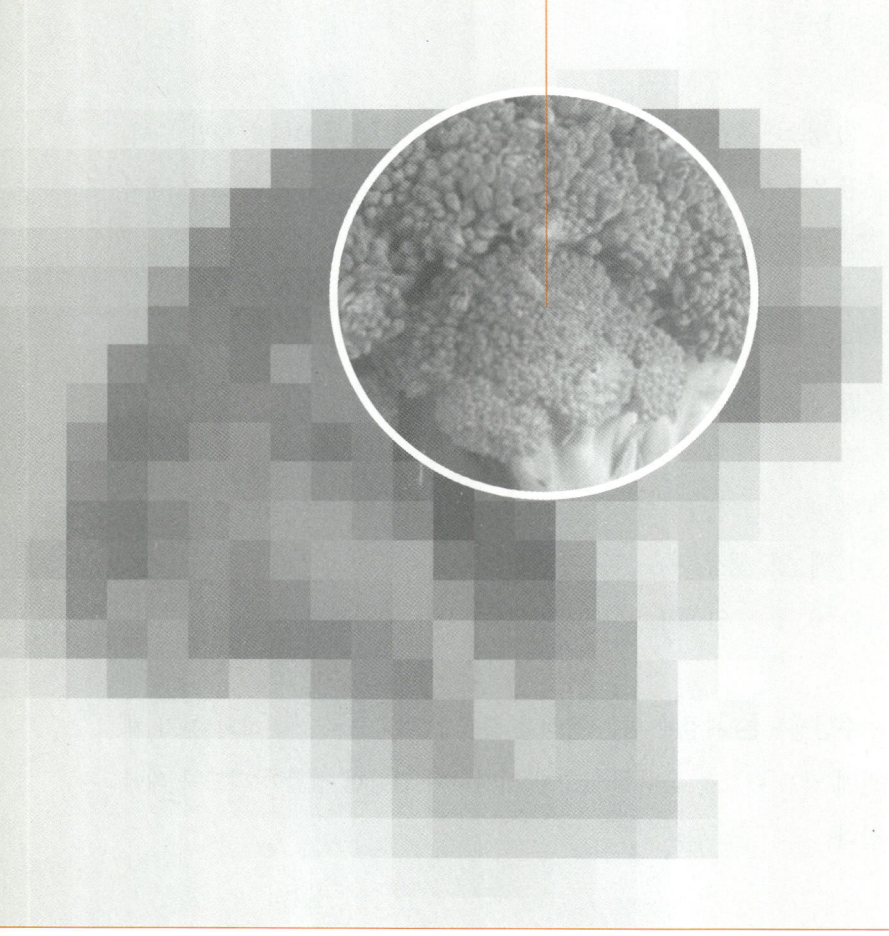

제2장 형상의학에 대한 이해

형상의학에
대한 이해

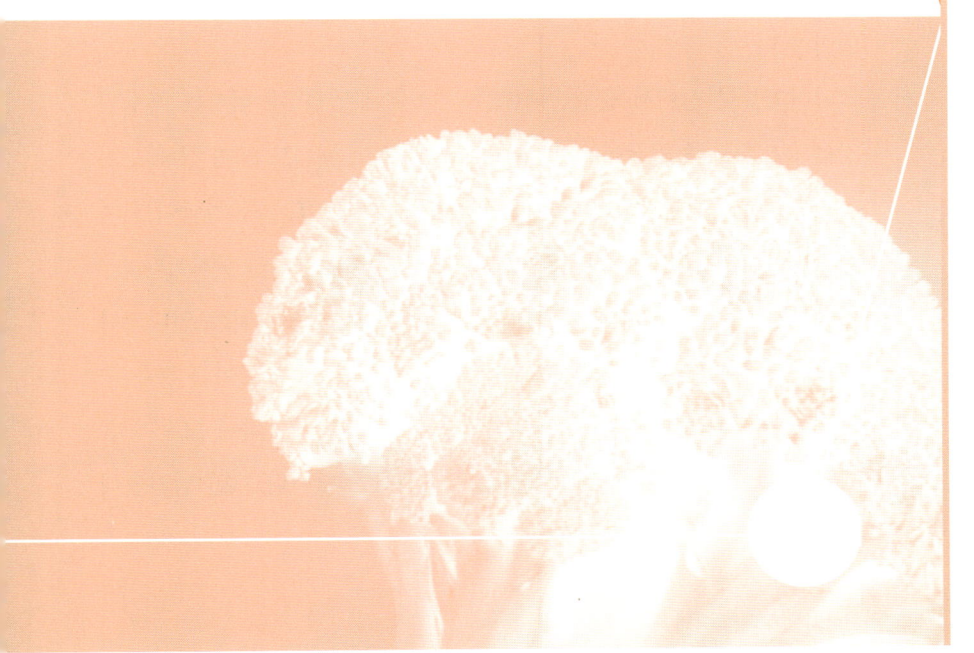

▶ ▶

형상의학이란 ?

　형상의학이란 진단을 할 때 형상맥증의 합일을 통한 질병치료와 보양을 목적으로 하는 학문이다.

　형이란 정기신혈을, 상이란 오장육부를, 맥이란 외형을, 증이란 질병을 말한다고 볼 수 있다. 이 중에서 형을 가장 중요하게 본다. 사람은 누구나 흠을 가지고 태어난다. 이 흠을 찾기 위해서는 어떤 기준이 있어야 한다.

　남녀의 기본상에서 순남순녀(順男順女)로 보았을 때 남자는 흑장비강(黑長肥剛), 즉 얼굴이 검은 편이며 키가 크고 체격도 크며 강해 보이는 것이 순남의 원칙이다. 여자는 백수단유(白瘦短柔), 즉 얼굴이 희며 체격이 마르고 키가 작으며 부드러워 보이는 것이 순녀의 원칙이다.

　남자가 얼굴이 희거나 키가 작거나 마르거나 부드러워 보인다거나 여자가 얼굴이 검거나 뚱뚱하거나 키가 크거나 강하게 보이는 것은 순남순녀가 아니며 여자 같은 남자, 남자 같은 여자라고 하여 모두가 흠이 된다고 보는 것이다. 예를 들면, 일상에서 생활하다 보면 남자인데

도 여자 같은 경우나 여자가 남자 같은 경우를 종종 볼 수 있을 것이다.

또한 남자는 어깨가 넓고 엉덩이가 작으며 여자는 엉덩이가 크고 어깨가 좁은 것이 원칙이다. 하지만 여자가 어깨가 넓으면 그것을 흠으로 본다. 순남순녀로 보면 여자가 머리가 큰 것도 흠으로 본다.

남자는 심폐가 발달한 것이 원칙이다. 왜냐하면 하늘의 기운을 많이 받기 위해서 어깨가 넓은 것이다. 여자는 간신이 발달한 것이 원칙이다. 왜냐하면 땅의 기운을 받기 위해서 엉덩이가 발달한 반면에 어깨가 좁은 것이 원칙이다.

남자는 등과 배가 발달한 것이 원칙이고, 여자는 가슴과 엉덩이가 발달한 것이 원칙이다. 그리고 남자는 머리가 큰 반면에 몸이 작은 편이고, 여자는 몸이 큰 편이지만 머리가 작은 편을 원칙으로 본다.

몸과 손과 발로 봐서 남자는 몸이 큰 반면에 손과 발이 짧고 여자는 몸이 작은 반면에 손과 발이 긴 경우가 원칙이라고 본다.

남녀 생식기로 보아서는 남자는 이음일양으로 음이 두 개, 양이 한 개이어서 양이 부족해지기 쉽다. 그러므로 양을 돋우어 주는 사군자탕 지제 등을 위주로 사용한다. 여자는 이양일음으로 양이 두 개, 음이 한 개이어서 음이 부족해지기 쉽다. 그러므로 음혈을 돋우어 주는 사물탕 지제 등을 위주로 사용한다.

형상분류 및 섭생법

형상이란 사물이 자연 그대로 외부로 드러나는 모든 발현상을 말한다. 형상은 형과 상으로 나누는데 형이란 사물을 구성하는 조직으로 형체를 뜻하며, 상이란 내재된 본질을 뜻하며 징조(주로 색)로 나타난다.

형상의학이란 형상의 형태, 성정, 기능, 색 등을 파악하여 내외의 여건에 따라 형상맥증을 합일하는 진단방법을 통하여 건강을 보양하고 질병을 치료하는 학문이다.

담체, 방광체

형상의학에서는 사람을 담체와 방광체로 나눈다. 담체는 음양으로 볼 때는 양이 성하고 음이 허하고, 기혈로 보면 다기소혈(기가 많고 혈이 적은 것)하다. 방광체는 음양으로 볼 때는 음성양허하고, 기혈로 보면 소기다혈하다.

담체는 기가 실하고 혈이 허하다. 즉 기가 성하고 형이 쇠하여 측면이 발달하고 마른 편이다. 방광체는 혈이 실하고 기가 허, 즉 형이 성하고 기가 쇠하고 얼굴 전면이 발달하고 뚱뚱한 편이다.

① 담 체

대체로 얼굴이 검은 편이고 근골형이며 강하게 보인다. 혈이 허하고 화가 있어서 열이 많은 체질이고 움직이기를 좋아한다. 손가락이 뾰족하며 가만 있지 못하고 잘 움직이는 체질이다. 신과, 기과가 많다. 코가 크고 손발이 발달하며 몸이 조(燥)하다. 양성음허, 기가 성하고 혈허하며, 기성형쇠하여 음허증과 혈허증이 많고 열증(熱症)과 조증(燥症)이 많다. 변비가 많고 위산과다가 심한 편이다. 칠정, 내상으로 병이 오기 쉽다. 음식 거처 음양 희로로 병이 오는 편이다. 천수상(이마 쪽이 넓은 반면에 하관이 빠진 경우)은 양성음허하다. 천수는 양성음허하니 보음시킨다. 대개 담체는 마시는 것을 위주로 하는데 음혈을 보충하기 위해서 씹어 먹어야 한다. 마시는 것은 양기를 보충하고, 씹어 먹는 것은 음기를 보충하기 때문이다. 신기로 되어 있는 사람을 담체라고도 한다.

② 방광체

대체로 기육형이고 부드럽게 생겼으며 얼굴 전면이 발달하고 넓적하다. 냉한 체질이고 기허습담으로 가만히 있는 것을 좋아한다. 정과, 혈과가 많다. 입이 크고, 몸통이 발달하며 손과 발이 짧고 뭉툭하며 습담이 많은 편이다. 몸이 무겁고 정(靜)하기 쉽다. 유뇨가 많고 위하수가 많은 편이며 외감에 잘 걸리고 풍한습으로 병이 잘 온다.

음성양허, 기허혈성, 형성기허하여 양허증과 기허증이 많으며 한증과 습증이 많다. 지적상은 음성양허이다. 방광체는 기허습담으로 양기가 부족하니 기를 채우기 위해 마시는 것을 해야 하는데 대체로 씹어먹는 것을 위주로 한다. 생활의 법도에 어긋난다. 정혈로 되어 있는 사람을 방광체라고 한다.

『동의보감』의 내상문을 보면 마시는 것은 양기를 자양하고 먹는 것은 음기를 자양한다. 음식을 지나치게 먹지 않으면 음기는 입을 통해서 비위에 도달되고, 양기는 코를 통해서 가슴과 폐에 갈무리된다. 냄새와 맛이 서로 합쳐서 음과 양이 고르게 되면 신기가 저절로 생긴다고 하였다.

남성, 여성, 노인, 소아에 대한 이해

남성, 여성, 노인, 소아는 특유의 생리적·병리적 특성이 있다. 남성은 남자병, 여성은 여자병, 노인은 노인병, 소아는 소아병이 오므로 음식도 각자에게 맞게 섭취해야 한다. 남녀노소는 인간 존재의 4대 형태이다.

①남 성

혹장비강하며 그 성정은 발산성으로 조(燥)하며, 기쇠하고 형이 성하다. 형이 성하니 이목구비 중 코가 발달되어 마시는 것을 좋아하며 오장으로는 정을 위주로 하니 신(腎)이 중심이 된다. 그런 까닭에 남자의 비위병은 여자에 비해 적다. 비위병을 앓게 되면 중증으로 치료기간이 여자에 비해 오래 걸린다고 본다. 또한 남자는 음주나 생식기가 나빠서 비위병이 발생하는 경우가 있다.

남자는 양에 속하여 흩어지기 쉽다. 코·귀 위주가 원칙이며 주로 주색병이 많다. 또한 형이 성하고 기가 쇠약한데 주로 기를 흩트려서 사용하고 정기를 사용하는 것을 위주로 하기 때문에 이런 기능을 계속할 수 있도록 인체의 으뜸이 되는 정을 보해주고 기를 보해주는 것이 기본이다.

② 여성

백단수유한 존재로 성정은 수렴성으로 습(濕)하고, 화려하며 기가 성하고 형이 쇠한데 형쇠한 것을 배제하기 위해 입이 발달되어 씹어 먹는 것을 좋아하며 혈을 위주로 하므로 위(胃)가 중심이 된다. 그리고 여자는 비위병이 흔한데 그 성정이 수렴하고 육체보다 정신위주로 발달되어 있으므로 지나치게 생각하다보니 칠정병이나 칠기병과 밀접한 관계가 있다. 또한 남자 같은 여자나 여자 같은 남자에게는 조잡증을 비롯한 비위질환이 자주 발생한다. 남자가 여자 같은 경우와 여자가 남자 같은 경우처럼 순남순녀가 드물기 때문에 남자와 여자가 혼합되어 있다는 것이다. 그러므로 여자가 남자같이 생긴 경우, 즉 기가 실한 여자는 혈을 조양하면서 그 기를 소모시켜 주어야 하고 몸이 찬 경우에는 따뜻하게 해야 한다.

여자는 음에 속하여 뭉치기 쉽다. 입과 눈 위주가 원칙이고, 주로 울화병·담화병이 많다. 담화는 조잡, 경계, 정충, 불면, 두통, 전간, 매핵기, 중기, 중풍으로 발전할 수 있다. 여자는 기성형쇠하며 정혈의 응집이 강한 사람으로 기울로 흩트리지 못해서 오는 병이 많다. 따라서 행기시켜서 정을 흩트리는 기약을 쓰거나 보혈시켜주는 것이 좋다.

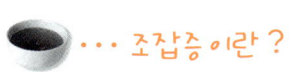 ···조잡증이란?

배고픈 듯 하면서도 배가 고프지 않고, 아픈 듯 하나 아프지 않으며, 가슴이 답답하고 괴로워 안정을 취하지 못하는 것이다. 주로 담화나 열 등이 원인이 되는데 양방에서는 신경성이라고 한다. 향사평위산, 소식청울탕, 양혈사물탕, 당귀보혈탕 등을 응용한다.

③노 인

근본적으로 형틀이 무너지는 과정에 있다. 원기가 허하므로 영양분 흡수력이 저하된다. 그러므로 노인은 음식을 적게 먹어야 하는데 그렇지 못할 경우 식상증(음식에 상한증)이 유발되기 쉽다. 또한 노인의 생활 법도는 따뜻하게 보하는 약을 쓰고, 된 죽을 먹어서 보양해야 하며 야채와 과일 등은 적게 섭취해야 한다. 노인병은 진액이 부족해서 생기는 경우가 대부분이다. 겨울에 속하니 양기가 부족하고 허로증이나 소변단소, 옹저, 오관병이 많다. 기허형쇠하여 외기의 풍한서습 조화를 배제할 능력이 약해진다. 노화가 진행되어 진액과 혈이 쇠해져 점점 죽어가는 과정에 속하므로 오장의 성쇠에 따라 쇠해가는 과정을 느리게 하여 병이 다른 장부로 전이되지 않도록 하고, 근본을 돋우어 주는 것이 원칙이며 형은 고목나무와 같고 허리가 굽어지는 경우가 많다. 특히 노인은 겉절이를 과식하지 않는다. 우유죽(우유에 쌀이나 시래기를 넣어서 끓임)이 좋다.

④소 아

큰병이 없으며 새싹과 같다. 어린아이는 성장하기 위하여 앓는 것이다. 소아는 봄에 속하니 음혈이 부족하기 쉽다. 주로 선천허약(눈빛이 약하거나 얼굴이 창백하다)이나 식적이 많은 편이다. 식적은 두복열, 구취, 한출, 구갈, 해수, 천식 등으로 나타날 수 있다. 특히 어린아이는 치아가 나기 전에는 매운 음식과 채소는 먹기가 힘드니 삼가야 한다.

돌 이전에는 밥을 먹이지 않아야 된다. 만약 이것을 지키지 않으면 피부병이 올 수도 있기 때문이다.

특히 소아는 기가 성하고 형이 성하며 자라나는 새싹으로 보아 병을 고친다는 생각보다는 성장하는데 장애가 되는 장애물을 제거해 주면서 형평을 잡아주고 잘 먹게 해서 혈기를 돋우어 주는 쪽으로 보면 된다.

이와 같이 남성, 여성, 노인, 소아의 생리와 병리가 다르므로 이에 맞게 음식을 섭취한다면 질병을 치료하고 보양에 많은 도움이 된다.

정기신혈과에 대한 이해

정기신혈과는 머리의 안면과 이목구비의 형태로서 이목구비는 존재물의 씨앗, 즉 종자에 해당하고 안면의 형태는 밭에 해당하며 4가지의 원방(圓方)의 모양으로 나누며 운행상으로는 입은 정에, 코는 기에, 눈은 신에, 귀는 혈에 속한다. 즉 정과, 기과, 신과, 혈과의 형태로 나누어진다.

얼굴 바탕의 형태를 보고서 정과, 기과, 혈과, 신과의 생리, 병리를 추구할 수가 있으며 질병에 접근하는데 아주 용이하다. 원방의 성질에서 원은 움직이는 것을 위주로 하고, 방은 고요한 것을 위주로 한다.

정과는 둥글게 뭉쳐야 하는데 설(泄)하면 병이 된다. 그러므로 정과는 당뇨병이 오기 쉽다. 기과는 방(方)해서 돌아야 하는데 들어가지 못하기 때문에 체해서 병에 걸리기 쉽고, 신과는 울하기 쉽고 혈과는 싸주지 못하여 새기가 쉽다. 정과와 혈과는 허증이 오기 쉬우므로 보정·보혈·보기가 기본 치료법이고, 기과와 신과는 울체로 인해 질병이 발생하는 경우가 많으므로 행기·해울·화담·강화·소도시키는 치료법을 쓴다. 정과와 혈과는 지적상이며 입이 발달한 편이고, 기과와 신과는 천수상이며 코가 발달한 편이다.

① 정 과

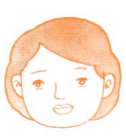
정은 물방울이며 음이며 수(水)의 개념이다. 물은 하강작용이 있으며 응집작용이 있다. 둥글지만 그 바탕의 질은 물이다.

얼굴이 둥글둥글하고 이목구비가 둥그스름하게 중간에 모여 있어야만 완전한 정과에 해당된다. 성격이 낙천적이며 실의에도 잘 안 빠지는 편이다.

정과(精科)는 둥글고 공이다. 구른다. 자꾸 움직이기 때문에 정(靜)하지는 못하다. 결국 허하게 된다. .

정과는 움직이기를 싫어하고 눕기를 좋아한다. 몸이 잘 붓는데 원래 습이 많은 체질이다. 류머티스 관절염도 오기 쉬우며 허리와 등이 아플 때도 많다. 새서 병이 온다. 특히 누설이 잘되기 때문에 당뇨병으로 고생하는 경우가 많다. 정기를 보해 주는 식품으로 구기자, 참깨, 부추씨, 산수유, 토사자, 황구육, 녹용, 복분자 등이 있다. 이런 수험생은 공부하는데도 수험생답지 않게 아주 느긋하고 낙천적이다. 저녁에는 소식하도록 한다. 정과의 수험생에게는 인삼양위탕, 육미지황탕, 팔미지황원, 십전대보탕 등을 사용하면 좋다.

② 기 과

얼굴이 사각형으로 생겼고 각졌다. 대개 얼굴과 코에 살이 없는 편이다. 자존심이 강하고 신경성질환이 많다. 한가해지면 오히려 병이 많아진다. 각이 져서 잘 움직이지 않는다. 잘 움직이지 않으므로 기체, 기울이 많다. 그러므로 대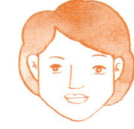

체로 부지런히 일하는 편이다.

여성에게 많고 화병이 많다. 너무 돌아다니면 기허해지고 안 돌아다니면 기가 울하고 체한다.

기과(氣科)의 이목구비는 관골이 나오거나 코가 크거나 볼록하다. 특히 여성인 경우 이목구비가 흩어져 있다. 기과는 방으로 되어 있어 가만히 있기만 하고 움직이지 못해서 기가 잘 돌지 못해서 치하여 병이 온다. 기해혈(氣海穴) 자리를 누르면 통증을 느낀다.

손과 발 그리고 아랫배가 차거나 자궁에 혹이 생기기 쉽고 대소변의 상태가 안 좋으며 불면증, 갑상선질환이 많은 편이다.

기과는 복부가 차다. 차다는 것은 동하지 않는다는 뜻이다. 기과인 여성의 경우 갑상선질환, 자궁근종, 흉비증이 많다. 이것은 기가 잘 돌지 않아서 나타난 발현상으로 볼 수 있다.

기란 성질상 한곳에 가만히 머물러 있지 못하고 계속 순환하기에 기를 많이 지닌 기과형들이 부지런히 일하고 끊임없이 노력한다. 그렇게 해서 기를 소모하고 순환시켜야 심신이 편안해진다. 기과는 음식을 먹으면 잘 체하는 특성이 있으므로 즐거운 마음으로 절제해서 먹어야 한다.

기과는 강건하다. 병리는 기가 울체된 것이니 기를 순조롭게 돌려주는 것이 우선이다. 또한 강화, 화담, 소적, 해울시켜야 한다 그리고 칠정, 칠기로 오적, 육취, 산벽, 징가와 같은 덩어리가 생긴다 여성 기과는 기울이 잘 오는데 자궁암도 기울로 올 수 있다.

음에 속하여 기를 만나면 막히는 일이 여성들에게 많이 생기고 있다.

기를 북돋아 주는 식품으로 무, 총백, 쇠고기, 황구육, 생강 등이 있다. 기과인 수험생은 평소에 기분이 좋지 않으면 잘 체할 수 있으므로 즐거운 마음으로 식사하는 습관을 가져야 한다. 응용되는 처방으로 사칠탕, 반총산, 사군자탕(남자) 행기향소산 등을 사용하면 효과적이다.

③ 신 과

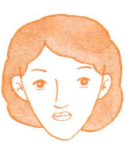
천수상이다. 잘 움직이는 것이 기본이고 방향성이 있다.

신과의 상은 불이 상승하는 화상(火象)으로 오르는 성질이 많다. 화상은 위가 넓고 아래가 좁은 역삼각형인데 이를 천수상이라 한다. 왜냐하면 위는 하늘이라 흩어지기 쉽고 아래는 땅이라 모이기 때문이다.

화는 그릇을 녹이는 성질이 있으므로 화의 오르는 성질을 막아버리면 약한 곳으로 터지게 되므로 대부분 경계, 정충, 건망, 전광 등 정신질환이 많다.

불꽃이 위로 상승하므로 아래는 부족하여 남자는 수부족으로 병이 오기 쉽다. 그러므로 자음강화시켜야 한다.

천수형으로 칠정에 쉽게 마음이 상하여 병이 오는 일이 많다. 그러므로 신경성질환으로 고생하는 경우가 많다. 허리, 다리가 자주 아프며 가슴이 두근거리는 증상으로 힘들어하는 경향과 건망증도 있다. 예민하고 날카로운 성격이 만병의 근원이므로 평소 마음을 안정시키고 편안하게 해주는 식품을 자주 먹으면 좋다. 원지, 백복신, 황연, 연실, 자하거, 천문동 등의 약재를 응용한다. 신과는 자음시키고 강화시켜야 한다. 이러한 수험생은 평소 마음을 안정시키는 것이 중요하다. 화가 날

때는 눈을 감고 가만히 앉아서 천천히 심호흡을 1~2분간 해주면 마음이 안정되고 편안해진다. 신과의 수험생은 자음강화탕, 육울탕, 허왕보심단, 온담탕, 청심보혈탕 등을 사용하면 효과적이다.

④ 혈 과

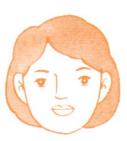
얼굴이 계란처럼 긴 형이다. 지적상이다. 새면 병이 된다. 다시 말하면 피가 밖으로 새지 않도록 싸주어야 되는데 싸주지 못하면 병이 된다.

혈병이 오기 쉬운데 혈허로 인한 두통이나 생리불순이 오기 쉬우며 어혈로 인한 병이 찾아온다. 그러므로 혈과의 여성은 특히 산후조리에 신경을 써야 한다. 혈병은 밤에 더욱 심하다. 혈을 고르게 하고 어혈을 풀어주는 식품으로는 당귀, 애엽, 무즙, 부추즙 등이 있다. 혈과의 수험생에게는 사물탕, 난간전, 쌍화탕, 익위승양탕, 오적산 등을 쓰면 효과적이다.

정기와 신혈의 대비로 보았을 때 정과와 기과는 잘 구르고 안 구르는 개념으로 풀이한 것이고, 신과와 혈과는 오르고 못 오르고 하는 상하 개념으로 본 것이다. 정과는 방향성이 없지만 신과는 방향성이 있다는 것이 구별점이다. 정과, 혈과는 방광체에 속하고 기과, 신과는 담체에 속한다.

정기신혈과 오장육부는 주로 선천이며 불변의 이치를 말한 것이다. 정기신혈이란 선천적인 밭, 즉 바탕을 말하며 육경형과 주조어갑은 후천을 말한다.

오장육부

오장육부의 상태는 인체의 외부로 발현되며 그 형색의 발현상을 보고 오장육부의 상태를 알 수가 있다. 오장은 정신·혈기·혼백을 간직하여 만이부실(滿而不實 : 꽉 차지만 실하지 않음)하고, 색과 이목구비의 대소·고저·정편·강유 등을 고려하여 보고, 육부는 수곡을 소화해서 진액으로 만들며 실이불만(實而不滿 : 실하지만 차지는 않음)한다. 또한 대소, 장단, 후박, 결직, 완급에 따라서 외부의 형상으로 발현된 것을 본다.

오장병은 허실증이 주가 되고, 육부병은 한열증의 여부가 관건이다. 비장은 수곡을 소화하고 입술의 형태상 잘생겼는지 못생겼는지와 그 주름살로 대소·고저·정편·강유의 상태를 알 수 있으며, 그 색은 황색으로 나타난다. 위장은 수납만을 담당하고 육괵의 상태로 위의 후박(한열), 대소(허실)를 판단한다. 장부병을 치료할 때는 장부에 상응하는 색과 내외증을 합일해야 하고, 이목구비의 대소·고저·강유·정편을 살피고 어느 장부가 위주로 된 사람인가를 판단하여 음식과 용약을 취한다.

『동의보감』의 간장문의 간병치법의 조문을 보면 간병 때는 단 것이 좋은데 멥쌀·쇠고기·대추·아욱을 먹으면 그 단맛이 당기는 것을 잘 늦추어 준다고 하였고, 간병에는 참깨·개고기·자두·부추를 먹는 것이 좋은데, 이것들은 다 신맛을 가지고 있다. 이것은 본 장기의 맛을 취하는 것이다라고 하였다.

또한 심장문의 심병치법에서 심병에는 신 것을 먹어야 하는데, 팥·개고기·자두·부추 등 여러 가지 신 것을 먹으면 잘 거두어들일 수 있으며, 심병에는 보리·양고기·살구·염교를 먹는데, 이것은 본 장기의 맛을 취하는 것이고, 더운 것을 먹거나 덥게 입지 말아야 한다고 하였다.

비장문의 비상증에서 타박을 받거나 넘어지거나 술과 음식을 지나치게 먹은 다음 성생활을 하거나 땀을 내고 바람을 쏘이면 비가 상하며 음식을 절도 없이 먹고 힘겹게 일하면 비가 상한다고 하였으며, 비병에는 짠 것을 먹는 것이 좋은데, 콩·돼지고기·밤·미역이 모두 짠 것들이다라고 하였다. 비병은 멥쌀·쇠고기·대추·아욱을 먹는 것이 좋으며 비병 때는 더운 것을 먹거나 배부르게 먹거나 습지에 있거나 젖은 옷을 입는 것을 금해야 한다고 하였다.

폐장문의 폐상증에서 몸이 찰 때 찬 것을 마시면 폐가 상한다. 폐병에는 기장쌀·닭고기·복숭아·파를 먹는 것이 좋은데 이것은 본 장기의 맛을 취하는 것이며, 또한 폐병에는 보리·양고기·살구·염교를 먹는 것이 좋다고 하였다. 이것은 쓴맛이 기를 잘 내려가게 하기 때문이다. 찬 음식을 먹거나 옷을 차게 입지 말아야 한다고 하였다.

신장문의 신병치법에서 신은 마르는 것을 싫어하는데 빨리 매운 것을 먹어서 눅여주고 주리를 열어서 진액을 나오게 하고 기를 통하게 해야 한다.

신병에 매운 것을 먹는 것이 좋다. 기장·쌀·닭고기·복숭아·파를 먹는 것은 매운 것으로 눅여주기 위해서다. 또한 신병에는 콩·돼지고기·밤·미역이 좋다. 이것은 본 장기의 맛을 취하는 것인데, 신병에는 불에 태운 것과 뜨거운 음식을 먹지 말며, 조이는 옷을 입지 말아야 한다고 하였다.

위상증의 조문을 보면 평상시보다 음식을 두 배로 먹으면 장과 위가 상한다고 과식을 경계하였고, 위병치법에는 사람의 근본은 따로 있는 것이 아니라 음식물이 생명의 근본이므로 비위는 토에 속하는데, 주로 음식물을 받아들이기 때문에 사람에게 근본이다라고 하였고, 5가지 맛을 가진 음식을 적당하게 먹으면 정신이 상쾌해지고 기분이 명랑해지며 위병을 치료하는 방법은 음식을 알맞게 조절해 먹고 차고 더운 것을 알맞게 하며, 마음을 깨끗하게 하고 잡생각을 없애고, 조용히 진기가 정상으로 회복되게 하는 것이다라고 하여 위병에서의 음식 절제를 강조하였다.

대장문의 대장병치법에서 위와 대장이 고르지 못할 때는 음식이 차고 더운 것과 옷을 춥거나 덥게 입는 것을 알맞게 해야 하는데 차게 할 때도 선득선득하게는 하지 말며, 덥게 할 때도 땀이 나게는 하지 말아야 한다. 음식은 끓는 것을 먹지 말며, 이가 시리도록 찬 것도 먹지 말아야 한다. 차고 더운 것을 알맞게 하면 원기가 유지되어 사기가 침범하지 못한다고 하여, 대장병에 음식의 차고 더운 것을 알맞게 할 것을 주의시켰다.

육경형으로 본 체질분류

육경형은 경락의 발달을 말한다. 인체가 육기로 인해 고질화된 것을 육경형이라 한다. 12경맥은 수족삼음삼양경으로 구성되고 각각 기혈의 크고 작음이 다르다. 삼음삼양에는 육기와 오행이 상응되어 있다.

육경형증은 주로 머리와 사지의 경락론으로 기혈의 대소편차가 나타나고 그에 따라 육경의 형상이 얼굴에서 코와 눈의 승강기세와 안면의 돌출여부와 함몰에 따라서 이루어진다. 즉 이목구비는 부침승강(浮沈 昇降)으로 보면 양명은 부에 해당하여 눈이 튀어나온 듯하고, 궐음은 침에 해당하여 눈이 들어간 경우를 말한다.

각각의 형상은 태양형, 소양형, 양명형, 태음형, 소음형, 궐음형의 형상으로 구분한다.

① 태양형

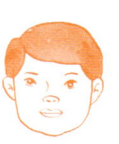

코가 들리고 눈초리가 올라간 경우를 말한다. 다른 사람에 비해 감정의 기복이 심하고 예민하여 신경성질환이 잘 생긴다. 이러한 수험생은 눈물이 많고 감정의 기복이 심해서 평소 마음의 평상심을 유지하도록 노력해야 한다. 처방은 오령산, 구미강활탕 등을 사용한다.

② 태음형

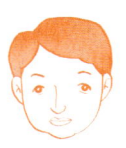

코와 눈초리가 내려온 형상이다. 태음습토의 생리는 불수불서(이러지도 저러지도 못하는 상황)여서 어떤 환경에도 한 발은 담그고 한 발은 빼고 있는 경우로 보통 재산을 잃지 않는다. 이러지도 못하고 저러지도 못하니 울증이 많다.

이럴 때는 대개 가슴에 문제가 발생하며 다음에는 손바닥이 누런 것이 특징이다. 현실적이어서 책임감 있게 일을 하는 편이고 완벽을 추구하는 경향이 있다. 가끔 명치끝이 아프거나 상복부가 답답함을 느끼면서 대변보는데 불편함을 느끼기도 하고 손발이 잘 저리기도 한다.

이러한 수험생은 어려운 역경에서도 잘 버티면서 공부하는 유형이다. 처방은 곽향정기산, 이중탕을 응용한다.

③ 소양형

코는 들리고 눈초리는 내려오는 상인데 여자의 기본형이다. 부드럽게 보이고 외유내강형이다. 타인과 잘 어울리며 부지런하다. 특히 남자인 경우에는 감정의 변화가 심하고 산증이 오기 쉬운 유형이다. 마음이 편치 않고 추웠다 더웠다 하면서 귀가 멍멍하면서 답답한 증상이 생기기도 한다. 여자의 기본형으로 처방은 소시호탕을 위주로 사용한다.

④ 소음형

코는 내려오고 눈초리는 올라간 상인데 남자의 기본형이다. 남자인 경우는 현실과 잘 타협하는 형이지만, 여자인 경우에는 산증(疝症)이 올 수가 있으며 대인관계에 약하다. 소음형은 대체로 몸이 찬 편이다. 특히 아랫배가 차면서 대장이 약하다. 고집이 세고 화를 잘 내게 되면 우울증이나 가슴이 답답한 증상이 올 수 있다. 소음형에 응용되는 처방은 궁지향소산, 부자이중탕 등을 사용한다.

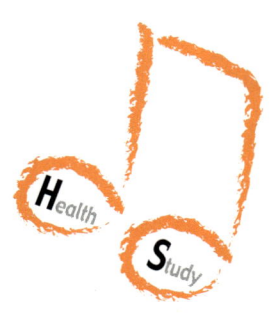

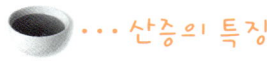
⑤ 궐음형

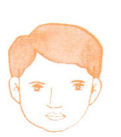 눈이 안으로 꺼진(들어간) 함몰형이다. 주걱턱인 경우도 있
다. 대개는 유두가 크고 함몰되며 손발과 아랫배가 차서 여
름에도 내복이나 양말을 신고 있는 사람이 많은 편이다. 대체
로 산증이 있다. 조금만 추워도 몸이 쉽게 상하며 추위를 잘 타는 형이
다. 여성인 경우 몸이 냉하기에 유산이나 불임이 오기 쉽다.

그러므로 찬 음식을 먹거나 찬 곳에 오래 머물러 있거나 오래 앉아
있으면 해롭다. 이러한 유형의 수험생은 배꼽티는 삼가야 하고 항상 보
온에 신경써야 한다. 배를 차게 하면 복통이 잘 올 수 있는 형이다.

이러한 유형의 수험생에게는 오적산, 당귀사역탕, 오수육탕 등을 사
용하면 효과적이다.

⑥ 양명형

전면이 발달하여 눈두덩이 두둑하고 입술이 두툼하며
입이 발달되어 있다. 관골이 튀어나오고 뼈가 굵은 편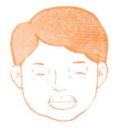
이다. 지도자 역할을 많이 하고 성격도 활발하다. 다기다

67

혈하여 힘이 좋은 편이고 추진력이 좋고 성취욕이 아주 강하다. 의심이 많고 빈틈이 없으며 욕심도 많고 한번 시작한 일은 끝을 내고야 만다. 아주 잘 먹어서 소화는 잘되나 가스가 많기도 하고 입이 잘 마른다. 몸에 비해 머리가 크며 대체적으로 배가 나오고 가슴이 크고 여자의 경우 유방이 큰 편이다. 술과 성생활을 즐기는 편이고 남자들은 술을 먹고 나서도 밥을 먹는 경향이 있다. 배고픔을 못 참기 때문에 과식하여 식적이 오기 쉽고 먹어도 금방 허기가 쉽게 지며 배고프면 잠이 잘 안 온다. 수렴을 잘하므로 뭐든지 끌어모으려는 성질이 강하다. 결국 살이 너무 많아서 뼈가 약해지기 쉬워 관절질환이 많고 주로 무릎이 많이 아프다. 또한 발목이 많이 아프기도 한다. 그리고 대소변이 시원치 않아서 변비에 걸리는 일이 많다. 욕심이 많아서 일도 많이 하는 편이다. 열이 많으므로 결국 열이 뼈를 녹인다.

위와 대장에 열이 많아서 소갈병이 많다. 양명형은 배가 고프면 잘 못 견디고 어지럼증을 일으키기도 하며, 피부가 가렵고 창이 잘 생기고 몸에 털이 많다. 그래서 습진도 많은 편인데 음부소양증이나 피부가 가렵고 무릎이 아프다.

양명형은 열이 많아서 신수고갈이 오기 쉬운데 이는 머리와 머리카락에 잘 나타난다. 머리카락이 뻣뻣하거나 대머리나 머리카락이 많이 빠지고 비듬이 많다. 양명형은 얼굴에 피부병이 많고 눈이 잘 충혈되며 입이 두툼하고 눈썹이 짙다. 속이 쓰린 경우가 많고 위풍증, 식적수, 식궐증 등에 걸리기 쉽다. 이런 유형의 수험생은 저녁에 야참이나 간식은 삼가야 하고 저녁은 가볍게 먹어야 두뇌 회전이 잘된다.

갈근탕이나 백호탕 등을 응용하면 좋다.

몸에 열이 많아서 더위를 많이 타고 땀을 많이 흘리며 위와 대장에 열이 많고 당뇨병과 고혈압이 오기가 쉬운 유형이다. 그리그 각 형에 따른 기혈의 다소는 양명은 다기다혈, 태음·소음·소양은 다기소혈, 태양·궐음은 다혈소기이다.

육경형은 외부의 풍한서습조화 육기가 인체에 침입할 때 각각 그 발달된 경을 따라 육경형으로 오는데 음식과 관련이 많은 육경형은 양명형과 태음형이 많이 차지하는 편이다.

양명형의 특징은 전체적으로 부풀어오르는 형상으로 눈꺼풀이 두툼하고 입술이 두터우며 안면이 넓고 돌출형이면서 유방과 배가 크며 기육이 성하다.

많이 나타나는 병증은 과식으로 인한 식적, 두풍, 위풍, 식적수, 식궐, 중풍, 다한증, 관절통 등이다. 또한, 열이 많아 피부병이 많고 습열이 성하여 각기병도 많다. 토모목(土侮木)의 관계로 간이 ㅎ하기 쉬우며 성정은 의심이 많지만 빈틈이 없으며 끈기가 있다.

양명형은 대소변을 시원하게 보지 못하는 것이 특징이다. 양명이란 받아들이는 것은 발달했는데 발산시키지 못하는 것이 특징이다. 양명형은 덥기 때문에 무릎관절이 녹아내린다. 그래서 창양이 오기 쉽다.

양명형은 과식, 과음이 문제를 일으킨다. 체질상 위열이 많아서 배고픈 것을 참지 못하고 과식하게 되므로 비위가 상하기 쉽다. 밤에 음식을 많이 먹고 종종 과식할 때가 많은데 위가 커서 술과 음식을 잘 먹고 식욕이 좋다. 토극수(土剋水)하여 많이 먹고 자면 아침에 돕시 부었다가 시간이 흐르면 부기가 잘 빠진다. 먹고 잘 안 움직이므로 토실모목

하여 지방간도 잘 생긴다. 많이 먹어서 중풍처럼 혼절하는 식궐증이 생기기도 한다.

태양형은 이상을 추구하며 승양시켜 달라는 뜻도 된다. 남자 태양형은 코가 들렸으니 산증을 생각할 수 있는데 이때 산증은 식적으로도 온다. 산증으로 아랫배가 차서 삭히지 못하면 밥을 못 먹게 된다고 하였다.

태음형은 현실적인 감각과 실리를 따지는 현실 위주로 살아가는 특성이 있기에 무슨 일이든지 책임감을 가지고 완벽을 추구하며 아주 실질적이고 타산적이다.

습토가 중심이므로 습의 성질은 불수불서하여 윗배의 태음부위가 뭉쳐서 흉비, 흉협고만이 많이 발생하고 손발이 저리는 증상이 자주 나타난다. 명치끝이 자주 아프며 대변을 잘 참지 못하는 경향이 있다. 배가 자주 아프면서 토하거나 설사가 심한 경우가 있다. 따라서 과식하지 않도록 해야 하고 특히 허하고 차가우므로 찬 것을 먹으면 안 된다.

소음형도 찬 것을 먹으면 안 되고 따뜻한 것을 먹어야 한다.

궐음형은 추위를 많이 타고 몸이 차기 때문에 여자들은 불임이나 자연유산으로 고생하기 쉽다. 비위가 좋지 않아서 만성장염이나 위장병으로 고생을 한다. 몸이 냉하므로 냉장고에서 막 꺼낸 맥주나 음료수, 물 등은 가급적 마시지 말고 지나칠 정도로 차게 냉방된 곳에서 장시간 생활하지 않도록 한다. 평소에 생강이나 따뜻한 약 등으로 몸을 보해주면서 따뜻하게 해야 한다.

형상의학은 크게 사람의 겉모습(그 사람의 형상과 색)과 행동 등을 통해 병을 진단하고 치료하는 의학이다.

사람은 생긴 대로 병이 오기 때문에 생긴 대로 살아야 한다. 수험생의 공부도 생긴 대로 하는 것이 능률도 오른다고 본다.

그 사람의 얼굴형, 이목구비와 피부색 등과 그 사람의 성격, 생활방식에 따라 각기 다른 병이 생기기 마련이다.

건강하지 못하면 행복할 수 없다. 100살을 넘겨 산다고 해도 병들어 누워 사는 것은 장수하는 것이 아니다. 건전한 마음과 건강한 육체는 우리 모두의 소망이자 가장 행복한 인생이라 할 수 있다.

그렇다면 사람이 건강하게 살기 위해서는 어떻게 해야 할까? 건강하게 삶을 영위하며 행복을 얻을 수 있는 방법은 무엇일까? 마음과 몸이 대자연에 순응하며 살 수만 있다면 건강과 행복은 저절로 얻어지는 것이다.

형상의학은 사람의 생김새에 따라 크게 네 가지의 범주로 구분해서 설명한다.

한의학에서 사람의 체질을 4상, 곧 태양·태음·소양·소음으로 나누어 같은 병이라도 그 체질에 따라 약을 달리 써서 병을 고치는 의학을 사상의학이라고 한다.

한편 형상의학이란 사람의 외모, 즉 얼굴 생김새나 체형·체질을 주류(호랑이, 표범, 말 등 달리기를 잘하는 짐승), 조류(새의 형상), 어류(물고기와 같은 형태), 갑류(거북이와 같이 등이 발달한 형태) 등으로 분류한다.

그리고 얼굴형에 따라 정과, 기과, 신과, 혈과로 나눈다. 이와 같이 사람은 이러한 유형에 따라서 체내 장기의 허실, 성격, 병리현상도 달리 나타난다고 보는 것이 형상의학의 핵심이다.

조물주가 사람의 이목구비를 서로 다르게 만들어 놓았듯이 보이지 않는 인체 내부의 오장육부도 그 크기나 기능이 사람마다 조금씩 차이가 있다. 그러므로 같은 질환이라도 사람마다 조금씩 차이가 있다. 자동차의 계기판으로 엔진 등 내부의 상태를 알 수 있듯이 이목구비는 오장육부의 상태를 밖으로 드러내는 신호등과 같다.

형상의학은 바로 이목구비의 특징과 체질을 바탕으로 내부에 있는 오장육부의 불균형을 진단하여 치료하는 의학이다. 그러므로 형상의학은 사상의학의 음양오행과 체질에 의한 진단·치료법을 근본으로 하는 것이며, 보다 세부적인 진단법과 치료법을 과학과 접목시켜 실제적이고 효과적인 결과를 얻을 수 있는 분야라고 볼 수 있다.

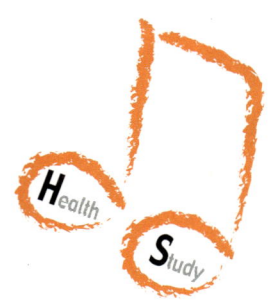

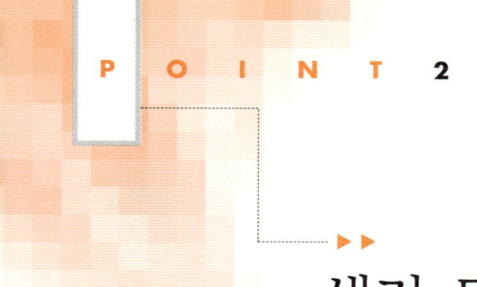

생긴 모습에 따른 특징 ?

형상의학에서는 크게 달리는 것, 날아다니는 것, 물에 사는 것, 껍질이 발달한 갑류 등으로 분류한다. 그 대표적인 것을 간략하게 살펴보면 다음과 같다.

동물특성의 분류에 따른 특징과 주의해야 할 질병

주류(목체)

① 형상적 특징

쭉쭉 뻗어 올라간 나무처럼 일자형으로 늘씬하게 생긴 형상으로 키가 큰 형을 말한다. 몸체에 비해 팔다리가 긴 편이다.

목체는 주류(走類)라고도 하는데 달리기를 잘하는 짐승과 비슷한 특

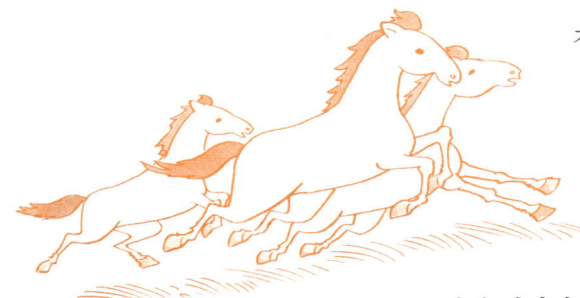

징을 가지고 있다. 얼굴 중 눈초리가 올라가고 코가 발달하며 오장에서는 간이 발달한 체질이 바로 목체이다. 서양인처럼 몸체에 비해 팔다리가 길고 털이 많은 편이며 전체적으로 늘씬한 체형이다. 또한 엉덩이가 작고 다리가 발달하여 운동선수가 많다.

얼굴형은 갸름하고 길게 생긴 사람이 많고, 눈초리가 올라가 있어 신경질적으로 보이기도 한다. 코끝이 내려온 형태가 많으며, 코가 길면서 큰 편이다. 옆구리가 길고 털이 많은데, 특히 눈썹이 진하거나 머리숱이 많지만 머리카락 등의 결이 뻣뻣한 스타일이다. 목체의 사람은 웃거나 찡그릴 때 콧등에 주름이 잘 생기는 편이다. 동물로는 말이나 호랑이 등 달리기를 잘하는 짐승으로 얼굴이 대체로 긴 편이다.

② 성 격

목체의 사람은 웃거나 찡그릴 때 콧등에 주름이 잘 생기는데 이것은 간이 약해졌다는 신호이므로 검사를 받아보는 것이 좋다.

이런 형은 주류라는 말에서 나타나듯 달리기를 잘하며 목소리가 크고 냄새를 잘 맡는 편이다. 한편, 운동을 잘하고 인정이 많으며 어질고 다정다감한 편이라 아랫사람이나 자식을 매우 아끼는 성격이다. 지혜로워서 심사숙고하고 꿈이 있는 생각을 하기도 한다.

그런 반면 성질이 약간 급하고 화를 잘 내는 편이다. 겁 없이 큰일을 잘 벌이기도 한다. 하지만 성격이 예민하고 날카로운 성정 때문에 항상 무엇인가에 쫓기는 듯 불안해하는 경향도 있는 편이다.

③ 잘 나타나는 질병

다혈질이라 성질이 급하고 화를 잘 내는 편이며 깔끔한 것을 좋아하고 결벽증의 성향을 가지고 있는 목체형의 사람은 간질환 쪽으로 병이 잘 온다. 또한 간은 근육을 주관하므로 근육질환으로 고생하는 일도 많다. 또 아프기도 하다. 이 모든 것은 간과 근육 질환에 의한 증상들이다.

목체는 몸에 털이 많은데 털이 많은 사람들은 몸에 습열이 잘 쌓일 수 있으므로 류머티스 관절염이나 허리, 다리에 병이 오기 쉽다. 이런 형의 사람들은 화를 많이 내면 술을 안 마시는 사람이라도 간에 쉽게 병이 생기므로 조심해야 한다. 주류(목체형)인 사람은 평소에 간질환과 관절염을 조심해야 한다.

간의 경락은 아랫배와 생식기와 연결되는데 스트레스나 과로, 간에 습열이 생기면 생식기 쪽으로 반응이 나타나기 마련이다. 간경에 습열이 있으면 입이 쓰고 소변이 시원치 않으며 옆구리가 결리기도 한다.

④ 간장을 도와주는 식품

복분자, 모과, 밀, 결명자, 더덕 등을 섭취하여 간기를 보해주면 좋다.

응용되는 처방으로는 쌍화탕이나 사물탕, 소시호탕, 청간탕, 보간환, 청열사습탕 등을 사용하면 좋다.

조류(화체)

새의 체질을 닮은 사람은 특히 신경성질환이 잘 올 수 있으므로 주의해야 한다.

① 형상적 특징

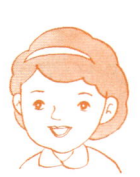

화체는 조류(鳥類)라고 하여 하늘을 나는 새와 비슷한 성질을 가진 사람을 뜻한다. 대체로 머리가 작고 관골이 붉다. 얼굴이 화사하고 신과처럼 생겼다. 눈이 동그랗고 눈썰미가 있어서 물건이나 대상 등을 잘 찾는다.

웃을 때 눈이 작아지면서 눈가에 주름이 잘 잡히는 편이다.

눈과 심장이 발달한 체질이 바로 조류에 해당된다.

얼굴형은 대개 입술이 얇고 작으며, 튀어 나왔는데 윗입술이 아랫입술보다 더 나와 있는 것이 특징이다. 입술이 나오지 않아도 얇다. 말이 많고 혀 짧은 소리를 잘한다.

하관(얼굴의 아래 부분)이 좁고 뾰족하며, 눈이 반짝거리고 둥글며 새 가슴인 경우가 많으며 어깨가 발달되어 있어 어깨가 먼저 움직인다. 또한 가슴이 나와 있으며 열이 많은 편이고 엉덩이가 작은 편이다.

새의 형상을 띄는 것으로 눈이 크고 동그랗고 입술이 얇다.

② 성 격

약속과 예의를 잘 지킨다. 정에 약하기도 하고 냉철할 때는 매우 냉철하다. 생선을 좋아하고 밥을 빨리 먹는 습성이 있다. 여름을 싫어하고 더위에 약하며 추위를 잘 탄다.

조류는 직선적이고 곧다. 지기를 싫어하고 질투심이 많고 이기적이며 쾌활하고 약삭빠르다. 대우받은 만큼 일을 하고 부정한 일이나 잘못된 일을 못 본다. 대개 성질이 급하여 가만 있지 못하고 무슨 일이든지 꾸물대지 않고 신속하고 정확하게 해치우는 성질이 있다. 하지만 꼼꼼하고 철두철미해서 스스로 스트레스를 많이 받는 형이다.

싫은 소리를 싫어하고 듣기도 싫어서 혼자서 속 끓이는 일이 많은 편이다.

조류형의 사람은 언제나 잘 웃고 얼굴빛이 붉은 경우가 많으며, 말을 할 때 손짓을 잘하는 스타일이다. 여자의 경우는 예쁘장하게 생긴 경우가 많으며, 말이 많은 사람 중에도 조류가 많다.

조류의 경우 웃을 때 눈가에 주름이 많이 잡히면 심장이 약해졌다는 신호이므로 주의해야 한다.

조류형의 사람은 다정다감하며 명랑하여 사람 사귀기를 좋아하고 질투심도 많다. 두뇌 회전이 빠르지만 성격이 급해서 일을 시작하면 신속하고 정확하게 처리하는 장점을 가지고 있다. 또 예의범절이 아주 발라서 약속시간이나 약속한 일은 반드시 지킨다.

하지만 조류형은 가만히 있지를 못하고 뭔가를 해야 직성이 풀리는 급한 성격이고 성질이 불 같고 동시에 정확하길 원하기 때문에 스스로 항상 마음이 편치 못하고 가슴이 자주 두근거리는 증상을 보인다. 그런가 하면 남의 밑에서 일하는 것을 싫어하고 통솔력이 있다.

③ 잘 나타나는 질병

성질이 급하고 불 같아서 스스로 마음이 편치 못하고 가슴이 두근거리는 증상이 나타날 수 있다. 화가 있어서 변비에 잘 걸린다. 또 열이 많아서 여름을 잘 타지만 이런 사람들이 약해지면 추위를 유달리 타기도 한다. 마음이 항상 초조하고 불안하므로 신경성질환에 잘 걸리며, 잠이 별로 없는 체질이다. 화의 기운을 가지고 있어서 지하에서 살면 화열병이 오기 때문에 안 된다. 그러므로 높은 데서 살아야 한다.

식사를 너무 빨리 해서 식상증이 오기도 한다. 소아의 경우 식욕이 없는 편이고 어른들은 밥을 급하게 먹어서 체하기 쉽다. 대변이 동글동글하고 굵으며 변비가 잘 걸리는 체질이지만 설사를 한다면 건강이 좋지 않다는 증상이다. 허리와 다리가 가늘어서 요각통이 잘 오고 하체가 약하다. 허리와 다리가 잘 아프고 가슴과 등에서 어깻죽지 사이가 아플 때도 있으며, 허리와 등이 맞당기면서 아프기도 하는데 이 모든 증상은 신경성인 경우가 많다. 어깨가 아프면 잘 낫지 않는 경향이 있다.

④ 심장을 도와주는 식품

연자육이나 붉은 팥, 달걀 흰자 등이 이롭다. 화체는 오행상 심장과 밀접한 관련이 있으며 흔히 화병을 심화병이라 하고 심화가 끓어 오른다고 표현한 것도 심과 화의 밀접한 관계에서 비롯된다. 응용되는 처방으로는 자음강화탕, 황연해독탕, 향사평위산, 청리자감탕 등을 사용하면 좋다.

어 류(수체)

어류의 특성을 가진 사람은 신장질환과 비만이 생기면 잘 낫지 않으니 조심해야 한다.

① 형상적 특징

물고기와 같은 형태로 입이 발달하고 눈이 동그랗다. 입술이 두텁고 대체로 말이 없는 편이다.

수체는 어류(魚類)라고 하는데, 그 생김새와 성질이 물고기와 비슷해서 붙여진 이름이다. 입과 신장(콩팥)이 발달한 체질이며 대체로 얼굴색이 검고 눈이 동그라며 입이 약간 튀어나오고 두툼한 편이다. 특히 아랫입술이 더 튀어나온 사람이 많다. 입이 발달하여 맛을 잘 알고 요리를 잘한다. 여자가 어류일 때는 밥을 잘 먹는 특징이 있다. 살이 잘 찌고 잘 빠지지 않는 유형이다. 이런 체질은 심하게 다이어트를 하면 안 된다. 힘도 센 편이고 체격도 좋은 편이다.

대체로 흑인처럼 엉덩이가 크고 걸음을 걸을 때 엉덩이를 약간씩 흔들면서 걷는 특징이 있다. 손발이 작은 편이며 대체로 육식을 좋아한다. 이런 유형의 사람들 중 법령(콧방을 바로 옆에서 입 아래쪽으로 나 있는 선)이 깊게 파이는 경우가 있는데, 이는 신장이 약해졌다는 신호이다.

② 성 격

어류형은 직관적이고 머리가 좋고 영특하여 똑똑하다는 소리를 많이 듣는다. 순간적인 판단과 두뇌 회전이 예리한 편이고 행동은 느린 듯하면서도 재빠르며, 막상 어떤 일을 하기 시작하면 타의 추종을 불허할

만큼 신속하게 움직이는 스타일이다. 재빠르고 급할수록 두뇌 회전이 더 빠른 경향이 있고 변화무쌍하다. 말이 없으며 겁이 많고 잘 놀라기도 한다.

어류형은 성격이 냉정하고 차가운 경우가 많다. 자신과 관계없는 일이면 냉정하게 돌아서며 일의 맺고 끊음이 분명하여 일처리에 있어서는 인정을 받는 편이다. 대체로 미각이 발달하여 맛을 잘 알기 때문에 여자들의 경우는 음식솜씨가 좋다는 말을 듣기도 한다.

소아의 경우 자기만 알고 욕심이 많아서 자기 것을 못 만지게 하는 특성이 있다.

③ 잘 나타나는 병증

육식을 좋아하며 뭐든 잘 먹기 때문에 비만이 되기 쉬우며, 한번 살이 찌면 잘 안 빠지는 체질이므로 주의해야 한다.

이런 유형의 수험생들은 평소보다 지나친 듯 싶으면 금방 피곤해지면서 허리가 아프다고 호소한다.

헛배가 부르고 소화가 잘 안 되며 대변보기가 힘들어 변비에 걸리는 경우도 많다. 뒷목과 어깻죽지가 아프면서 허리까지 아프기 쉽고, 입에서 냄새가 날 때도 많으며 불면증으로 고생하거나 어지럼증을 호소할 때도 많다.

신장이 상하기 쉬운 어류형은 땀이 났을 때 찬물에 목욕하거나 지나친 성생활을 하거나 습기가 있는 곳에 오래 앉아 있거나 무거운 것을 드는 일을 피하는 것이 좋다. 어류형은 신장이 크므로 신장의 허실에 따른 여러 가지 관련 질병이 오기가 쉬운 유형이다.

④ 신장을 도와주는 식품

신장이 상하기 쉬운 어류는 신장을 따뜻하게 해서 신장의 수기를 보해주는 오미자, 밤, 검정콩, 산수유 등을 먹으면 이롭다.

이런 유형의 수험생에게 좋은 처방으로는 고진음자, 팔미환, 오적산, 육미지황탕 등을 응용할 수 있다.

갑류(금체)

갑류형의 사람은 거북이처럼 등이 발달한 형태로 호흡기 및 피부질환이 생기면 잘 낫지 않으므로 조심해야 한다.

① 형상적 특징

금체형의 사람은 갑류(甲類)라고 해서 거북이와 비슷하다 하여 붙여진 이름이다. 귀와 폐가 발달한 체질이며 폐가 크기 때문에 생김새를 보면 목이 짧고 등이 넓어서 어깨가 앞으로 나와 있고 관골이 튀어 나와 있다.

등이 발달하여 등이 먼저 움직인다. 청각이 발달하여 먼 곳에서 나는 소리도 잘 듣는 편이다. 얼굴형은 대체로 둥글넓적하게 생기고 피부색이 흰 편이며 살갗이 두꺼운 편이다. 이마에 주름이 잘 생기는데 이는 폐가 약해졌다는 신호이다.

② 성 격

갑류의 사람들은 한번 본 사람은 잘 잊지 않을 정도로 기억력이 좋고 영감과 예감이 뛰어나며, 상상력이 탁월해 주위 사람들로부터 아이디어 맨이라는 말을 자주 듣는다. 감동에 민감하고 특히 비애가 많다. 쓸데없는 소리를 잘 안 하고 남을 잘 믿지 않지만 의리가 있다.

틀리면 잘 따지는 습성이 있고 올바른 말만 하려 하고 거짓말을 하지 않는 성격으로 경우가 바르고, 남을 잘 이끈다. 대체로 성미가 급하고 꿈이 잘 맞는 편이다.

말을 하기보다 듣기만 하는 편이지만 사소한 일에는 마음 표현을 잘 안 해도 큰일에는 본성을 드러내는 면도 있다. 사색형이라 쉽게 우울해지는 성격이라 가끔씩 혼자 있기를 원하고 잘 울기도 하며 새로운 일을 기획하고 추진하는 데도 남다른 능력을 지니고 있어서 사람을 끌어당기는 흡인력이 강하다. 따라서 사업을 해도 사람들이 잘 모이고 장사를 잘하는 편이다.

③ 잘 나타나는 병증

폐금이라 하여 금체형의 사람들은 폐와 관련된 호흡기 계통에 병이 잘 온다. 감기가 들어도 기침을 많이 하면 천식이 되는 경우가 많다. 폐병은 여름이 가장 힘이 든 시기이므로 잘 넘겨야 한다. 대체로 건강한 편이지만 한번 아프면 심하게 고생한다.

폐는 피부를 주관하는데 갑류형이 피부병에 걸리면 잘 낫지 않는 이유가 폐 때문이다. 어깨가 자주 아프기도 하고 우울해지기 쉬우므로 가끔 혼자 있기를 원하고 또 울기도 잘한다.

또한 신경성질환에도 잘 걸리고 관절염이나 다발성 류머티스성 관절염, 당뇨병도 잘 생길 수 있으니 주의해야 한다. 마시는 것을 좋아하고 찬 것을 좋아하기 때문에 병이 오기 쉬우니 조심해야 하며, 피부와 호흡기에 주의하지 않으면 땀을 지나치게 많이 흘리거나 기침을 하는 증상이 잘 생기게 된다. 갑류는 기병, 피부병이 본병이므로 한번 생기면 잘 낫지 않는다.

갑류형은 피부가 하얀 것이 좋기 때문에 될 수 있으면 여름에 살갗을 태우는 것은 피해야 하고 더운 데서 일하는 것보다 응달에서 일을 하는 것이 좋다.

④ 폐를 도와주는 식품

폐가 약한 갑류는 귤피, 복숭아, 우유, 상백피 등이 좋다. 특히 수험생이 폐에 열이 있어 숨이 찰 때는 길경을 달여 먹으면 좋다. 이런 유형의 수험생에게 응용되는 처방으로 사백산, 사군자탕, 사칠탕(특히 여자), 보폐산 등을 사용하면 효과적이다.

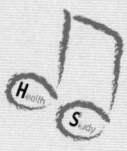

POINT!

건강과 공부! 두 마리 토끼를 잡자!

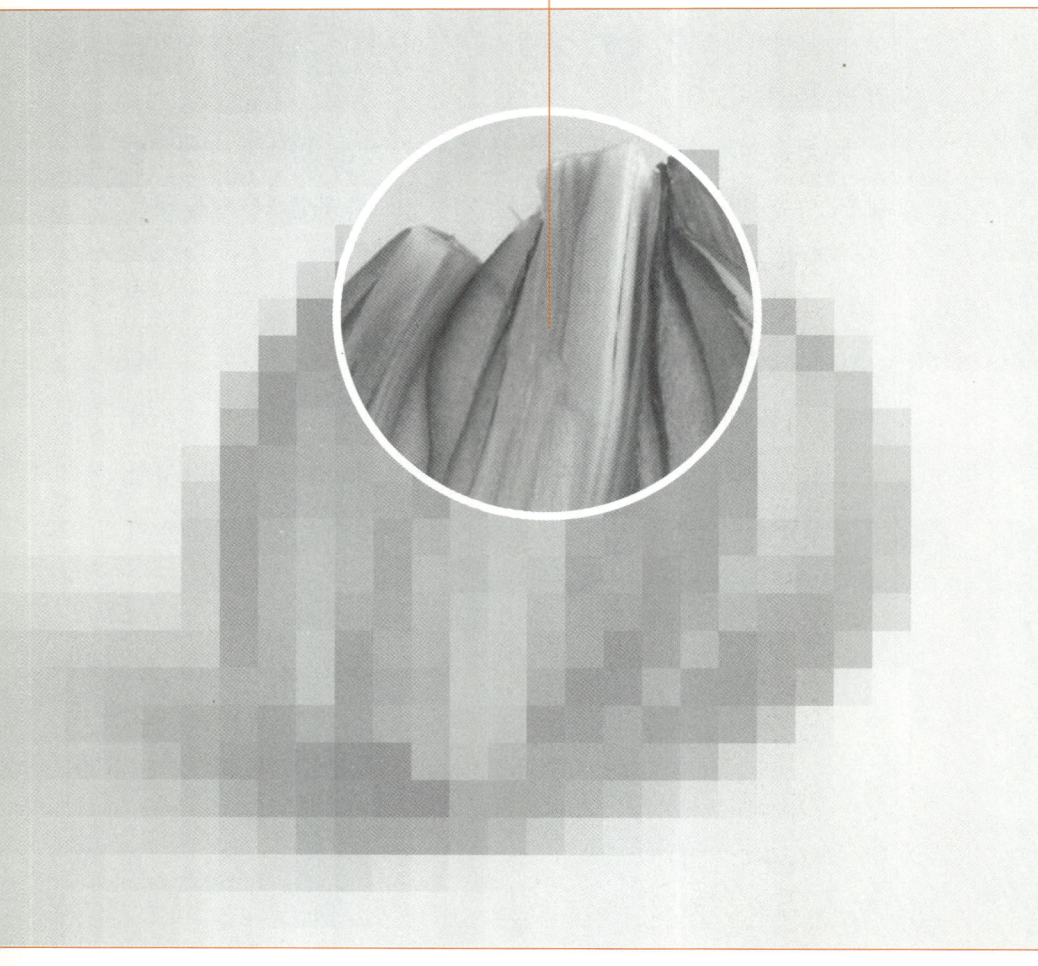

제3장 형상의학으로 본 체질분류

형상의학으로 본
체질분류

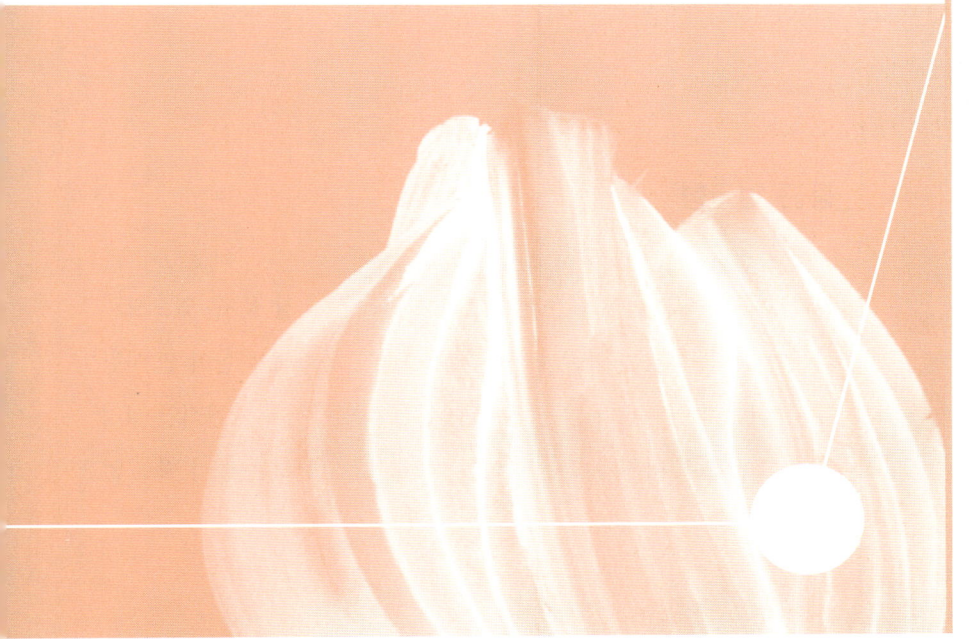

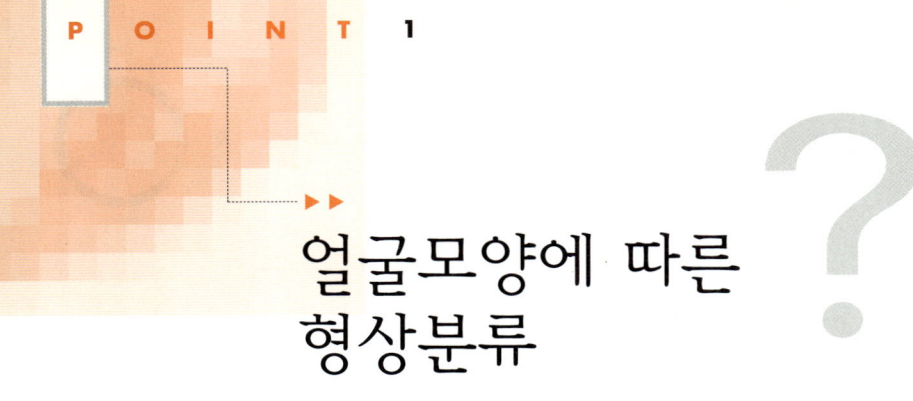

얼굴모양에 따른 형상분류 ?

    얼굴의 형태에 따라 정과, 기과, 신과, 혈과로 나뉘어진다. 쉽게 말하면 얼굴이 둥글거나 각진 모양이거나 혹은 길거나 삼각형인 얼굴 형태에 따라 분류를 하는 진단법이다. 얼굴의 모양에 따라 성격과 질병이 다르게 나타난다. 그래서 앞에서 본 체질분류와 함께 질병의 원인분석과 처방을 다르게 하는 것이다.

정과 _둥근 얼굴형

    정과의 특성을 가진 사람은 당뇨병과 류머티즘이 잘 올 수 있으므로 조심해야 한다. 정과는 얼굴의 형태가 동그랗고 통통하게 살이 찐 사람이 많은 편이며 얼굴색이 밝은 편이다. 성격이 명랑하고 낙천적인 성격을 가지고 있으며 비위가 좋은 편이고 심각하게 고민하는 일이 별로 없는 느긋한 성격이다.

정과는 비위, 즉 소화기의 기능이 좋은 편이지만 움직이기를 싫어하고 눕기를 좋아하는 편이다. 따라서 겉으로 보기에는 게을러 보일 수도 있다. 이런 습관 때문에 몸이 무겁고 잘 부으며 허리와 등이 아플 때가 많고 심하면 류머티스 관절염이 오기가 쉬우므로 미리 예방할 필요가 있다. 간혹 영양분 소모가 많아 당뇨병으로 고생하는 일도 있으니 건강체크를 반드시 해야 한다. 습이 많은 체질이라 몸이 잘 붓는다.

공부하는 수험생이 오장 중에서 신장이 발달했지만 몸이 잘 붓는 증상을 보이면 즉시 진단을 받아보는 것이 좋다. 이런 유형의 학생에게는 십전대보탕이나 인삼양위탕 등을 응용한다.

기과 _각진 얼굴형

마음이 좋기는 하지만 고집이 센 편이다. 부지런한 노력가이다.

기과의 사람은 호흡기와 신경성질환을 주의해야 한다.

얼굴의 형태가 네모 혹은 각진 꼴을 기과라고 한다. 착한 성품이지만 고집이 세고 무뚝뚝하며 마음이 항상 편치 못한 편이다. 명랑하고 활발한 면도 있지만 매우 예민하기도 하다.

무척 예민한 성격 탓에 신경성으로 인한 증상들이 잘 나타나는 체질이지만 기를 많이 지닌 기과형들은 항상 부지런히 일하고 끊임없이 노력하는 성실성을 가지고 있다. 따라서 할 일이 없거나 오래 쉬면 병이 잘 생기므로 활발하게 활동하는 것이 좋다.

기가 과다하거나 부족해서 오는 기병(기가 원활하게 순환되지 못해서 생긴 병)을 많이 앓게 되는데 특히 남자보다 여자들에게 많이 나타난다. 증상은 우선 기가 막히면서 가슴이 답답하고 아프며 옆구리, 허리 쪽으로 통증이 잘 온다. 간혹 이유 없이 혼절하거나 목에 가래가 많이 끼는 느낌이 들고 몸 전체가 부어오를 때가 많다. 여자의 경우에는 기가 뭉쳐 자궁에 혹이 잘 생기기도 한다.

폐는 기를 간직하는 곳이라서 기가 부족하면 천식이 오기도 하고 숨쉬기가 곤란하며, 기운이 빠져 무기력해진다. 그밖에도 대소변이 시원하지 않거나 갑상선질환, 치질, 불면증 등이 잘 생길 수도 있다.

각이 진 얼굴형의 학생에게는 사칠탕, 반총산이나 행기향소산 등을 이용하면 좋다.

신과 _역삼각형 얼굴

머리가 좋으나 신경이 예민하여 신경성질환이 많고 매사에 꼼꼼하다. 즉 신과의 체질을 가진 사람은 신경성질환에 매우 잘 걸린다.

신과의 얼굴 형태는 역삼각형으로 턱이 뾰족한 사람이 많다. 성격이 예민하고 날카로우며 머리가 좋은 편이다. 따라서 관찰력이 있고 감정 변화에 매우 민감한 편이다. 공부나 연구 활동에는 강하지만 신경이 예민하여 감정(슬픔, 기쁨, 두려움, 노여움, 주저함 등)에 쉽게 마음이 상하여 병이 오는 일이 많다.

　신경성질환으로 고생하는 경우가 많고 가슴이 자주 두근거려 힘들어하고는 한다. 간혹 건망증도 있는 편이라 나이가 많은 경우에는 치매로 여겨지기도 한다. 그리고 허리와 다리가 약해서 잘 아프며 대체로 허약한 체질을 가지고 있다. 하관이 빠진 학생에게는 자음강화탕 등을 응용하면 좋다.

혈과 _얼굴이 상중하로 길거나 하관이 발달

　혈과인 사람은 혈병에 걸리기 쉽다. 얼굴의 형태가 갸름한 계란형을 혈과라고 하고 물방울 형태로 턱 주위가 두툼한 경우도 혈과로 구분한다. 혈과는 여성스러운 성격이 많다.

　만약 남자가 이런 형이라면 매사에 꼼꼼하고 성실하며 다소 소심한 기질도 가지고 있다고 볼 수 있다. 아주 세심한 부분까지 신경을 쓰기 때문에 일처리가 깔끔한 사람이 많다.

　혈과에 속한 사람들은 혈병이 오기 쉽다. 예를 들어 혈이 부족한 데서 오는 두통이 나타나기 쉽고 생리불순으로 고생할 수도 있다. 또한 코피나 잇몸출혈, 토혈, 장내출혈 등 각종 출혈 증상이 오기가 쉬우므로 조심해야 한다. 산후병으로 고생하기 쉽다. 특히 혈과 여성의 경우 어혈(瘀血)로 인해 병이 잘 오기 때문에 산후조리에 특별히 신경을 써야 한다. 그렇지 않으면 산후병으로 굉장히 고생을 하게 된다.

혈병은 그 증상이 낮보다 대부분 밤에 더 심해지는 경향이 있다. 또한 출혈에 의한 빈혈이나 영양부족 상태가 자주 일어나며 만성두통 증세로 고생하기도 한다. 그런 까닭에 이런 유형은 평소 건강에 신경을 써야 한다. 얼굴이 길쭉한 학생들은 사물탕 등을 응용하면 좋다.

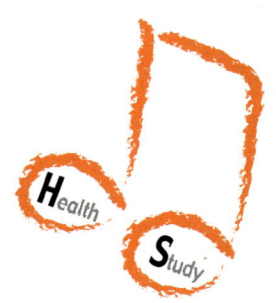

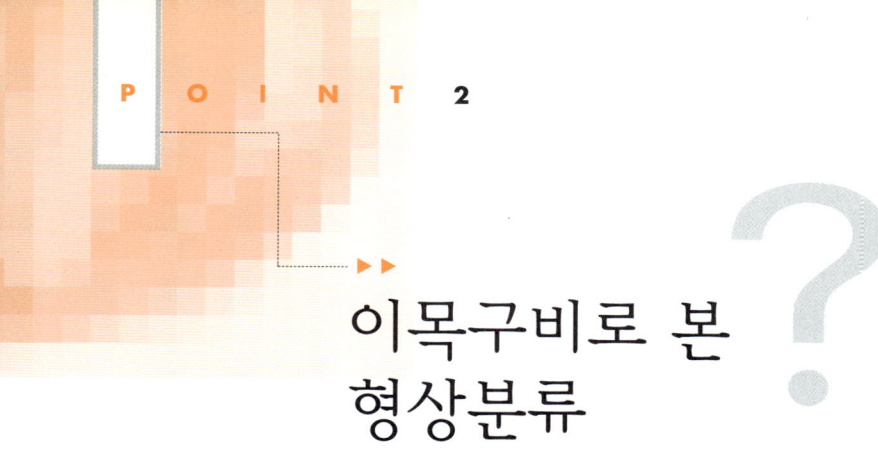

이목구비로 본 형상분류

한의학에서 음양오행에 의한 이목구비 판별법에 의해 체질과 질병을 진단한다. 특히 형상의학에서 이목구비는 건강상태를 판단하는 중요한 잣대로 여기고 있다. 즉 사람의 몸 안을 직접 볼 수 없지만 겉으로 보이는 이목구비의 상태를 보고 몸 안의 질병을 진단하는 것이다.

이것은 몸의 각 부분이 이목구비와 연결되어 있으며 질병에 따라 그 형태와 빛깔이 다르기 때문에 가능한 것이다.

눈

눈에 대한 형상의학적 관점

① 눈은 정기의 메모리이다.

② 눈은 오장육부의 정이다.

③ 눈은 영위와 혼백이 머무는 곳이다.

④ 눈은 신기가 생기는 곳이다.

⑤ 눈은 칠정이 동하는 곳이다.

⑥ 눈은 싹이다.

⑦ 눈은 간의 구멍이다.

사람의 눈을 보면 눈이 큰 사람과 작은 사람, 눈초리가 올라간 사람과 내려간 사람이 있다. 또 눈이 튀어나온 사람과 함몰된 사람이 있고 눈에 물기가 많은 사람과 적은 사람이 있다.

검은 자위가 많은 경우와 흰자위가 많은 경우가 있고 근시, 원시, 난시인 경우와 눈빛이 살아 있는 사람과 게슴츠레한 사람이 있어 이에 따라 성격의 차이와 질병 등이 다양하게 나타날 수 있다.

눈은 간의 건강을 나타내는 창

한의학에서는 눈을 간의 상태가 나타나는 구멍으로 여긴다. 눈은 간과 아주 밀접하게 관련되어 있어 간의 건강 상태를 살펴볼 수 있기 때문이다. 우선 간의 기능이 저하되면 시력이 나빠진다. 또한 눈앞이 어찔어찔하고 간에 열이 있으면 눈이 충혈되면서 붓는 현상이 일어난다.

또한 눈은 간뿐만 아니라 오장육부 모두와 관계가 있다. 오장육부의 정기가 다 모여 있기에 눈병은 치료에 어려움이 많이 따른다.

흰자위가 많은 경우에는 심장, 폐가 실한 경우이거나 허한 경우이다. 심장과 폐는 만드는 장기이므로 만드는 것은 실하다고 본다. 검은 자위가 많은 경우는 간장과 신장이 실한 경우이거나 허한 경우이다. 간장, 신장은 받는 장기인데 받는 것이어서 부족되기가 쉽다.

눈에 물기가 많은 남자는 거의 없는 편인데 보정을 시켜주고 정신을 안정시켜 주며 혈을 길러주어야 한다. 여자의 경우는 눈에 물기가 많은 사람이 많은데 음기가 성하기 때문이다. 여기에서 음기는 음탕하다는 의미로 음부에 털이 많거나 잘 우는 여자가 물기가 많다. 요즘에는 렌즈를 사용하는 여자가 많아서 눈빛이 더 초롱초롱하고 눈물이 많은 경우가 있다. 대체로 눈이 크면 간이 허한 것으로 눈이 작으면 간이 실한 것으로 본다.

한의학에서 눈에는 화가 없으면 병이 없다고 하였는데 화가 많은 사람이 눈병이 오기 쉽다고 보았다. 예를 들면, 화체는 화가 많다고 볼 수 있고 칠정은 화를 발생시키고 화는 혈을 상한다고 하였다. 또한 화는 원기의 적이다라고 하였다. 눈병은 대개 풍열이나 혈이 적은 경우 그리고 정신이 피로한 경우와 신허가 원인인 경우가 많다. 남자 수험생이 자위행위를 많이 해도 눈에 혈사가 생기는 경우도 있다.

한의학에서 말하는 건강한 눈은 흰자위와 검은 자위가 모두 투명하면서 빛이 나고 눈꺼풀은 누런빛을 띠면서 맑고 윤기가 나며, 크기는 작은 것이 좋다고 본다.

눈이 큰 수험생

눈이 큰 사람은 대체로 간담이 허한 편이어서 겁이 많아 무서움을 잘 타고 괜히 불안해한다. 감기에 걸리면 편도가 잘 붓고 고열이 나기도 한다. 또한 가래가 많이 끓고 손톱이 얇아서 잘 부러지기도 한다. 간담의 상태는 손톱에 나타나는데 간담의 기능이 좋으면 손톱이 단단하고 빛깔도 투명하지만 허하면 잘 부러진다. 또 눈이 큰 사람은 두통증상도 많이 나타난다. 얼굴색이 파랗고 희면 무서움을 잘 탄다.

겁이 많은 경우의 원인은 대체로 피부가 흰 경우는 기가 허해서 오는데 말에 힘이 없고 맥도 약하며 땀이 많이 난다.

피부가 검은 경우는 신이 허해서 오는데 피부도 꺼칠꺼칠하다.

눈초리가 위로 올라간 수험생

눈초리가 위로 올라가고 코가 들린 사람은 태양형이다.

태양형은 다른 사람에 비해 감정의 기복이 심하고 성격이 예민하고 섬세하며 신경성질환이 잘 찾아온다. 현실감이 부족하고 허영심이 많으며 헛된 망상을 잘하는 편이다. 때로는 스스로 감정의 변화를 다스리지 못할 때가 많다. 반면에 상상력도 뛰어나고 감성이 풍부하기 때문에 예술방면에 탁월한 재능을 보이기도 한다.

이런 수험생들은 성격이 예민하기 때문에 신경성질환에 잘 걸릴 수 있다. 기가 제대로 운행하지 못해 가슴이 답답하고 뒷목이 뻣뻣하며 목에 뭔가가 매달린 증상이 자주 나타난다.

또한 손발이 자주 저리며 관절이 약해서 무릎, 어깨, 허리가 자주 아프고 항상 피곤해 한다. 코가 막히거나 열이 자주 나고 한기가 들며 두통 등의 증상이 나타나기도 한다.

눈초리가 아래로 처진 수험생

눈초리가 아래로 처지고 코도 아래로 처진 듯한 사람은 태음형이다.

태음습토의 생리는 불수불서여서 어떤 환경에도 한 발은 담그고 한 발은 빼고 있는 경우로 보통 재산을 잃지 않는다. 이러지도 못하고 저러지도 못하니 울증이 많다. 이럴 때는 대개 가슴에 문제가 발생하며 다음에는 손바닥이 누런 것이 특징이다. 이상보다는 실리를 따지는 현실감각이 아주 뛰어나며 이기적이라 할 만큼 손해 보지 않으려는 성향을 지니고 있다. 책임감 있게 일을 하는 편이고 완벽을 추구하는 경향이 있다. 일을 잘하고 성실하기 때문에 주위 사람들로부터 인정을 받지만 간혹 이기적이라는 평을 듣기도 한다.

태음형은 명치끝이 아프거나 윗배에 갑갑함을 자주 느끼고 변비에 잘 걸리기도 하고 뱃속이 더부룩하게 헛배가 불러올 때도 많으며 배가 자주 아프면서 토하거나 설사가 심한 경우도 있다. 또한 손발이 저리는 경우도 종종 있다.

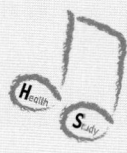

눈 밑이 검푸른 수험생

정신적 스트레스를 많이 받는 수험생의 경우 간혹 눈 밑이 검푸른 사람이 있는데 이런 사람들은 주로 어지럼증이나 헛구역질, 불안감을 호소하기 때문에 빈혈이나 멍이 든 것으로 보이기도 한다. 이는 대개 담음의 증상을 가진 수험생이다.

한의학에서 담음이란 우리 몸의 진액이 여러 가지 이유로 진액이 진액화되지 못하고 혼탁해져서 질병이 되는 것이다. 이런 증상은 머리가 어지럽고 아프며 얼굴에 열이 나고 목이 답답하다. 또한 가슴이 두근거리거나 명치끝이 더부룩하고 메스꺼움을 느낀다. 손발이 차고 장에서 자주 소리가 나며 소변이 시원치 않고 손발이 여기저기 쑤시고 저리는 증세도 나타난다.

흔히 담음은 자기가 하고 싶은 대로 행동을 하지 못하고 제한을 받는 경우에 발생하는데, 예를 들어 남자의 경우 세심하고 꼼꼼한 내성적인 사람, 여자의 경우 집에 가만 있지 못하는 사람이 담음의 증상이 잘 나타난다.

눈이 함몰된 수험생

궐음형이라 하는데 눈이 안으로 꺼진(들어간) 함몰형이다. 주걱턱인 경우도 있다. 대개는 유두가 크고 함몰되며 손발과 아랫배가 차서 여름에도 내복이나 양말을 신고 있는 사람이 많은 편이다. 대체로 산증이 있다. 조금만 추워도 몸이 쉽게 상하며 추위를 잘 타는 형이다. 여자인 경우 몸이 냉하기에 유산이나 불임이 오기 쉽다. 그러므로 차가운 음식이나 찬 곳에 오래 머물러 있거나 오래 앉아 있으면 해롭다.

대체로 여자의 경우는 유두가 큰 편이며, 함몰되어 출산 후에 젖을 못 먹이는 경우가 종종 있다. 또한 비위가 좋지 않아 위장병 때문에 고생하기도 한다.

또 아랫배가 조이듯이 아프고 장염이나 요통, 두통 등이 잘 나타난다. 그리고 정수리가 아픈 경우가 많다.

눈꺼풀이 쑥 들어간 사람은 눈두덩을 비위로도 보기 때문에 비위가 허약해져서 위장병으로 오랫동안 고생하게 되어 눈꺼풀이 함몰이 되기도 한다. 궐음형은 몸이 냉하기 때문에 찬 음료수, 맥주, 찬물 등 생랭지물은 가급적 피하는 것이 좋고 차가운 장소에서는 오랫동안 생활하지 말아야 한다.

코

코에 대한 형상의학적 관점

① 코는 정기의 통로이다.

② 코를 기혈의 응집으로 본다.

③ 코 자체가 오장이다.

④ 오장에 속할 때에는 폐이다.

⑤ 코를 간으로도 본다.

⑥ 코를 비장, 위장으로도 본다.

⑦ 대장의 길이를 측정한다.

⑧ 코는 폐의 구멍이다.

⑨ 코는 중앙에 위치하여 나침반과 같은 역할을 한다.

코를 비위라는 측면에서 보면 코뼈가 있는 윗부분은 잘 안 움직이는 곳이고 양에 속하며 위장에 속한다. 아랫부분은 움직이는 부위지만 아래에 위치하여 음에 속하고 비장에 속한다.

코를 오장으로 보면 코가 크면 오장이 크다고 본다. 『동의보감』에 보면 오장이 크면 게으르고 지저분하고 걱정이 없다고 하였다. 반면에 코가 작으면 소심하고 잔 걱정을 많이 한다고 하였다.

코를 정기의 통로로 보았을 때 얼굴에서는 코가 척추에 해당한다고 보았다. 평소에 바른 자세로 앉아서 호흡법을 하면 척추도 펴지고 수승화강이 잘되어 컨디션이 좋아지면서 피로도 덜 느낀다고 볼 수 있다.

코는 얼굴의 한가운데에 위치하여 하늘의 기를 체내로 받아들여서 심장과 폐에 저장한다.

특히 코는 폐의 구멍이라 하여 폐와 심장이 건강하고 제대로 작용해야 코도 아무 불편 없이 숨을 쉬고 냄새 또한 잘 맡을 수 있다고 본다.

또한 코는 비장, 위장, 대장, 방광 등 인체의 거의 모든 장부와 관련이 깊어서 콧병을 치료하려면 우선 어떤 경락에 이상이 생겼는지를 구별해야 한다.

어떤 코가 잘생긴 코인가

콧대가 똑바르게 서고 약간 크면서 색이 누런 색을 띠면서 고르고 윤택해야 한다. 이런 코는 기가 원활히 소통되어 건강하다. 만약에 코가 비뚤어졌거나 지나치게 짧거나, 콧등에 기미가 끼어 있다면 보기에도 좋지 않지만 건강에도 이롭지 못하다고 본다. 그러므로 이런 유형은 평소에 신경 써서 관리를 해야 한다.

코가 큰 수험생

코는 천기를 받아들이는 곳이므로 코가 크다는 것은 기의 순환작용이 잘된다는 것을 뜻한다. 그러므로 코가 큰 사람은 영업활동처럼 밖에서 활동적인 일을 하거나 대인관계를 하는데 능력이 있다.

만약 코가 큰 사람이 대외활동을 못 하고 사무실이나 집안에서만 있게 되면 기가 제대로 순환되지 않고 뭉쳐서 오히려 울체되어 병이 오기 쉽다. 따라서 특히 코가 큰 여성들이 활동적인 일을 하는 것이 좋다.

코가 큰 여학생들은 나중에 결혼해서도 집에만 있게 되면 얼굴에 기미가 많이 낀다든지, 편두통 등으로 고생을 한다든지, 가슴이 답답하거나 통증을 느낀다든지 하는 경우가 많다. 조금만 신경을 써도 소화불량에 걸리고 속이 쓰리거나 가슴이나 목이 답답한 증상이 나타나기도 한다. 이런 유형의 여학생들 중에는 갑상선질환을 앓고 있는 사람이 많으며 만성피로, 불안, 초조, 기운이 없다든지, 허리가 아프다든지 등 여러 질병들이 생길 수 있다.

또한 불임의 원인이 될 수 있다. 이런 여성은 직장활동 등을 해주는 것이 건강에 좋다.

코가 낮으면서 작은 수험생

남성은 코 위주로 보기 때문에 문제가 될 수 있다. 코가 작고 낮은 코를 가진 수험생은 매사에 몹시 속이 잘 타고 많이 불안하고 초조하며 시름과 근심이 많은 편이다.

그러나 형상의학에서 여학생은 입이 잘생겨야 좋다고 보기에 흠이 되지 않는다. 하지만 남자는 코가 위주여야 되기 때문에 평소에는 아무런 이상이 없지만 병에 걸려 체력이 떨어지면 약한 부분이 서서히 드러나기 마련이다.

코가 낮고 작은 경우들의 성격을 보면 대체로 매우 소심하고 잔소리를 많이 하며 진취력, 성취력, 실행력 등이 약해 보인다. 이러한 남자 수험생들은 지나치게 긴장을 해서 사소한 시험에도 실수를 자주 하는 편이다. 그러므로 이런 남학생은 자신의 성격을 잘 파악하여 늘 미리미리 준비하는 노력을 하여 시험준비를 하는 것이 필요하다.

코끝이 올라간 수험생

코끝이 올라가고 눈이 밑으로 처진 사람을 소양형이라고 한다. 여자의 기본형이고 가장 이상적인 형태이다. 여자는 코가 올라가면 타인과 잘 어울리며 매사에 부지런하다. 하지만 남자의 경우는 감정의 변화가 심하고 산증이 오기가 쉽다. 소양형은 마음이 늘 불안하고 구역질을 자주 하며, 추웠다 더웠다 하는 증상을 보이기도 한다. 입안이 쓰고 눈이 어지러운 증상이 잘 나타나고 귀가 자주 먹먹하고 가슴이 답답한 증상도 나타난다.

코가 휜 수험생

한의학에서 코는 정기의 통로요 척추로도 보기 때문에 코가 휜 경우는 등뼈가 휘었다고 보기도 한다. 대개 코가 휘어지는 원인은 몸이 차갑기 때문이다. 이는 배꼽 이하의 생식기 쪽이 차서 위로 올라가는 등뼈가 휜 경우이다. 등뼈가 휘게 되면 허리와 뒷목과 등 그리고 어깨쪽이 뻣뻣한 느낌이 든다. 또한 눈이 맑지 못하고 침침하며 소화불량, 속이 미식거리는 증상이 나타나기도 한다.

건물을 지을 때 기초공사가 부실하면 기둥이 삐뚤어지는 것처럼 아랫배와 생식기쪽으로 차가우면 그 위로 올라가는 척추가 휘는 것이며 코도 점점 휘게 된다고 본다. 이런 수험생은 다양한 증상이 나타난다. 예를 들면, 허리와 등과 어깨가 마르고 뒷목이 늘 뻣뻣하다. 또 눈이 맑지 못하고 침침하며 소화가 잘 안 되고 속이 메스껍고 가슴에 통증을 느끼기도 한다. 이런 사람은 근본을 좋게 해주는 치료를 하면 여러 가지 증상들이 좋아지면서 전신의 건강이 호전되고 코가 휜 것도 바로잡을 수 있다.

코가 아래로 처진 듯 내려앉은 수험생

느긋한 성격을 가지고 있다. 소음형이라고 하는데 남자의 기본형이며 현실과 잘 타협하는 형이라고 할 수 있다. 이런 유형은 종종 게으르다는 소리를 듣기도 한다. 여자의 경우는 산증이 오기 쉽고 게으르며 낯선 사람들과는 친해지기 어렵다. 이때 산증은 생리통과 유사한데 증상은 아랫배가 냉하면서 옆구리와 명치까지 통증이 나타난다. 원래 소음형은 아랫배가 차고 대장이 약하기에 주로 아랫배에 가스가 차고 불편한 증상을 자주 느끼기도 한다. 고집이 세고 화를 잘 내는 성격 때문에 가슴이 답답하거나 우울증이 오기도 한다.

소음형은 한번 마음먹은 것은 끝까지 밀고 나가는 기질이 있기 때문에 고집이 세다는 소리를 듣기도 한다. 원하는 대로 일이 잘 풀리지 않으면 화를 잘 내기도 한다.

삼초가 결한 수험생(콧등이 불룩하게 나온 경우)

삼초란 사람의 몸을 삼등분하여 위에서부터 상초, 중초, 하초라 하는데 이를 총칭해서 하는 말이다.

의서에 보면 삼초는 기를 주관하고 수곡의 도로이며, 기가 시작되고 끝나는 곳이다. 또한 모든 기를 주관한다고 하였는데 삼초를 인체의 기가 승강출입하는 통로로 보았다. 인체의 가장 근본인 원기는 삼초를 통과하여 오장육부에 흩어져서 전신을 충만하게 하므로 삼초가 모든 기를 주관한다는 것이다. 또 삼초는 수도를 소통하고 수액을 운행시킨다.

다시 말하면 전신의 수액대사는 폐, 비장, 신장, 방광 등 여러 장부와의 협조를 통해서 완성되지만 삼초를 통로로 해야만 정상적으로 승강 출입을 할 수 있다.

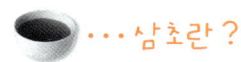 **···삼초란?**

상초는 머리에서 명치끝까지를 상초라 하고, 중초는 명치끝에서 배꼽까지를 말하며, 하초는 배꼽에서 발까지를 말한다. 여기에서 중초는 주로 음식물을 소화시킨다. 입문에서 삼초는 형체가 없고 작용만 하는데 모든 기를 통솔한다. 삼초는 음식물의 길이며 기를 생겨나게도 하고 없어지게도 한다고 하였다.
삼초가 맺혔다는 것은 삼초의 순환이 제대로 안 되고 있다는 뜻이다. 즉 심폐기능, 가슴 통증, 소화불량 등의 문제를 일으킨다.

상초의 기능은 주로 위기를 잘 퍼지게 하고 수곡의 정미르운 물질이 잘 퍼지게 하여 전신에 영양을 공급해 주는 것으로 하초가 만든 진액을 올려서 심폐 기능을 도와주는 역할을 한다. 상초가 기혈을 수포하는 기능을 한다. 순조롭지 못하면 폐결핵이나 가슴에 통증을 느끼거나 심장이 두근거리게 된다.

중초는 기를 받아들이는 곳으로 찌꺼기를 분별하며 진액을 훈증해서 정미로운 물질로 만들어 폐맥으로 보내고 진액과 정미로운 물질을 조화시켜서 혈을 만들어 인체에 영양을 공급한다. 즉 비위에 음식물을 소화, 흡수하고 수곡의 정미로운 것을 전달 분포시키는 기능이 있다. 그런 까닭에 중초가 기혈을 화생하는 근원이라고 한다. 만일에 순환이 안 되면 소화 불량이나 십이지장궤양 등을 일으킨다.

하초의 기능은 찌꺼기와 소변을 배설하는 것인데 주로 대장과 방광의 기능을 가리킨 것이다.

그러므로 삼초가 맺힌 사람은 변비로 고생하며 여성은 생리질환으로 고생하기도 한다. 그러므로 콧등이 불룩하게 튀어나온 수험생은 이런 점에 특히 유의해야 한다.

콧등에 기미가 낀 수험생

코는 오장으로도 보는데 가운데는 계위상 비위에 해당한다. 그러므로 코의 중앙에 마치 기미가 낀 것처럼 그늘이 생기는 사람 중 수험생처럼 젊은 경우는 비위가 좋지 않은 경우이다. 그래서 소화장애, 변비, 설사, 속쓰림, 트림 등의 증상들이 나타난다.

이외에도 팔다리를 잘 쓰지 못하고 몸이 무거워서 항상 눕기를 좋아하고 오장이 편치 않고 배가 그득하며 소화가 잘 안 되기도 한다. 이럴 경우에는 비위를 먼저 다스려 주어야 한다.

콧구멍(비익)이 밖으로 드러난 수험생

콧구멍이 밖에 드러난 코는 방광이 좋지 않아서 어려서부터 소변에 이상 현상을 보여 소변을 잘 참지 못하였거나 자주 보거나 늦게까지 소변을 가리지 못하는 등 여러 가지 증상이 나타날 수 있다.

나이가 들어서도 방광에 이상 증상이 많이 나타나는데 아랫배가 불편하고 허리가 아픈 증상이 대표적이다.

소변을 보고 나서도 뒤끝이 지린 것처럼 시원하지 않으며 소변을 자주 보기도 하고 소변색도 자주 바뀌기도 한다. 이렇게 소변으로 진액이 빠져나가기 때문에 정력이 약해지거나 당뇨, 빈혈이나 노인성 치매와 같은 성인병으로 발전하기도 한다. 그리고 두통과 함께 뒷목이 뻣뻣하고 어깨가 아픈 증상이 나타나기도 한다.

입

입에 대한 형상의학적 관점

① 입은 정혈을 보관하는 곳이다. 취집 기능, 즉 모으는 역할(간으로 본 것)을 한다.

② 입은 먹는 기능(비장으로 보는 것)을 가지고 있다.

③ 입은 말하는 기능(심장 기능)을 가지고 있다.

④ 입은 땅의 정이 출납하는 곳이다.

⑤ 희로를 발하는 곳이다. 즉 떠들고 소리를 지르고 화를 내고 하는 것 등을 나타내는 곳이다.

⑥ 입은 계위상 가장 바닥에 위치하여 모순의 배제와 발전을 꾀하는 곳이다. 비는 입을 주관하고 비의 구멍은 입이라고 하였다.

오장 가운데서 입과 입술은 비장에 속하므로 입술과 혀가 좋은가 나쁜가에 따라 비장이 좋고 나쁜가를 알 수 있다. 다시 말하면 비장의 건강상태를 나타내는 곳이 입술인데 입술의 모양과 색깔로 진단할 수 있다. 혀는 심장에 속한다. 또한 혀는 심장의 싹이고 심장의 구멍은 혀라고 하였다. 이렇게 입과 입술에 비장의 기운이 통하기 때문에 음식의 맛을 잘 알 수 있으며, 혀는 심장에 속한 기관이기에 시고, 쓰고, 달고, 맵고, 짠 오미를 구분하여 오장에 나누어서 보내는 것이다.

심장에 열이 있거나 간의 열이 담으로 옮겨져도 입이 쓰다. 심장의 기운이 혀에 통하기 때문에 오미를 알 수 있다. 비장의 기운이 입에 통하기 때문에 오곡의 맛을 잘 알 수 있다.

위장이 상하여 양이 허해지면 입안에 어떤 맛도 느껴지지 않지만 신장이 상하여 음이 허해지면 입맛을 느낀다.

비장은 위장과 밀접한 관계가 있는데 위장은 음식물을 주로 받아들이는 곳이고 비장은 음식물을 주로 소화시키는 곳이기 때문이다. 또한 비장은 영양분을 만들어 내는 곳이다. 비장은 형틀로 보기도 한다. 또한 입술은 비장에 속하며 비장은 입을 주관한다. 비장의 구멍은 입이다.

비장의 기운이 입으로 통하므로 비장의 기운이 조화되어야 오미를 잘 알 수 있다. 심장은 혀를 주관하고 비장은 입술과 입을 주관하는데 심장과 비장의 기운은 서로 늘 통해 있다. 그래서 비장의 건강 상태가 나타나는 곳이 입술이다. 그리고 비장병이 있으면 팔다리와 근육에 관련하여 사지를 잘 움직이지 못하거나 관절의 마디마디가 아프기도 한다. 몸이 무겁고 당뇨병이 오기 쉬우므로 건강관리에 신경을 써야 한다.

입술의 모양은 바르게 되어 있으면서 작고 야무지게 생겨야 건강하다고 보고, 좋은 입술이란 윗입술은 안 움직이는 곳이고 아랫입술은 움직이는 곳이다. 따라서 아랫입술이 약간 도톰하고 윗입술이 좀 얇으면 좋은 것이다.

입술이 크면서 두툼한 수험생

일단 잘 먹는다. 말을 많이 하지 않는 편이다. 왜냐하면 말을 많이 하면 병이 있는 것이다. 식적병이 잘 온다. 잘 먹기 때문에 내상병이 잘 온다. 너무 잘 먹으면 풍이 올 수 있으니 조심해야 한다. 다시 말하면 입술이 크고 두툼하면 풍이 올 수 있으니 평소에 신경을 많이 써야 한다. 식욕이 좋기 때문에 과식하기가 쉽다. 이런 수험생은 특히 저녁에는 음식이 당긴다고 먹고 싶은 대로 먹으면 체하거나 식적병이 올 수 있으니 조심해야 한다.

입술이 크면서 힘이 없어 보이는 수험생

입술이 크면서 힘이 없다는 것은 비장이 약하다고 본다. 비장이 약하면 사지를 잘 못 쓰거나 관절이 아프거나, 음식 소화가 잘 안 되고 몸이 무겁고 권태증이 나서 눕기를 좋아하고 설사가 나거나 배가 그득하며 장이 부글거리고 음식이 잘 소화되지 않는 등 소화기 장애가 나타난다.

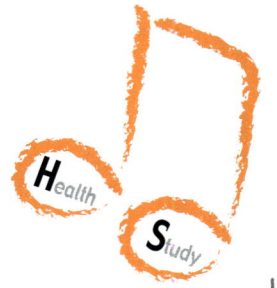

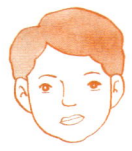

입술이 기울어진 수험생

입이 기울어지면 근본형틀이 안 좋아서 창만증이 생기기 쉽다고 하였다. 이때는 평위산 등을 사용한다.

 ···창만증이란?

창만증의 형증을 보면 비장이 몹시 허약해졌을 때 생기는 병으로 단지 배만 팽팽하게 불러오고 팔다리가 심하게 붓지 않는 것을 말한다. 즉 뱃속에 물이 고여 배가 불러오는 증상이다. 간경화 같은 병에서 복수가 차는 것과 비슷하다. 여기에는 허실로 나뉜다. 허창은 나쁜 기운으로 생기는데 토하고 설사하면서 잘 먹지 못하고 부었다 내렸다 하며 손가락으로 누르면 움푹 들어가고 물렁물렁하다. 실창은 양열의 사기로 생기는데 몸에 열이 나고 목이 마르며 늘 배가 불러오고 속이 아프며 손가락으로 눌러도 움푹 들어가지 않고 단단하다. 허창은 배가 그득해졌으나 눌러도 아프지 않은 것을 말하고, 실창은 아픈 경우를 말한다.

입술은 비장뿐만 아니라 생식기와도 관련이 있다. 한의학에서는 여성의 경우 입이 잘생겨야 한다고 보는데 입술이 혈에도 해당하고 생식기와도 관계가 있기 때문이다. 생식기가 바르게 생기고 혈이 제대로 돌아야 임신과 출산이 순조롭다고 보기 때문이다.

결국 입술이 기울어진 여성들은 근본 바탕이 약하다고 때문에 임신에 어려움이나 유산 등의 가능성이 있다고 본다.

입술이 작고 얇은 수험생

대체로 적게 먹는 편이다. 말을 많이 하는 편이고 잘한다. 음허병으로 음이 부족해서 열이 잘 생긴다. 몸이 마르고 밤에는 열이 나며 기침을 하고 심하면 피가 섞인 가래가 나오기도 한다. 또한 칠정병이 잘 온다. 잘 동하므로 마르기 쉽다. 따라서 적은 양을 자주 먹도록 한다. 잘 먹지 못하면 상한에 상할 수 있다.

이런 유형의 수험생들은 평소에 과식하지 않도록 해야 한다.

입술이 도톰한 수험생

입술이 도톰한 사람은 대체로 식성이 좋아서 잘 먹으며, 음식을 먹을 때도 급하게 먹는 경향이 있다. 또 음식을 먹고 나서도 움직이기 싫어해 살이 찌기 쉽다. 하지만 지나치게 많이 먹거나 음식을 급하게 먹게 되면 비위의 기능이 약해져 결국 소화 기능이 약해지게 된다.

따라서 항상 기운이 없고 눈동자에도 힘이 없으며 땀을 많이 흘리게 된다. 도톰한 입술을 가지고 있는 아이들이 대체로 비만이 잘 생기는 이유가 여기에 있다. 그리고 입술이 두툼하면 혈이 부족해져서 변비나 두통이 생기는 쉬운 경향이 있으니 조심해야 한다.

입술이 건조하고 트는 수험생

평소에 입술이 마르고 트면서 껍질이 일어나고 벗겨지는 사람이 있다. 입술은 생식기와 비장과 밀접한 관련이 많다. 따라서 여자가 입술이 건조하면서 트고 벗겨지는 것은 거의 냉대하로 고생하게 된다. 이때는 온경탕류를 사용하면 좋다. 자연 및 인공 유산을 한 이후에 몸조리를 제대로 하지 않아서 자궁에 이상의 원인이 되기도 한다. 남자도 아랫입술이 벗겨지는 경우가 있다. 이밖에도 비장에 이상이 있어서 입술이 트는 경우도 비장을 튼튼하게 하면 치료되기도 한다. 남자가 입술이 마르면 보정시키는 육미지황탕이나 신기환 그리고 육미에 지모, 황백을 가하는 약 등을 사용한다.

입술에 핏기가 없는 수험생

입술이 탈색된 듯 하얗게 된 것은 혈이 부족하다는 뜻이다. 특히 여성의 경우 생리의 양이 많거나 생리 기간이 너무 길어졌을 때나 출혈이 많았을 때 입술색이 탈색되는 경우가 있는데 이때는 빨리 보혈시키거나 조경온경시키는 사물탕이나 온경탕, 익위승양탕 등의 처방을 해주어야 한다.

입술이 푸른 기가 도는 수험생

입술이 푸른 수험생은 많이 먹지를 못한다. 몸이 차기 때문이다. 몸이 차면 소화도 잘 안 되고 복통을 일으키거나 설사를 하기도 한다. 여성은 특히 몸이 차가우면 불임의 원인이 되므로 속을 따뜻하게 해주는 오적산 등을 응용한다.

입술이 붉은 수험생

　　이양병이라고 해서 소갈문에 해당할 수 있고 음허화동일 수도 있고 식적에 의해서도, 먹는 것에 비해 일을 많이 한다는 뜻도 된다.

　　입술이 붉은 경우는 위열이 있어서 그러한데 배고픔을 잘 참지 못하고 음식을 급하게 먹기 때문에 위장질환이 생기기가 쉽다.

　　어린아이의 경우는 음식을 먹고 체해 열이 있을 때도 입술이 붉게 변하는 경우가 있는데 감기와 비슷한 증상을 나타낸다. 이럴 때는 감기약을 사용하기보다는 반드시 전문의와 상담을 하는 것이 좋다.

귀

귀에 대한 형상의학적 관점

　　① 귀는 표리의 중간이기에 내상, 외감의 중간이다.
　　② 귀는 신장의 구멍이다.
　　③ 귀와 눈은 양기를 받아야 총명해진다.

귀는 신장의 건강을 나타내는 표상

　　의서에 보면 신기는 귀와 통하므로 신이 조화로워야 귀가 다섯 가지 소리를 들을 수 있다. 신장은 멀리 듣는 것을 주관한다. 귀가 좋은가 나쁜가를 보고 신장의 상태를 알 수 있다고 하였다.

신장이 귀를 주관하기 때문에 귀의 크기와 색깔, 모양, 위치에 따라서 신장의 건강상태를 살펴볼 수 있다. 나아가서 신장은 인체의 건강을 유지하는데 중요한 역할을 하므로 전체적인 건강 상태도 판단할 수 있다. 왜냐하면 신장은 정을 저장하는 곳이기 때문이다. 정은 신체의 근본이 되는데 오곡의 진액이 합쳐져서 영양분이 되고 이것이 속으로 뼛속에 스며들면 골수와 뇌수를 영양하고 아래로 내려가 생식기쪽으로 흐르게 된다.

허해지면 허리와 등이 아프며 다리가 시큰거린다. 또 수(髓)란 것은 뼛속에 차 있는 것인데 뇌는 수해가 된다. 수해가 부족하면 머리가 빙빙 돌고 귀에서 소리가 나며 다리가 시큰거리고 눈앞이 캄캄해지기도 한다.

한의학에서 가장 좋은 귀는 작으면서 단단하고 힘이 있는 귀를 가리킨다. 귀울림, 즉 이명 증상은 원인이 아주 다양하지만 남자는 대체로 신장의 기능이 나빠서 오는 경우가 많고, 여자는 주로 담화가 원인인 경우가 많다.

소리의 대소로 보았을 때 소리가 크면 담화인 경우가 많다. 담화는 조잡과 연결해서 나타나는데 조잡증이 있는 사람은 이명이 있을 수 있다. 신경을 쓰고 나면 소리가 난다는 학생이 있다. 소리가 작은 경우는 신수가 부족해서 잘 온다.

귀가 크고 힘이 없어 보이는 수험생

의서에 보면 귀가 좋고 나쁜가를 보고 신장의 상태를 알 수 있다고 하였다. 귀의 크기는 신장의 크기와 연관되는데 귀가 작으면 신장도 작다고 하였고 신장이 크면 허리 아픈 병이 잘 생기고 나쁜 기운에 쉽게 상한다고 하였다.

그러나 신장이 작으면 인체 장기들이 편안하고 잘 상하지 않는다고 하였다. 귀가 크면서 단단하지 못하고 힘이 없어 보이는 학생은 신장이 약하므로 조금만 피곤해도 중이염, 이명이나 어지럼증, 당뇨병, 요통이 잘 오고 뒷목과 어깨가 불편한 증상으로 고생하게 된다. 헛배가 부르고 소화가 안 되기도 한다. 겁이 많고 마음이 공연히 초조해지기 쉬운 체질이다.

귀가 위로 올라 붙은 수험생

귀의 일반적인 위치는 광대뼈를 중심으로 눈과 입 사이에 단정하게 붙어 있어야 신장의 모양이 단정하고 건강하다고 할 수 있다. 반면에 귀가 너무 올라 있으면 신장도 높이 붙어 있는 것으로 등골이 아파서, 즉 등과 척추가 아파서 폈다 구부리는 것을 잘하지 못한다.

귀가 내려 붙은 수험생

귀가 아래로 처진 듯 내려 붙은 사람은 신장도 제 위치에 비해 아래로 내려 붙어 있다고 본다. 이렇게 신장이 내려 붙어 있으면 허리와 엉치가 아프고 호산증으로 고생하는 일이 많다. 호산증에 걸리면 아랫배에서 옆구리, 허리 쪽으로 통증을 느끼고 위장이 좋지 않아 소화가 잘 안 될 때가 있다. 또한 가슴에 통증을 느낄 때도 많고 신경질을 잘 내기도 하고 견비통이 생기기도 한다. 신장이 튼튼하면 허리와 등이 아픈 병이 잘 생기지 않고 신장이 연약하면 소갈병(당뇨)이나 황달병이 잘 생긴다고 하였다.

또한 신장의 위치와 모양이 똑바르면 기가 고루 잘 돌기 때문에 신장이 잘 상하지 않는다. 신장이 한쪽으로 치우쳐 있으면 허리와 엉치가 몹시 아프게 되어 있다.

의학은 생활이다

사람은 오곡을 먹는 존재이다. 또한 사람의 체형과 이목구비, 남녀노소에 따라 각각 다른 체질과 성격을 가지고 있다. 좋아하는 음식이 다르고, 하는 행동도 조금씩은 다 다르다. 사람의 이치가 이러하기에 각각에 잘 오는 질병이 다르고 치료법 또한 다를 수밖에 없다. 이렇듯 한의학은 형상을 통하면 원인을 규명할 수도 있고 병도 고치기가 쉬운 특징이 있다. 형상의학은 각 학자들의 논설을 총망라하여 집약한 학문이다. 쉽고 간결하게 형상의 특징들을 체계화하여 한의학 임상에 활용하게 한 것이다. 변화 속에 불변을 찾는 것, 즉 다양한 형상 속에서 한의학의 근본을 찾는 것이 바로 형상의학이다.

••• 형상의학에서 보는 남녀의 특징 및 잘 걸리는 질환

세상에서 가장 귀한 동물인 사람을 크게 둘로 나누면 남자와 여자로 나눌 수가 있다. 남자와 여자는 근본적으로 인체구조가 다르기 때문에 생리적 현상과 질병이 다르게 나타나기 때문에 형상의학에서는 남자와 여자의 치료법을 구분해서 적용해야 한다. 따라서 같은 질병에 걸려도 남녀에 따라 치료방법이 전혀 다를 수 있다.

남자는 코로 호흡하여 하늘의 기운을 많이 받고 여자는 입이 발달하여 땅의 기운을 많이 받는다고 본다. 또한 남자는 여자에 비해 덩치가 큰 것이 일반적인데 이것을 두고 '형이 성하다'라고 말한다. 하지만 남자는 하체가 약하기 때문에 오장육부 중에서도 아래쪽에 있는 간장과 신장이 약하고 여자는 상체가 약하기 때문에 오장육부 중에서 위쪽에 있는 심장과 폐가 약하기 쉽다고 본다.

한편 대체적으로 남자는 검은 피부를, 여자는 흰 피부를 가지고 있는데 형상의학에서는 여자가 검게 생겼거나 남자가 희게 생기면 이것을 흠으로 본다. 여자가 얼굴색이 검다면 기가 잘 뭉쳐지기 쉬워서 병에 걸리기가 쉽고, 남자가 얼굴색이 희다면 기가 더욱 약해져서 병이 생기기가 쉬운 것이다. 또한 남자는 원래 땀을 조금씩 흘리는 것이 정상이고 여자는 땀을 많이 안 흘리는 것이 원칙이다. 따라서 병이 생길 때는 여자는 몸이 차가워서 병이 생기고 남자는 열이 많아서 오는 경우가 많다. 여자가 너무 뜨겁거나, 남자가 너무 차가워도 역시 병이 오게 된다고 본다.

여자가 몸이 차가워지면 손발이 시리고 소화가 잘 안 되면서 생리가 늦어지고 생리 전에 몸살을 하는 경우가 많으며, 남자가 몸이 너무 뜨거워지면 밤에 잘 때 식은땀이 나면서 발바닥이 화끈거리고 오후만 되면 피로가 몰려와서 견디지 못한다.

··· 남자가 잘 걸리는 질병

남자의 기본상은 흑비장강해야 한다. 즉 검고 체격이 있으며 키가 크고 강해 보여야 한다.

손과 입, 성기를 특히 잘 관리해야 한다
남자는 세 가지를 조심하면 성공한다고 한다. 그 첫째가 손이고 둘째는 입, 셋째는 성기이다. 그 세 가지를 풀이하면 첫째는 지나친 노동이고 둘째는 술, 셋째는 성관계를 의미한다. 이 세 가지가 남자에게 잘 발생하는 병의 원인이 될 수 있다고 보았다.

노권상
노권상은 일을 많이 하여 몸이 상한 질환을 말한다. 일을 과도하게 하여 몸 속의 음기가 허해져서 열이 생기게 되면 질병이 오는 것이다. 그 증상은 팔다리에 힘이 없고 열이 나며 기운이 없어지는 한편 가슴이 답답하고 기침과 땀이 자주 난다. 뚱뚱한 경우 소화시킬 수 있는 힘이 없어져 많이 먹지를 못하게 된다. 충분한 휴식과 영양섭취 그리고 마음을 편하게 하는 것이 노권상을 치료하는데 큰 도움이 된다.

주 상
술을 과음하여 몸이 상한 것을 주상이라고 한다. 한의학에서 마시는 음료수나 술은 하늘의 기운에 해당하고, 씹어 먹는 음식물은 땅의 기운에 해당한다고 분류하는데 마시는 것은 기를 보충해 주고 씹어 먹는 것은 혈을 보충해 주는 작용을 한다.
코가 발달된 남자는 마시는 것을 좋아해서 술을 잘 마시고, 입이 발달된 여자는 씹어 먹는 것을 좋아해서 군것질을 잘 하는 것이다.
그 중에서 술이란 것은 우리 몸에 이롭게 하는 작용도 있지만 그 부작용 역시 크다고 할 수 있다. 왜냐하면 술은 열이 많고 독하기 때문이다. 아무리 추워도 술이 얼지 않는 것은 그 성질이 뜨겁다는 증거이고, 또 과음하면 정신이 혼란해져서 사람의 본성을 바꾸는 것은 독이 강하다는 뜻이다. 비록 추위를 물리치고 혈액순환을 촉진시키는데 술이 효과적이지만 많이 마시면 정신이 혼란스럽고 가슴이 답답하며 구토, 설사를 하고 심하면 당뇨, 황달, 실명, 해수, 천식, 폐병, 정신병의 원인이 되기도 한다. 술을 마시고 난 후에는 국수 등의 면 종류를 먹는 것을 삼가야 하고, 취한 뒤에 과식을 하거나, 차를 오래 타거나, 성관계를 가지는 것은 몸을 많이 상하게 하는 행위다.
또 술을 마시면서 냉수나 차를 마시면 술과 함께 신장에 들어가서 독이 되어 허리가 빠질 듯이 아프고 방광염 증상이 오며, 나중에는 부종과 당뇨가 올 수가 있으니 주의해야 한다.

방로상

과도한 성관계로 인하여 몸이 상하는 것을 방로상이라고 한다. 과도한 성관겨 라고 하는 것은 횟수가 중요한 것이 아니고 성행위를 통한 기력소모가 몸의 상태에 비하여 심한 것을 말한다. 낮에 성관계를 가지거나 땀을 흘린 뒤에 성관계를 가지거나, 삼복더위에 성관계를 가지는 것, 술과 음식을 배불리 먹은 후에 성관계를 가지는 것은 더욱더 기력소모가 크다고 할 수 있다.

방로상의 증상은 식은땀을 흘리면서 몸에 미열이 나고 발바닥이 화끈거린다. 또한 허리가 무겁고 뻐근하며 등과 어깨, 목이 뻣뻣하고 어지러운 증상이 나타난다 아울러 눈이 침침하고 귀가 먹먹하거나 심하면 귀울림 증상이 있다. 입맛이 과도하게 좋아지는 증상도 방로상에서 자주 나타난다.

 ··· 여자가 잘 걸리는 질병

여자의 기본상은 백수단유, 즉 피부가 희고, 마르고, 키가 작고 부드러워야 한다.

여자는 피부색이 희고, 키가 작고, 마르고, 인상이 부드러운 것이 건강한 원칙이다. 반대로 피부색이 검다든지, 키가 너무 크다든지, 강하게 생기거나, 지나치게 뚱뚱한 여자들은 병이 많다. 강하게 생겼다는 것은 코의 생김을 말한다. 즉 오뚝 하게 서고 날카로운 것을 말한다.

여자는 입과 눈이 발달해야 하는데 코가 크고 날카로운 것은 건강의 측면에서 보면 약점이다.

여자가 코가 크면 기가 왕성하여 넓은 공간에서 기를 소모하고 싶어하는데, 이런 형상의 여자라면 직업을 가지는 것이 좋다. 직업이 없다면 팔다리를 많이 움직이는 운동을 하는 것이 건강에 이롭다. 또한 여자가 몸에 비해 머리가 크면 마음이 울적하고 불안한 신경성 증상이 잘 오고 두풍증이라고 해서 어지럽고 머리가 아픈 증상도 잘 생긴다. 그리고 여자는 엉덩이가 크고 유방이 발달해야 정상인데, 배가 나오고 어깨가 남자처럼 벌어진 여자들은 불임이 되기 쉽다. 여자는 피부가 부드러운 것이 원칙인데 남자의 피부처럼 거칠거나 피부에 희끗희끗한 반점이 있으면 역시 건강에 유의해야 한다. 피부가 거친 여자들은 기와 혈의 흐름이 좋지 못해 손발이 자주 저리고 명치끝이 아픈 증상이 자주 나타난다. 또한 배꼽 주변이 항상 뻐근하거나 어지러운 증상이 잘 나타난다.

POINT!

건강과 공부! 두 마리 토끼를 잡자!

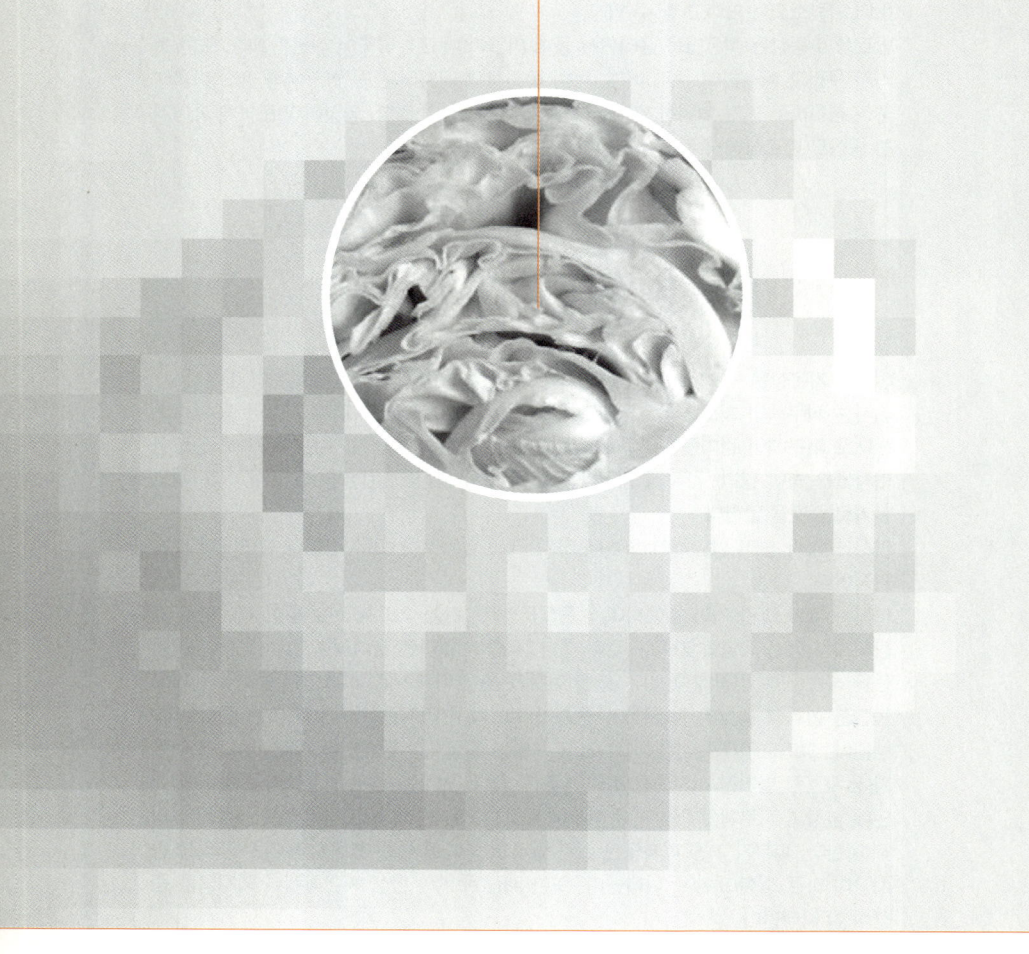

제4장 수험생에게 자주 나타나는 질병별 건강관리

수험생에게
자주 **나타나는**
질병별 건강관리

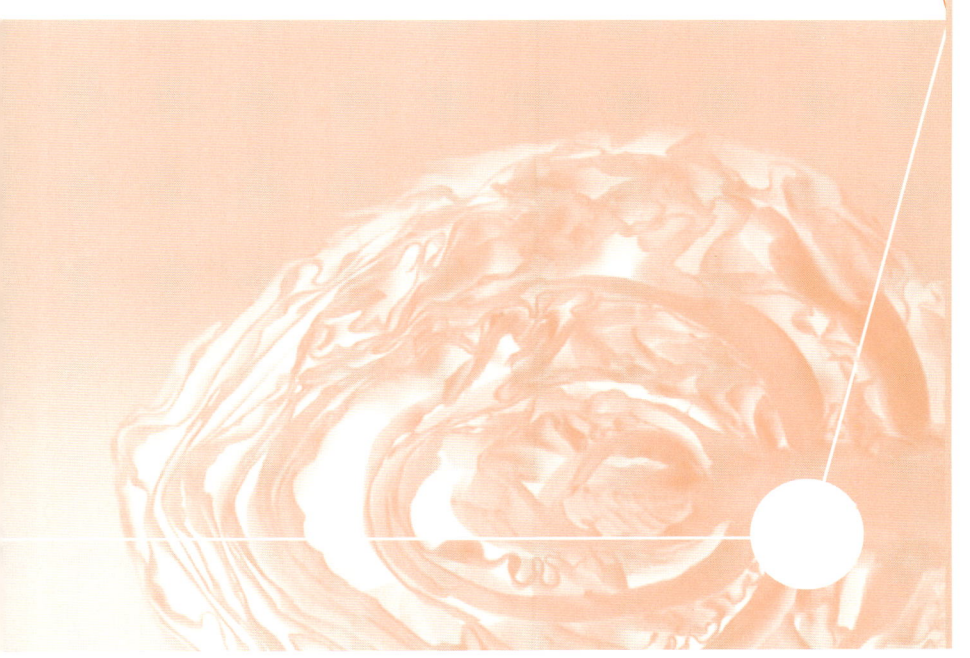

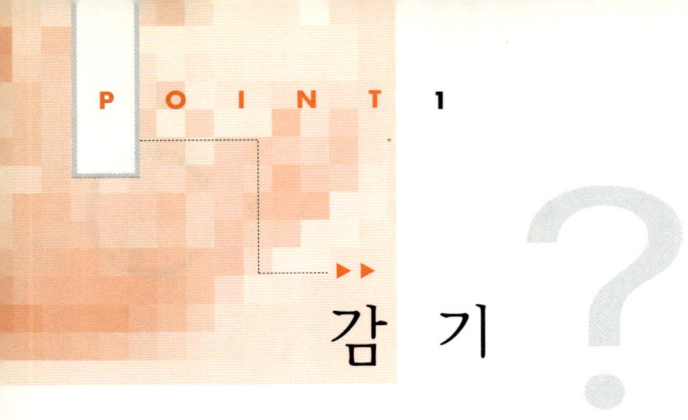

POINT 1

감 기 ?

감기에 잘 걸리는 형상의학적인 유형

　콧구멍이 벌렁벌렁 움직이는 사람, 코가 유난히 큰 사람, 피부색이 흰 사람은 환절기나 추운 겨울에 감기에 쉽게 잘 걸리는 경향이 있다.

　피부색이 흰 사람은 외기에 대한 저항력이 약해서 찬바람만 쐬면 어김없이 재채기를 하고 기침을 계속하게 된다. 또한 폐 기능이 약한 편이다. 콧구멍이 벌렁벌렁 움직이는 사람이나 코가 큰 사람들도 코감기에 잘 걸린다. 질병을 치료하는 형상의학에서 큰 것이 병이다라는 관점에서 보면 코가 큰 사람은 코쪽으로 병이 올 확률이 높다고 보고 엉덩이가 큰 사람은 엉덩이 근처의 허리나 꽁지뼈 쪽으로 병이 오기 쉽다고 본다.

　한의학에서 콧구멍을 움직이는 것은 폐가 안 좋아서 나타난 현상으로 본다. 『동의보감』에 보면 콧구멍을 움직이는 사람은 폐가 허한 것이며 체력이 떨어지면 콧물이 흐른다든지 재채기를 한다든지 코가 막히고 천식이 생긴다고 하여 코와 폐와의 관련성을 언급하였다.

코감기와 달리
기침이나 감기로 고생하기 쉬운 형상

목이 짧고 어깨는 넓으면서 얼굴이 둥글넓적하게 생긴 사람이나 코끝이 붉은 사람이나 이마 부위에 주름이 많은 사람 등은 평소에 기침, 감기에 조심해야 한다.

어깨가 넓고 목이 발달한 유형을 거북처럼 생겼다고 하여 갑류라고 하는데 금체형으로서 폐와 관련된 호흡기 계통이 약하기 쉽다.

감기만 오면 온몸이 쑤시고 아픈 사람들을 보면 나무처럼 날씬하게 쭉쭉 뻗어 있는 모양인데 목체로서 대체로 얼굴이 갸름하기 달걀형으로 생기고 몸체에 비해 팔다리가 길면서 몸에 털도 많은 유형이다. 간목과 관련이 있어서 간이 약한 체질이다. 간은 근육을 주관하기에 근육질환으로 고생하기 쉽다. 그러므로 감기에 걸리면 여기저기 힘줄이 당기고 살까지 아프면서 몸살처럼 앓기도 한다.

자주 감기 몸살에 시달리면서 성격도 불같이 화끈하거나 성질을 잘 내는 사람은 평소에 간기능에 무리가 오지 않도록 주의해야 한다.

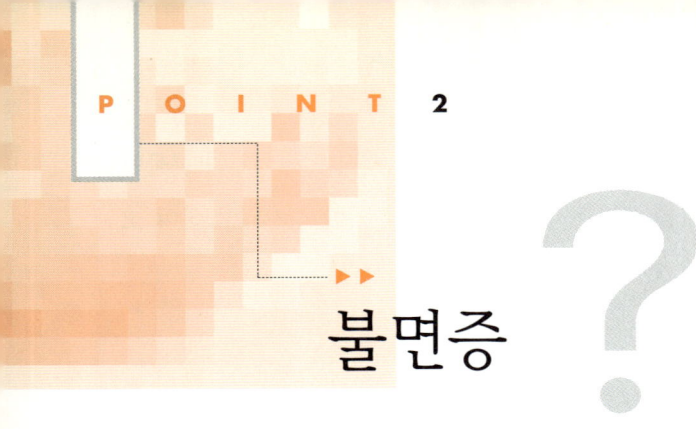

불면증 ?

밤이 되어 잠을 자는 동안 인체 내에서는 여러 가지 활동이 소리 없이 이루어진다. 낮에 다 써버린 배터리에 재충전을 하는 이치와 같다. 아무리 피곤해도 한잠 푹 자고 나면 머릿속이 상쾌해지면서 기운이 나게 되는데 잠을 자는 동안 간담에서 피를 충분히 만들었기 때문이다.

현대인들이 낮에 직장에서 일을 하고, 심야에 운동을 하거나 TV시청을 하거나 영화를 보다가 늦게 수면을 취하는 경우가 있는데 한의학에서 볼 때 너무 늦은 시간에 운동을 하는 것은 바람직하지 못하다.

인체는 구조상 심야에는 기혈이 잘 돌아가지 않게 되어 있다. 그러므로 이 시간에 땀을 흘릴 정도로 심하게 운동을 하는 것은 닫힌 문을 억지로 흔들어 여는 것처럼 인체의 자연적인 조화를 일부러 깨뜨리는 셈이다.

인간에게 수면은 소모된 에너지를 재충전하고 저하된 면역 기능을 회복시키는 중요한 역할을 담당한다.

적당한 수면법

잠을 자는 시간은 생긴 대로 체질에 따라 차이가 난다. 덩치가 크고 뚱뚱하게 생긴 사람은 대체로 잠을 잘 자고 잠이 많은 편이다.

몸에 살이 별로 없고 체구가 마른 사람은 원래 잠이 없는 편이고 잠을 자더라도 깊은 잠을 못 이룬다. 잠귀가 밝아서 불면증으로 시달리는 사람이 많은데 대개 마른 체형의 사람에게 많다.

이때는 증상과 원인에 따라 적절하게 치료를 해야 한다.

1 체중이 자꾸 줄어들면서 잠이 오지 않을 경우에는 식욕을 돋우어서 체중도 늘리고 숙면을 취하도록 해야 한다. 식욕이 생기면 저절로 건강상태가 좋아지고 깊은 잠을 잘 수가 있다. 전씨이공산, 양위진식탕 등으로 근본치료를 병행하면 아주 효과적이다.

2 낮에는 꾸벅꾸벅 졸면서도 밤만 되면 잠이 안 오는 경우가 있다. 노인들에게 많이 나타나는 전형적인 노인성 불면증이다. 노인은 낮잠이 보약이 되기 때문에 잠깐 잠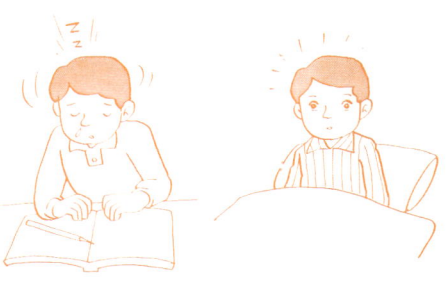

깐 잠을 자는 것이 건강유지에 도움이 많이 된다. 육군자탕이나 십전대보탕이나 사물탕가감방 등으로 기운을 찾도록 하면 밤에도 깊은 잠을 잘 수가 있다.

3 젊은이들이 낮에 자꾸 꼬박꼬박 조는 경우가 있는데 혈기가 왕성할 나이에 낮에 조는 것은 양허, 즉 양기가 허해서 나타나는 현상이다. 특히 수험생들을 보면 낮에 졸면서 자꾸 지치는데 이는 지나친 스트레스나 체력저하로 인해 나타나는 병적 증상이다. 보중익기탕, 익위승양탕 등을 체질에 맞게 치료하면 개운해지면서 낮에 조는 것도 치료된다.

불면증을 호소하는 사람들 중에는 꿈을 너무 많이 꾸어서 잠을 잔 것 같지 않다고 얘기하기도 한다. 밤새도록 숙면을 취하지 못하고 헛꿈을 꾸는 것은 심장 기능이 허약해졌을 때 주로 많이 나타난다. 그리고 신경이 예민한 사람이 충격을 받거나 스트레스를 지나치게 받으면 악몽에 시달리는 경우가 있다. 주로 여성들에게 많이 나타난다. 이런 여성들은 목에 가래가 걸려 있는 듯 답답해 하며 가래를 뱉어도 시원치 않다. 이는 심기가 원활하게 돌아가지 못하고 맺혀 있어서 나타나는 현상으로 가미사칠탕이나 심장 기능이 허해서 불면증이 오면 익기안신탕, 별리산 등을 처방한다.

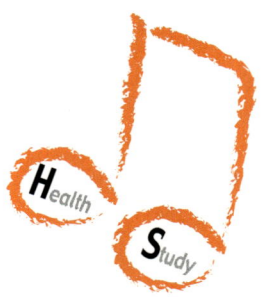

목욕법

신경이 날카롭고 예민해서 불면증에 시달릴 때는 미지근한 물에 20분 정도 목욕을 하든가, 뜨끈한 물에 발을 몇 분 동안 담그면 증상이 좋아진다. 그리고 몸이 피곤해서 잠이 오지 않을 때는 잠들기 전에 얼굴과 손발을 찬물로 씻어주면 좋다.

민간요법

산조인을 볶아서 수시로 복용하면 도움이 된다. 산조인은 마음을 편안하게 하고, 기를 체내로 끌어들이는 작용을 하여 불면증 해소에 좋다.

편안히 잠들 수 있는 방법

시간을 정해 일정한 시각에 잠들고 깨어난다

아무리 늦게 자더라도 다음날 아침에는 정해진 시각에 일어나도록 노력한다.

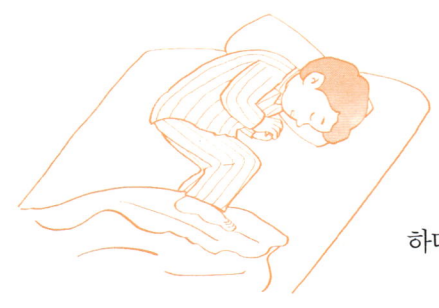

새우처럼 구부리고 옆으로 누워서 잔다

팔다리를 쭉 뻗고 똑바로 누워 자면 수
면중에 헛꿈을 많이 꾸거나 마음이 편치 못
하다는 뜻이다.

반드시 이불을 덮고 잔다

이불은 무거운 공기를 막아주는 방패역할을 한다. 심폐 기능이 좋지
않은 노인은 조심해야 한다.

잠자리는 수면과 성생활을 위해서 이용한다

이부자리에서 책이나 텔레비전 등을 보는 것이 습관화되면 숙면을
취하는데 방해가 된다.

불을 켜놓고 자지 않는다

불을 켜놓고 자면 불안해져서 숙면을 취하기 어렵고 자고 나도 온몸
이 개운하지 못하다.

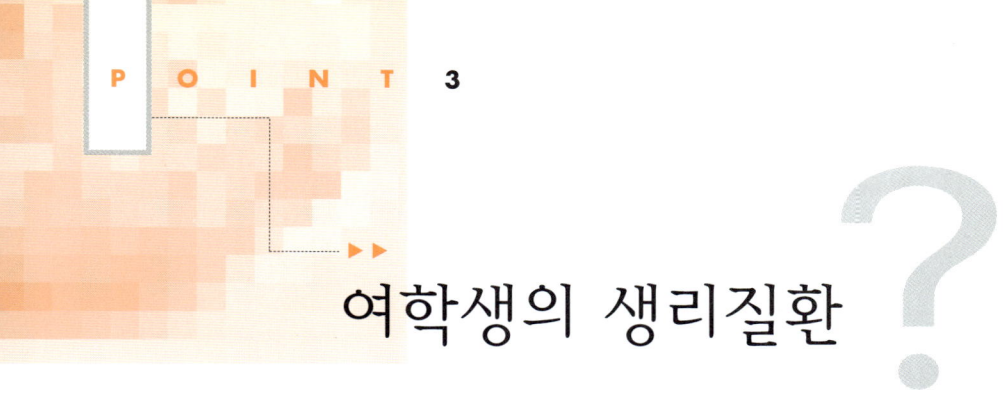

여학생의 생리질환

여자는 14세가 되면 생리를 시작하고 49세가 되면 생리가 끝나는데, 생리가 시작되면서 아이를 가질 수 있게 된다. 월경을 생리라고 하는데 생리적인 현상으로 오장육부가 순조롭게 잘 돌아가면 월경도 순조롭게 나오지만, 월경이 불규칙하거나 통증이 있으면 오장육부가 순조롭게 운행이 되지 못한다는 것을 의미하므로 여자 수험생이 생리에 이상이 있는 경우는 이것부터 치료를 해주어야 건강을 유지할 수가 있다.

『동의보감』에 보면 "자식을 낳는 일은 먼저 월경이 순조로워야 하는데 부인의 무자(無子 : 불임)한 것을 보면 그의 월경이 혹은 먼저 하고 혹은 뒤에 하며, 혹은 많고 혹은 적으며, 혹은 통증이 있고, 혹은 월경 색이 보라색 · 검은색 · 묽은 색이 되고, 혹은 엉켜서 고르지 않으니, 고르지 않으면 혈기가 정상에서 어긋나므로 잉태하지 못한다."라고 했으니 생리가 순조롭지 못하면 불임의 원인이 되는 것이다.

치료해야 할 생리질환은 다음과 같다.

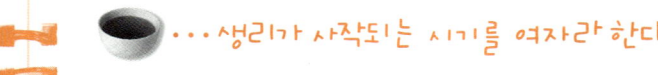

··· 생리가 시작되는 시기를 여자라 한다

한의학에서는 아이를 가질 수 있는 시기를 여자라고 하고 그 이전을 소아, 그 이후를 노인이라 구분한다.

생리통이 심한 경우

생리가 고르지 않으면서 통증이 심한 데는 여러 가지 원인이 있다.

생리통은 전신이 다 아픈 경우가 있고, 아랫배나 허리가 아픈 경우와 생리기간 중에 아픈 경우 그리고 생리가 다 끝난 뒤 아픈 경우도 있다.

생리 중에 아픈 경우는 기가 체하고 혈의 운행이 나빠서 통증이 생기며, 생리 후에 아픈 것은 혈이 허해서 통증이 생기는 것이다. 생리통이 잘 나타나는 형상은 신경이 예민하거나, 기과의 여자에게 많으며 특히, 코가 크고 얼굴빛이 검은 여학생에게 많다.

또 코끝이 내려오거나 윗입술이 뒤집혀서 인중부위가 짧은 여자 수험생도 생리통이 많은데 얼굴빛이 약간 누른 듯 하면서 소화기 계통이 좋지 않고 가슴과 등이 아프기도 하면서 아랫배에서 옆구리로 돌아 허리까지 아픈 증상이 종종 나타난다.

미혼 여성의 대부분이 자궁이 충분히 성숙되지 않아서 통증이 많은 것을 임상을 통해서 알 수 있으며, 손발이 차고 몸이 냉한 여학생들도 생리통이 심하다. 손발이 차면 배가 차가운 것인데, 차다는 것은 오장육부를 비롯한 자궁 및 부속기관이 활발하게 활동하지 않는다는 것을 의미하므로 생리통뿐만 아니라 요통이나 소화가 잘 안 되는 경우도 많다. 월경이 끝난 후에 온몸이 아프거나 두통·복통 등이 나타나는 것은 혈이 허한 것인데, 혈과의 수험생이나 입이 크고 두툼한 수험생에게 자주 나타난다.

머리를 많이 쓰는 학생이나 직장 여성의 경우는 사려과다라고 하여 신경을 많이 써서 생리통이 나타나는데 이는 양두인 머리와 음두인 자궁의 관계가 나빠서 생리통이 생기는 것으로 보아 머리를 편안하게 해주면 사려과다로 인한 스트레스도 사라지면서 생리통도 좋아지게 된다. 오적산, 반총산, 청경사물탕, 사물탕가미방, 사물탕, 팔물탕, 청열조혈탕 등을 가미해서 응용한다.

원 인

월경과 임신에 관련된 모든 질환들은 충맥·임맥 양 맥의 불균형에서 비롯되는 경우가 많다.

또한 오장 중 간장, 비장, 신장은 자궁 및 충맥·임맥 양 맥의 기능과 밀접한 관련이 있다. 그러므로 이 삼장에 병변이 있으면 자궁의 기능에도 장해가 생기게 된다.

충맥과 임맥의 기능이 왕성하지 않은 여성의 경우 아랫배가 냉하고 손발이 차며, 어혈이 많아서 혈액순환이 잘되지 않는 때에 생리통이 심하게 나타난다.

자궁이 전굴 혹은 후굴 되어 있을 때 자궁의 염증, 자궁의 발육 부전 등이 원인이 되기도 한다. 생리 전에 통증이 심하면 실증, 생리가 시작되고 나서 통증이 심하면 허증이라고 진단할 수 있다.

생리통이 생기는 원인은 생리혈을 내보내기 위한 자궁수축력의 항진과 지각신경의 감수성이 높아지는 것이 주로 관련되는데 대체로 자궁발육부전, 자궁경관의 협소나 폐쇄, 자궁의 위치 이상, 스트레스, 어혈 등이 주 원인이 된다.

한방에서는 생리 시작 전, 생리 시작과 동시, 생리 후 등에 따라 통증의 원인과 증상을 분류하여 치료한다.

 ··· 결혼한 여성의 생리 중 금기사항

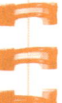

생리 중에는 생리(피)가 자궁으로부터 나올 수 있도록 자궁 문이 약간 열려 있다. 따라서 이때 성관계를 하거나 목욕, 수영 등을 하게 되면 열린 자궁문을 통하여 세균 감염의 우려가 있으므로 조심해야 한다.
본인이 증상을 못 느낄 정도의 미약한 감염일지라도 나팔관이 막혀서 불임의 원인이 될 수 있기 때문에 가능한 한 피하는 것이 좋다.

생리통 예방법

　자궁이 냉하고 어혈이 많으면 그만큼 자궁의 혈액순환이 나빠지기 때문에 불임, 자궁근종, 난소낭종 등 다른 여성질환에 이환될 확률이 높아진다. 따라서 생리혈의 상태나 생리통의 유무는 여성질환 진단에 중요한 지표가 된다.

　출산 후에 산후 조리를 잘하면 자궁의 상태가 좋아져서 생리통이 없어지기도 하고, 반대로 산후 조리를 잘 못 하면 없었던 생리통이 생기는 일도 있다. 그만큼 산후 조리가 중요하다.

가정에서 쉽게 대처하는 방법

　잠을 충분히 자서 심신이 피곤하지 않게 하고 아랫배를 따뜻하게 해준다. 그리고 가벼운 체조 등을 통해 근육을 풀어주면서 음악을 통해 마음을 밝게 해주면 한결 통증이 줄어들 수 있다.

　또한 생리 시작 일주일 전부터는 소금이 많이 함유된 음식을 피하는 것이 좋은데, 염분이 많은 음식을 먹으면 수분 섭취가 늘어나고 이것이 다시 세포에 영향을 주기 때문이다. 특히 이 기간에는 카페인 성분이 많은 커피와 녹차, 코코아 등의 음료 대신 생과일 주스와 비타민 B와 C가 포함되어 있는 비타민제를 먹어주면 좋다.

생리통의 증상 및 치료

① 증 상

✻ 생리 전 통증은 기체로 인한 것이니 덩어리가 나오고 색은 변함이 없다. 이때는 사물탕에 향부자, 현호색, 지각, 진피 등을 응용한다.

✻ 생리 후 통증에는 기혈이 모두 허해서 색이 담백하니 주로 팔물탕을 사용한다.

✻ 생리가 올 때 통증은 복중의 통증이니 기혈이 모두 실하므로 청열조혈탕을 사용한다.

✻ 미혼여성의 월경이 불규칙하거나 혹시 어혈이 쌓여서 허리와 복부가 시리고 아프면 홍화당귀산이나 사물탕 가미방 등을 사용한다. 또한 월경불순에는 귀비탕, 가미귀비탕, 조경산, 통경탕 등을 체질과 형상에 따라 응용한다. 경련성이나 진통처럼 아랫배가 아프고, 허리가 아래쪽으로 묵직하게 빠지는 듯하며, 다리로 뻗치는 듯한 방산통이 나타나기도 한다.

증상에 대한 한 통계조사에 의하면, 환자의 50% 이상에서 골반동통과 한 가지 이상의 전신 증상을 동반하는 것으로 나타났다. 그 중에 하복통이 90%로 가장 많았고 오심 및 구토는 약 90%, 피로는 85%, 어지러움 및 설사는 60%, 식욕부진 및 두통은 약 45%로 나타났다고 한다. 그 밖에 수족냉증, 소변빈삭, 신경과민, 소화장애, 전신불쾌감 등의 증상 등이 나타났다고 한다.

② 치료

월경 전, 중, 후의 통증에 대해서 원인과 증상에 따라서 치료한다. 주로 자궁의 어혈을 풀어주고 따뜻하게 보하는 약물과 함께 물리치료로 자궁의 기혈순환을 도와준다. 항상 하체를 따뜻하게 보온해 주는 것이 좋다.

생리 전에 몸살을 하는 경우

생리 전에 몸살을 하는 것을 생리 전 증후군이라고 하는데 생리 예정일 며칠 전부터 감기몸살처럼 온몸이 쑤시고 아프며 머리가 아프거나 으슬으슬 춥기도 하고 열이 나기도 한다. 생리 전 몸살을 하는 형상은 대체로 늘씬하게 키가 크고 입술이 푸르면서 손발이 차고 항상 추위를 많이 타는 여성에게 많다. 입술에 푸른색이 도는 여성은 몸과 자궁이 냉한 것인데 몸이 차면 소화도 잘되지 않으면서 장이 나빠서 설사를 하기도 한다. 위와 같은 형상의 여성들은 풍한(風寒 : 외부의 나쁜 기운)에 상하여 생리 전에 몸살이 생기는 것인데 풍한을 없애주고 기혈의 운행을 좋게 해주는 치료를 해주면 생리 몸살과 전신의 건강이 모두 좋아진다. 오적산, 가미귀비탕 등을 응용한다.

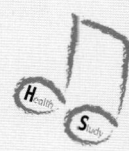

생리가 빨라지는 경우

　생리가 정상주기보다 빨리 오는 여성들은 혈허유화라고 하여 혈이 부족하고 화가 많은 체질인데, 마른 체형에 피부색이 약간 검은 편이며 얼굴의 측면이 발달한 형상에게 많다. 이런 체형을 형상의학에서는 담체라고 하는데, 부족한 혈을 보충해 주고 화를 꺼주는 치료가 필요하다. 그 밖에 생리가 빨라지는 경우는 화를 많이 내거나 스트레스를 받아 간이 편안하지 못해서 혈이 정상적으로 운행하지 못하여 주기가 빨리 오고, 심장과 비장이 약해서 기혈을 만들어 내지 못해 빨라지기도 한다. 소요산, 청경사물탕 등을 응용한다.

생리가 늦어지는 경우

　생리가 늦게 오는 여성들은 몸이 차서 늦어지는 경우가 많다. 이런 여성들은 대개 손발이 차고 추위를 많이 타며 입술의 색깔도 푸른빛을 띤다. 겨울이 되면 물이 얼듯이 몸이 차면 혈의 순환도 더디게 되어 생리가 늦어지는 것이며, 월경색이 거무스름할 때가 많다. 그 밖에 습담이 많이 생겨서 자궁의 기혈순환이 방해되어 생리가 늦어지기도 하는데 평소 기름진 음식을 많이 먹거나 생선회, 차고 날 음식을 즐겨 먹는 사람들에게 습담이 많이 생긴다. 주로 살이 찌고 피부색이 흰 편이면서 아랫배가 나오는 경우가 많다. 또 몸이 몹시 허해져서 생리가 늦어지기도 하는데 간장과 비장, 신장의 기능이 약해져서 기혈이 부족해 생리가 늦어진다. 통경사물탕 등을 사용한다.

생리량이 너무 많은 경우

생리량이 지나치게 많은 것을 혈붕이라고 하는데 그냥 놔두면 어지럼증이 생기기도 하고, 약을 써서 갑자기 그치게 하면 어혈이 생기기 때문에 형상과 증상에 맞게 치료를 해야 한다. 생리가 지나치게 많이 나오게 되는 원인을 알아보면 다음과 같다.

① 너무 슬픈 일을 당하거나 지나치게 우울해서 생기기도 한다.
② 갱년기의 우울증에도 생길 수 있다.
③ 열이 혈실에 들어간다(자궁에 염증이 생긴 것이다).
④ 기름진 음식이나 매운 음식을 과다하게 먹어서 생기기도 한다. 처방은 전생활혈탕, 익위승양탕, 사군자탕, 보중익기탕, 소요산, 귀비탕, 온경탕 등을 응용한다.

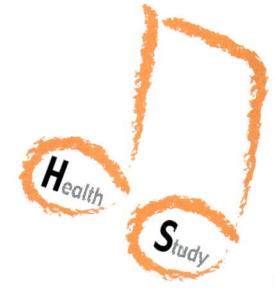

생리가 점점 줄어드는 경우

생리가 2일 이상 지속되지 않거나 생리량이 지나치게 적어지는 것은 대부분 허해서 나타나는 현상이다.

① 설사를 많이 하거나 땀을 많이 흘리면 진액이 말라서 생리량이 줄어든다. 여성은 원래 땀을 흘리지 않는 것이 정상인데 땀을 많이 흘리는 여성은 피가 새는 것과 같다.

② 자궁이 차고 허약하면 경락의 순환이 잘 안 되어 기혈이 잘 돌지 않아 생리량이 줄어든다.

③ 익히지 않은 것이나 찬 것을 많이 먹는 사람이나 외부에서 찬 기운이 침범하여 경락이 응체되어 생리량이 줄어든다.

④ 자궁 내에 어혈이 있어서 적이 생기면 생리량이 줄어드는데 생리 색깔이 검붉은 색을 띠고 분비물에서 악취가 난다. 어혈은 자연유산이 되거나 인공유산을 한 경우에 생기기가 쉽고, 출산 후에도 배가 완전히 꺼지지 않으면 어혈이 남아 있는 것이다. 오적산, 도담탕, 조경산 등을 응용한다.

생리가 끊어지거나 나오지 않는 경우

① 위가 약하고 얼굴이 여윈 사람이 혈이 부족해서 생리가 끊어진다.

② 칠정에 상하여, 즉 감정이 지나치게 되면 기가 폐로 올라가 심장

의 기운이 내려오지 않으면 생리가 끊어진다.

③ 대소변이 잘 안 나오면서 심포의 맥이 홍삭하면 혈이 말라서 생리가 끊어진다. 주로 양명형에게 잘 나타날 수 있다(양명형이란 눈두덩이가 불룩 하면서 입술이 두툼하고 유방과 배가 많이 나온 체질이다).

④ 신경을 많이 써서 근심·걱정이 많아도 생리가 끊어지는데 이는 상초, 즉 심장과 폐·간장에 열이 쌓인 것이다.

⑤ 비만형 체격이거나 아랫배가 유난히 많이 나온 사람은 체내에 습담이 많이 생겨서 막혀서 생리가 나오지 않게 된다. 이런 여성들은 습담을 제거해 주면 생리가 좋아지면서 살도 같이 빠질 수가 있다.

⑥ 산후에 하혈을 많이 해도 생리가 끊어지는데 이는 몸이 극도로 허해진 것이다. 처방은 통경탕, 삼화탕, 도담탕, 십전대보탕 등을 응용한다.

초경이 너무 빠르거나 늦는 것도 정상이 아니다

정상적인 여성은 14세에 생리가 시작되는데 이보다 일찍 생리를 하거나 너무 늦게 생리를 시작하는 경우가 있다. 특히 요즘 아이들은 초경을 일찍 하는 경우가 종종 있는데 성장발육 상태가 좋아서 생리를 빨리 하는 것이라고 착각을 하지만, 이는 충맥·임맥이 허손하여 나타나는 발현상이다. 즉 봄이 되기도 전에 피는 개나리와도 같아서 자궁이나 유방의 발육이 제대로 안 되는 경우가 많다.

『황제내경』에는 여성의 생리와 성장변화에 대해 다음과 같이 설명하였다. "여자는 7세가 되면 신기가 왕성해져서 이를 갈고 머리털이 잘 자란다. 14세가 되면 천계가 오고 임맥이 통하며 태충맥이 충실해져서 월경을 때에 맞추어 하기 때문에 아이를 낳게 된다. 21세가 되면 신기가 완전해져서 마지막 어금니가 나오며 키가 다 자란다. 49세가 되면 임맥이 허해지고 태충맥도 쇠약해져 천계가 약해지면서 월경이 없어지고 몸이 약해지므로 아이를 낳지 못하게 된다."고 하였다.

이와 같이 생리질환도 가볍게 보아서는 안 되며 형상에 따라, 증상에 따라 치료법을 다르게 해야 하며 정확한 진단 아래에 전문가에게 치료를 받아야 한다.

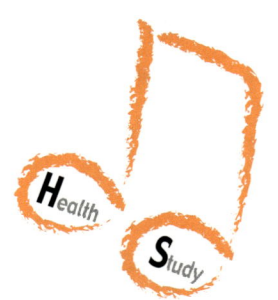

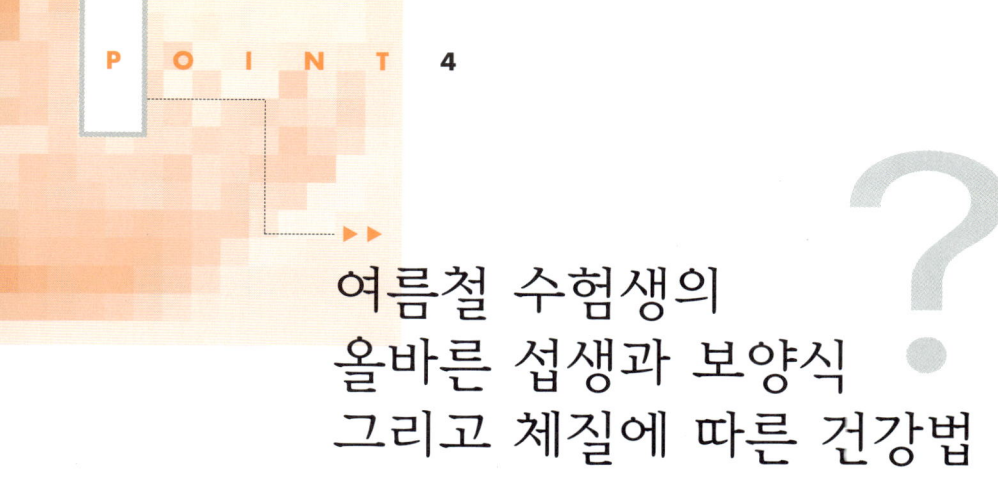

여름철 수험생의 올바른 섭생과 보양식 그리고 체질에 따른 건강법

수험생들은 한여름에 무엇을 먹고 버틸까?

바야흐로 무기력의 계절이 왔다. 더위에 몸이 축축 늘어지고, 만사가 귀찮아지는 시기가 바로 한여름이다. 입맛마저도 잃어버리기 쉬워 수험생 건강에도 이상징후가 온다. 그래서 보양식은 여름에 특히 발달하지 않았는가.

여름에는 땀을 많이 흘리게 되고 더위로 인해 체온조절이 잘되지 않아 체내 조절 기능이 떨어진다. 체내의 열이 쌓이면 열생산에 이상이 생겨 혈압이 저하되고 혈액순환이 나빠져 소화 기능과 두뇌 회전도 둔해지며 무기력해지고 저항력이 떨어지기 쉽다. 따라서 여름철을 극복하기 위해서는 계획적인 생활과 적절한 휴식 및 정서생활의 유지, 균형 잡힌 식사를 통한 올바른 영양관리가 필요하다.

의서에 보면 사철 중에 여름철이 가장 조섭하기 힘들다고 하였다.

여름 한철은 심왕신쇠의 계절이어서 성생활을 더욱 적게 하여 정기를 굳건히 보양해야 한다. 또한 여름 한철은 사람의 정신을 손상하는 시기이다. 삼복더위에는 내리쬐는 더위가 기를 손상시키기 때문에 공부하는 수험생들은 이때에 더욱 주의해야 한다.

한여름 입맛도 되찾고 건강도 증진시키는 보양식은 어떤 것들이 있는지 알아보자.

찬 음식은 비위를 차게 하므로 더운 음식을 먹어라

한의학에서 더운 기운은 기를 상하게 하는데 여름철에 입맛이 떨어지고 갈증이 심해져 빈속에 찬 것을 자주 먹게 된다. 시원한 것을 먹으면 더위가 순간적으로 가시는 느낌이 들지만 이것이 반복되면 비위가 차게 되어 소화 기능이 약해진다.

또한 상한 음식으로 비위의 습열을 조성하여 배탈이 나기 쉽다. 흔히 말하기를 여름에 음이 잠복해 있다고 하는데 이 음자는 허하다는 뜻이다.

그래서 여름철에는 이열치열이라는 말을 자주 하게 된다. 뜨거운 열로써 더위를 이긴다는 의미이다. 다시 말하면 차가워진 속을 따뜻하게 해줌으로써 허약해진 비장, 위장의 균형을 조절하는 것을 말한다.

요즘은 개장국·삼계탕이 복날음식으로 대표되지만, 이열치열 보양식은 이 밖에도 다양하다. 양탕, 계삼탕, 민어탕, 육개장 등도 전통적인 보양식이다.

여름철 토사곽란에 물을 자주 마셔라

일종의 식중독인데 상한 음식이 몸에 들어와 나쁜 기운이 비위에 들어오면 몸밖으로 내보내기 위해서 토하고 설사하게 된다. 증상은 갑자기 배가 아프고 오한이 나며 토하고 설사를 하면서 고열이 나고 머리가 아프면서 어지러운 것이 나타난다.

토사곽란이 있을 때는 가능한 한 음식섭취를 제한하면서 물을 자주 마시는 것이 좋다. 미음으로 위를 달래 주면서 오이냉국이나 된장국으로 수분을 보충해 주거나 따뜻한 보리차에 설탕과 소금을 조금 넣어서 사용하는 것도 좋은 처치법이다.

여름철에 몸에 도움이 되는 좋은 한방차

매실은 장 내에 강력한 정장효과가 있다. 매실 농축액에 냉수를 타서 마시면 여름철 섭생에 효과적이다. 오미자 또한 여름 한방차로 손꼽힌다. 오미자가 강하게 내는 신맛은 수축작용으로 땀샘이 확장되는 것을 막아 땀을 조절하고 더위를 식혀 준다. 오미자에 인삼과 맥문동을 넣으면 지친 원기를 회복하는데 좋은 생맥산이 된다.

움직이지 않는데도 땀이 흐를 정도로 땀이 많은 사람은 황기 12g을 물과 함께 다려 하루에 세 번으로 나누어 먹으면 좋다. 황기는 땀샘을 조절하고 기력이 쇠해진 것을 보충하는 약재로 인삼 8g 정도를 함께 끓이면 더 좋다.

여름감기를 예방하고 지친 몸을 상쾌하게 만들어 주는데는 곽향이 최고로 좋다. 곽향 6g을 엷게 달여 하루 3회 마시면 여름을 이기는데 도움이 된다. 열대야를 극복하는 데는 대추차와 둥글레차가 좋다. 생대추는 불면증을 유발하지만 대추차는 숙면을 유도하는 효과가 있다. 둥글레차의 사포닌은 중추신경계를 진정시키는 작용을 해 흥분작용 없이 잠을 청하는 데 도움이 된다.

찬 음식을 과하게 먹어서 복통과 설사 증세를 일으켰을 때는 쑥차가 좋다. 쑥이 가진 따뜻한 성질이 위장 안에 들어가 위를 덥게 만들어 소화력을 촉진시킨다.

여름철 보양식으로 어떤 것이 있을까?

삼복더위에 삼계탕이나 영계백숙, 개장국 등의 보양식품 등을 통해서 약해진 양기를 도와주어 기혈의 균형이 깨지지 않도록 한다.

균형 잡힌 식사가 최고

무엇보다도 규칙적이고 균형 있는 식사만큼 중요한 것은 없다.

수험생들이 식욕이 없다고 아침식사나 끼니를 거르게 되면 뇌에 영양공급이 떨어져서 집중력도 떨어진다. 여름에는 입맛이 떨어지므로 소화 흡수가 잘되도록 조리하고 신맛이나 고추, 겨자, 카레 등의 향신료를 넣어 식욕을 잃지 않도록 한다.

당질이나 지방 대사를 원활하게 해 피로를 덜 느끼게 하는 비타민 B군이 많은 식품으로 생선, 현미와 콩류, 육류 등의 동물성 식품과 유제품을 들 수 있다.

철분이 부족하면 피로를 쉽게 느끼고 무기력증, 식욕감퇴 등의 증세를 나타내게 되므로 어패류, 육류, 간, 달걀, 검정콩 등 철분이 다량 함유된 식품도 여름철 보양식으로 권장된다.

피로를 예방하는 데는 각종 비타민이나 무기질이 풍성한 채소나 과일을 섭취하는 것이 좋고, 갈증이 날 때에는 참외나 수박·포도·자두·복숭아 등 제철에 나는 과일을 먹는 것이 청량음료보다 이롭다는 것을 명심해야 한다.

특히, 수박은 더위를 이기는 고전적인 보양식이다. 수박은 부족한 체내수분을 보충해 주고 체내 열도 제거해 줄 뿐만 아니라 이뇨작용도 뛰어나다.

갈증이 난다고 너무 찬 음료나 아이스크림 등을 많이 자주 먹는 것은 절제하는 것이 좋다. 또한 충분한 열량섭취가 중요한데 쇠고기나 돼지고기 등의 육류나 생선, 달걀, 콩 같은 양질의 단백질을 충분히 섭취하는 고단백 식사가 필요하다. 그리고 칼슘이 많은 우유나 치즈 등의 유제품과 멸치, 꽁치 등의 생선과 고추, 당근, 쑥갓, 깻잎, 시금치 등의 녹황색 채소를 섭취하면 비타민 A와 C가 많이 함유되어 질병에 대한 저항력을 길러준다.

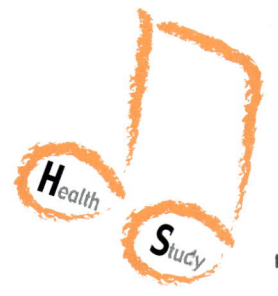

여름철에 수험생에게 도움이 되는 보약

여름은 심장이 왕성하고 신장이 쇠약한 계절이다. 그러므로 신장을 보하는 약을 써야 한다. 여성은 더위를 잘 타므로 견디기 어려운 계절이다. 마른 사람은 겉의 열을 풀어주어야 하고 뚱뚱한 사람은 이한을 덮어주는 약을 쓰는데 이향산이나 청서익기탕, 이중탕 등을 쓴다.

그리고 여름철은 보기하는 약을 사용한다. 열이 심하면 화가 금을 극하므로 기를 소모하게 된다. 남성은 기가 허하므로 보기시키기 위해서 보중익기탕에 생맥산을 응용한다.

더위를 먹으면 맥이 허해진다. 몸에서 열이 나고 저절로 땀이 나고, 입이 마르고, 등이 시리기도 하며 답답하고 갈증이 난다. 몸이 나른하고 기운이 없고 오한이 나며 혹은 머리가 아프기도 하고 팔다리가 차면서 몸은 아프지는 않다. 얼굴에 때가 낀 것 같은데 이것이 서병이다.

여름철에는 수험생이 공부하는데 기력을 돋구어 주어야 한다. 여름철 보약으로 보중익기탕, 생맥산, 육미지황원, 인삼양위탕, 곽향정기산, 도씨평위산, 청서익원탕, 십미향유음, 육화탕, 익원산, 청폐생맥음, 계령원 등을 체질과 증상과 형상에 따라 응용하면 도움이 된다.

여름철에 체질에 따른 좋은 음식

① 소음인

소화기가 약한 소음인에게는 되도록이면 따뜻한 음식이 좋다. 음식으로 닭고기, 개고기, 염소고기, 삼계탕, 추어탕, 굴비 등이 보양식으로 이롭다. 과일은 귤, 복숭아, 대추, 토마토 등이 이롭고 차로는 인삼차, 꿀차, 생강차가 좋다. 냉면, 찬 우유, 돼지고기, 밀가루 음식. 수박, 빙과류는 되도록 피하는 것이 좋다.

② 소양인

화가 많은 소양인에게는 시원하고 찬 음식이 좋다. 음식으로는 오골계, 돼지고기, 오리고기, 전복, 복어, 청어, 문어, 해삼, 잉어, 보리 등은 도움이 되지만 꿀, 인삼이나 개고기, 닭고기는 별로 이롭지 못하다. 차로는 구기자차가 좋고 과일은 수박, 참외가 좋은 편이다.

③ 태음인

과식하지 않도록 하고 고칼로리 음식이나 단 음식 등은 절제하도록 한다. 운동이나 목욕 등을 자주 해서 이열치열 하는 것이 좋다. 소에서 나는 음식은 모두가 좋으며, 육회 · 설렁탕 · 장어 · 미역 · 다시마 · 김 · 버섯 등은 좋지만 동맥경화 등의 성인병이 있을 때는 주의해야 한다. 과실로는 밤, 호두, 마, 수박, 석류, 자두 등이 좋다. 여름나기에 콩국수, 율무차, 들깨차 등이 좋다.

④ 태양인

기름기가 적은 담백한 음식이 좋은데 모든 생선류, 조개류(굴, 조개, 소라, 홍합), 게, 생굴 등의 해물류가 좋고 솔잎, 포도, 머루, 앵두, 메밀, 냉면 등이 여름나기에 이롭다.

키를 크게 하려면 ?

일반적으로 키가 또래보다 잘 자라지 않는 현상을 성장 장애, 성장 부진 또는 성장 지연이라고도 하고 한방에서는 오지 또는 오연이라고 한다.

유전적인 문제로 골격의 잘못된 형성·왜소 발육증 등에 의한 성장 장애를 1차성 성장 장애라고 하며, 임신 당시 엄마의 영양 장애나 고혈압·흡연·알코올 중독 등 모체의 약물 남용이나 바이러스 등의 감염으로 인한 성장 장애를 2차성 성장 장애라고 한다.

성장 부진을 평가하는 방법은 보통 1년 동안의 성장 속도를 기준으로 하는데 성장 속도는 나이와 성별에 따라 다르지만 보통 1년에 4cm 미만의 속도로 자라는 어린이는 성장이 지연되는 상태라고 본다.

보통 성장 부진 또는 왜소증은 연령에 따른 키의 분포가 100명 중 3번째 이하인 경우가 기준이 되지만, 현재 왜소증이 아니지만 또래보다 키가 많이 작으면서 식욕부진, 소화불량, 복통, 설사, 변비, 잦은 호흡기

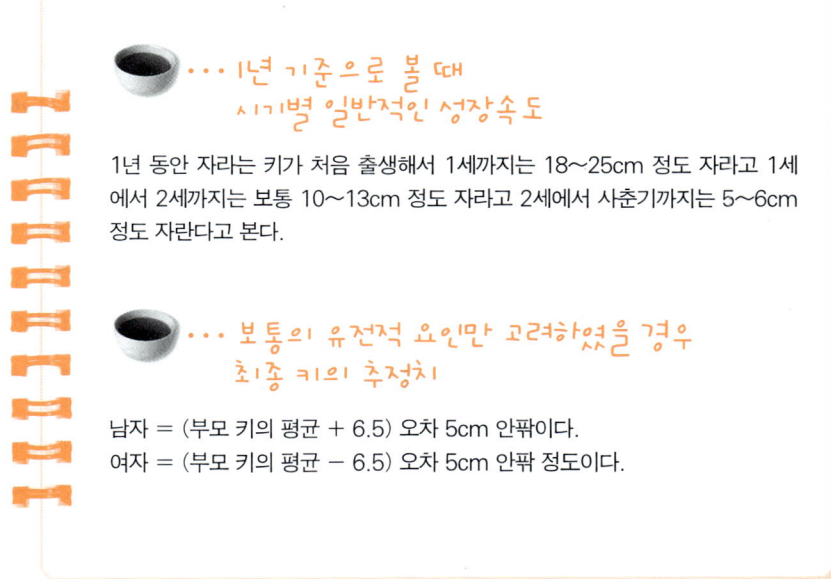

··· 1년 기준으로 볼 때
　　시기별 일반적인 성장속도

1년 동안 자라는 키가 처음 출생해서 1세까지는 18~25cm 정도 자라고 1세에서 2세까지는 보통 10~13cm 정도 자라고 2세에서 사춘기까지는 5~6cm 정도 자란다고 본다.

··· 보통의 유전적 요인만 고려하였을 경우
　　최종 키의 추정치

남자 = (부모 키의 평균 + 6.5) 오차 5cm 안팎이다.
여자 = (부모 키의 평균 − 6.5) 오차 5cm 안팎 정도이다.

질환(단, 알레르기성 비염은 제외) 등이 함께 있으면 앞으로 병적인 성장 부진을 의심해 보고, 정확한 검진을 받아보고 치료를 해주는 것이 좋다.

왜 우리 아이는 키가 안 클까?

건강하게 살기 위해서는 아침식사는 충분히 하고 점심은 적당히 먹고 저녁식사는 가볍게 하는 것이 좋다.

특히 성장기에 있는 학생들에게는 매우 중요한 섭생법이다. 현대인들은 아침식사를 안 먹거나 시원찮게 먹는 경우가 있는데 이것은 전신의 건강에 매우 좋지 않은 결과를 초래할 수 있다. 저녁에 잠자기 전에 음식을 많이 먹으면 위와 간에 상당한 부담을 주며 살이 찌는 원인이 되기도 하기 때문이다.

아침에는 양기가 오를 때이므로 영양이 풍부한 음식을 많이 섭취해야 건강한 일상생활을 영위할 수 있으며, 저녁에는 식사를 가볍게 해야 오장육부가 밤새 충분한 휴식을 취할 수 있다. 이러한 섭생법은 모두에게 중요하지만 특히 성장기에 있는 청소년, 수험생, 사춘기의 학생들에게는 성장과 능률적인 학습을 위해 더욱 필요하므로 철저하게 지켜져야 한다.

식은땀을 흘리는 학생

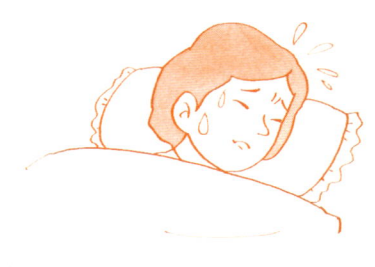

밤에 자면서 혹은 낮잠 중에도 식은땀을 지나치게 많이 흘리거나 침을 많이 흘리는 청소년들은 빨리 치료를 해야 한다. 땀과 침은 모두 진액에 속하는데 뼛속으로 들어가야 하는 진액이 땀과 침으로 새어나와 성장에 방해가 된다고 보기 때문이다. 대개 얼굴이 검은 학생들 및 마른 체형의 수험생들이 밤에 땀을 많이 흘리고, 얼굴이 희고 퉁퉁한 수험생들은 낮에 땀을 많이 흘리기가 쉽다.

수험생 체질에 따라 보중익기탕, 소건중탕, 삼기탕, 쌍화탕, 이감탕, 당귀육황탕, 정기탕, 사제백출산, 당귀지황탕, 팔물탕, 사물탕 등을 가미해서 응용하면 아주 효과적이다.

키가 잘 크지 않는 학생

누구나 키가 크기를 바랄 것이다. 키가 너무 작아서 고민하는 사람, 너무 말라서 고민하는 사람이 있는가 하면 너무 뚱뚱해서 고민하는 사람도 있기 마련이다. 대체로 입술이 두툼하게 발달한 사람은 키가 잘 크지 않고 살이 찌기 쉬운 유형이다. 키는 크지 않고 옆으로 퍼지면서 얼굴색이 좋지 않고(주로 누렇게 뜨거나 버짐이 잘 생긴다), 눈동자에 힘이 없으며 잘 먹지도 않고 잔병치레도 자주 하는 수험생들은 기혈이 부족한 것이다. 한의학에는 기혈을 돋구어 주면 성장발육을 촉진시켜 키가 크는데 도움을 주는 약들이 다양하게 있다.

특히 만물이 솟아오르는 봄과 여름에는 성장발육에 더욱 효과가 있다. 가을, 겨울에는 뿌리를 강화시켜 주는 효과가 있으므로 근본이 약한 아이들은 가을, 겨울에 미리 보강을 해주어야 한다.

이때는 기혈을 보충해 남자는 심폐를 튼튼하게 하고 여자는 다리를 보강해서 키가 크게 해주어야 한다. 봄, 여름에는 주로 팔물탕 등을 복용시키면 키가 큰다.

살찌게 하는 방법에는 밥을 잘 먹게 해주는 방법이 있는데 보비탕이나 양위진식탕, 이공산 등을 응용한다. 또 뼈를 튼튼하게 해주어 골격을 단단히 해주는 방법으로 육미지황탕이나 가감팔미환, 신기환 등을 복용하면 좋다.

소변을 잘 못 가리는 학생

늦게까지 오줌을 가리지 못하였거나 실수했다든지, 소변을 너무 자주 보는 경우, 가끔 다리가 아프거나 허리가 아프다고 하는 아이들은 뿌리가 약한 것으로 본다. 특히 오줌을 싸는 아이들은 성장에 필요한 진액이 빠지는 것이므로 소변을 좋게 해주면 뿌리가 튼튼해지면서 키가 자라게 된다고 본다. 육미지황탕, 신기환 등을 가미해서 사용하면 좋다.

배가 찬 학생

배가 자주 아프고 다리도 자주 아프다고 하면서 밥을 안 먹는 아이들은 속이 냉해서 그런 경우가 많은데, 이럴 때는 뱃속을 따뜻하게 해주면 아픈 증상이 사라지면서 성장에도 도움이 된다. 이중탕, 소건중탕 등을 사용하면 효과적이다.

기운이 없는 수험생

기운이 없고 말을 힘차게 하지 못하거나 했던 말을 자꾸 반복하기도 하는 아이들이나 많이 움직이면 숨이 차고 눈동자가 힘이 없어서 졸린 듯 한다든지, 얼굴빛이 창백한 것은 기가 약한 것이다. 지나치게 얌전하거나 자꾸 드러눕는 아이들은 성장에 필요한 기운이 부족한 것이므로 기를 보충해 주면 성장에 도움이 된다. 보중익기탕, 사군자탕, 팔물탕 등을 응용한다.

말과 걸음이 늦은 경우

말과 걸음이 다른 아이들보다 늦은 것을 예사롭게 생각해서는 안 된다. 이것은 인체의 근본인 간과 신이 허약하기 때문에 나타나는 증상으로 반드시 치료를 해주어야 한다. 이런 아이들은 겁이 많고 변비가 있기 쉬우며, 피부가 거칠어서 태열로 고생하기도 한다. 빠른 치료가 필요하다. 육미지황탕, 보중익기탕 등을 가미해서 쓰면 효과적이다.

잘 먹지 않는 수험생

무엇이든지 잘 먹어야 성장에 도움이 될 것인데 아무리 야단을 쳐도 잘 먹지 않는 수험생들이 있다. 대개의 경우 입이 작고 입술이 얇은 아이들은 씹어 먹는 것에 취미가 없으며, 입이 크고 입술이 두툼한 아이들은 너무 먹으려고 해서 비만이 될 가능성이 많다.

이럴 때는 첫 번째로 신장의 기운을 보강해 주면 좋다. 신장의 기운이 부족하면 아래에서 끌어당기는 힘이 약하여 음식이 잘 내려가지 않고 입에서 냄새가 나게 되고 입맛이 까다롭다. 두 번째로 비위의 기능이 허약하여 잘 먹지 않는 경우인데 이런 수험생들은 얼굴이 약간 누른색이거나 입이 작거나 야물지 못한 경우가 많다. 이런 경우는 비위를 보강해 주는 처방이 필요하다. 양위진식탕, 이공산, 육미지황탕 등을 응용한다.

성장은 우리 몸의 세포수가 양적으로 증가하는 것으로 여러 가지 외부적인 적절한 영양 공급과 내부적으로 여러 호르몬의 복합 작용에 의하여 이루어지는데, 주로 초등학교와 중학교 때 가장 왕성하다.

키가 안 크는 요인은 크게 선천적인 요인과 후천적인 요인으로 나눌 수 있다.

특히, 선천적인 것으로는 부모의 체질적인 유전이 많이 좌우한다. 하지만 후천적인 노력과 개발에 의해서 많은 차이가 있다.

부모 키가 작으면 자녀에게 성장 장애나 성장 지연이 일어날 수 있다고 보며 이 밖에 임신중 엄마의 신체적, 정신적 건강상태도 아이의 선천적인 성장 조건을 좌우한다.

후천적인 요인으로는 운동부족, 인스턴트 음식으로 인한 영양부족, 주위환경, 정서, 잦은 병치레, 수면 부족 등을 꼽을 수 있다. 이러한 원인들이 인체 내 불균형을 초래해 성장 호르몬 분비를 감소시키고, 골격과 내장 기관에 발육 장애를 일으켜 성장 장애를 일으키게 되며 면역 능력 저하까지 초래한다.

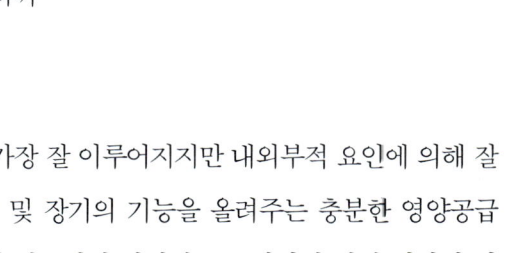

성장은 2차 성장기에 가장 잘 이루어지지만 내외부적 요인에 의해 잘 자라지 못하면 근골격계 및 장기의 기능을 올려주는 충분한 영양공급과 운동을 하면서 평소에 적극적인 한방치료를 한다면 기대 이상의 성장효과를 볼 수 있다.

한의학에서는 인체가 정상적으로 성장하려면 신장의 선천적인 정기와 후천적인 영양공급의 통로인 비위의 후천적인 기가 정상적으로 작용해야 한다고 본다.

신장은 뼈와 원기를 주관하고, 인체가 생명활동을 하는데 필요한 기본적인 에너지원인 정과 혈의 근원으로서 인체의 생장발육을 주관하고 있으며 비장과 위장은 후천의 근본으로 기와 혈이 생화하는 근원이 되는 장기가 된다.

부모의 몸이 허약해서 선천적으로 타고난 것이 부족하거나 편식이나 식사를 거르는 버릇 등으로 비장과 위장이 허약해지면 발육이 지체되고 몸이 왜소해질 수 있다.

또 간장혈, 간주근, 신주골이라고 하여 간장과 신장, 위장이 성장의 밑바탕이 되는 혈과 근육, 뼈를 주관한다고 본다. 즉 이러한 장부의 기능이 떨어지면 자연히 정상적인 성장이 이루어지지 못하게 된다.

따라서 선천적인 정기와 후천적인 생화지기가 원활하게 조화를 이루고, 여기에 간장의 장혈이 완전하여 근골격이 튼튼해져야 성장발육이 좋아질 수 있다.

 ···성장 장애가 올 수 있는 여러 경우

아빠 키가 166cm, 엄마 키가 156cm 이하거나 출생시 체중이 3.1~3.5kg 이하였다든지, 편식이 심하고 인스턴트 음식을 좋아해 영양이 불균형하다든지, 평소 운동이 부족하다든지, 임신중 엄마의 신체적 · 정신적 건강상태가 좋지 않았다든지, 주위 환경이나 정서가 불안정해 아이가 스트레스를 많이 받는다거나 잦은 병치레를 하는 경우나 밥맛이 없어서 소화불량 · 복통 · 설사 · 변비 등 소화기계 질환이 자주 나타난다든지, 수면이 부족하거나 깊은 잠을 못 자고 늦게까지 안 잔다든지, 유전적인 원인 이외에도 태열 · 비염 · 소아 축농증이나 천식 등의 병치레 등은 소아의 성격을 예민하게 하여 숙면을 못 하게 되고, 결국은 이로 인하여 성장 호르몬의 분비가 충분하지 못하게 되어 저신장증을 유발할 수 있다.

한방에서의 치료 시기

치료 가능 시기는 대체로 남자의 경우 2~18세, 여자의 경우는 2~17세 정도이나 개인의 여러 가지 조건 여하에 따라 차이는 있다고 본다.

단, 성장기의 경우는 성장에 도움을 주는 한약으로 치료할 수 있지만, 2차 성징 징후인 생리 시작 후 2년이 넘은 여성이나 변성기가 지난 남성의 경우는 성장이 어느 정도 멈춘 시기라 뼈의 나이 측정과 골밀도 검사 후에 치료 가능 여부를 결정할 수 있다.

치료에 적당한 시기는 여학생은 초경 전인 초등학교 4~5학년, 남학생의 경우는 초등학교 6학년에서 중학교 2학년 정도이지만, 빠르면 빠를수록 좋다고 본다. 왜냐하면 성장판이 열려 있는 성장기에는 1년에 6~10cm 이상 가능하다고 보기 때문이다

과거에는 성장이 가장 많이 되는 경우가 고등학교 시기였으나, 최근 경향을 보면 도시 학생의 경우 중학교 3학년에서 고등학교 2학년 정도 나이대가 되면 성장판이 닫히는 경우가 많으므로 치료시기를 앞당기는 것이 좋다고 본다.

성장을 위한 한방치료법

성장 클리닉에서는 성장부진의 근본 원인인 허약해진 신장과 비장의 기능을 높여주는 약물치료를 중심으로 성장을 촉진시킬 수 있는 여러

가지 한방치료를 병행하고 있다. 약물요법은 필요한 영양소의 흡수와 성장 촉진을 도와주는 탕약을 복용한다.

성장 호르몬의 분비를 촉진시키고 뼈의 발육을 왕성하게 해주고, 성장에 중요한 역할을 하는 신장과 간장을 튼튼하게 해주며 몸의 저항력을 증강시켜 주는 약재를 사용하고 신장을 튼튼하게 해주는 한약과 뼈와 근육을 튼튼히 해주는 녹용, 녹각, 오가피, 우슬, 하수오, 구기자 등을 응용하여 허약하고 키가 작은 아이들에게 아주 효과적이다.

운동요법은 뼈 양쪽 끝에 위치한 성장선을 자극하는 성장체조 등으로 성장을 촉진시켜 준다. 음악요법으로는 성장에 도움이 되는 음악을 취침시 들려주는 것이다.

바른 자세를 갖는 것도 중요한데 무거운 가방을 한쪽으로 많이 맨다든가, 공부할 때 한 팔을 책상 위에 두고 그 팔에만 몸을 기대는 습관이 있다든지, 앉을 때 옆으로 많이 기대어 앉는다든지, 등이나 허리를 굽히고 앉는 습관을 갖게 되면 척추가 삐뚤어져서 결국 정기의 통로가 삐뚤어질 수 있으므로 주의해야 한다.

이 밖에 향기요법이나 추나요법, 전침요법을 응용하면 효과가 배가 된다.

운동요법으로는 뼈의 성장을 촉진시키는 방법으로 줄넘기, 농구, 배구, 자전거타기, 멀리뛰기와 같은 운동을 꾸준히 하면 성장에 도움을 줄 수 있다고 본다.

평소 성장에 도움이 되는 생활습관

① 햄버거, 피자, 치킨, 라면 같은 패스트푸드나 인스턴트 식품은 인공감미료, 소금 성분이 많고 성인병과 비만이 생기기 쉬우니 안 먹도록 한다. 또한 열량에 비해 영양가는 매우 떨어진다.

② 콜라, 사이다 등의 탄산음료는 칼슘을 녹여서 소변으로 보내 성장에 방해가 된다. 또 탄산음료를 너무 많이 마시면 뼈가 약해지고 치아도 쉽게 부식되어 버린다.

③ 밥은 천천히, 꼭꼭 한 숟가락에 30번 정도 씹어 먹으면 소화도 잘되고 호르몬 분비도 잘되어 성장과 장수에도 도움이 된다.

④ 식사 중에 텔레비전이나 책을 보는 습관은 삼가야 한다.

⑤ 단 음식이나 편식은 영양 불균형의 주된 원인이니 삼가야 하고 골고루 먹는다.

⑥ 동물성 단백질보다는 마른 멸치, 정어리 등의 생선이나 녹황색 채소, 콩 종류 등 식물성 단백질을 골고루 먹는다.

⑦ 하루 세 끼는 규칙적으로 식사를 하고 아침식사는 꼭 한다. 저녁은 가볍게 먹고 너무 늦게 자지 않는다. 왜냐하면 밤 11시 전후나 새벽 3시 전후에 성장호르몬이 많이 분비되므로 이때는 반드시 자도록 한다.

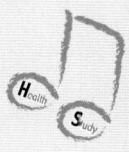

알레르기성 피부질환?

알레르기란 인체가 항원에 대해 반응능력이 비정상적으로 증가되어 과민한 증상을 일으키는 과민반응을 일컫는 말로서, 알레르기로 인한 피부질환으로서 대표적인 것이 두드러기, 아토피성 피부염, 접촉성 피부염 등이다. 이 질환들은 공부에 집중해야 하는 수험생들에게는 커다란 장애물이 아닐 수 없다.

두드러기

한의학에서는 은진이라고 하며 은진이 돋으면 몹시 가렵거나 감각을 잘 모르기도 한다. 임상적으로 매우 흔히 관찰되는 피부질환으로서 증상은 다양한 크기의 팽진과 소양감이 특징이다.

알레르기성 두드러기를 유발하는 물질들은 흡입제(꽃가루, 동물의 분변, 먼지, 분무제 등), 내복약물, 식품(초콜릿, 달걀, 조개류, 우유, 토마토, 버섯, 발효음식, 향신료나 식품첨가제 등), 화장품, 곤충, 동식물, 기타 화학물질 등이 있다. 한의학에서는 은진이 돋는 것은 비에 속한다고 하였다. 가렵기만 하고 붓거나 아픈 일은 없기에 은진이라고 한다. 처방은 승마갈근탕, 방풍통성산, 청기산, 화피산, 가미강활산 등을 가미해서 응용한다.

아토피

아토피(atopy)란 알레르기를 일으키기 쉬운 유전적 소질, 즉 유전적 과민증을 일컫는 말로서 아토피 피부염은 태열이라고도 한다. 가족력이나 유전적인 경향이 있고, 어린아이들에게서 가장 흔한 알레르기성 피부질환으로서 재발이 잦고, 심한 가려움증 등을 유발하며, 이로 인한 2차적인 습진이 형성되고, 만성으로 진행되는 습진성 피부질환이다.

발병 원인은 아직 확실히 밝혀지지 않았지만, 유전학적 · 면역학적 요인 등 다양한 원인이 많이 작용하는 것으로 알려져 있다.

한의학에서는 유선 · 태선이라고 하는데, 비위가 운화 기능을 못 하여 안으로는 태화습열이 쌓이고, 밖으로는 풍습열이 침입하여 이들이 피부에 작용하여 발생한다고 보았다. 또한 소화불량, 불규칙한 수유 습관, 음식물에 대한 과민반응, 의복과의 마찰, 한랭 등의 영향으로 유발된다고 하였다.

가장 특징적인 증상은 심한 가려움이며 그 밖에 피부건조, 인설 등을 수반하게 되는데 아토피성 피부염 환자 중 약 70% 정도에서 기관지 천식이나 알레르기성 질환의 가족력을 발견할 수 있다.

아토피성 피부염은 나이가 들면서 자연 소실되는 경우도 많으나 손의 습진이나 피부 건조증의 형태로 오래 지속되는 경우가 많고 때로는 심한 증상을 계속 보유하고 있는 경우도 있다. 병소의 분포가 특징적으로 안면, 목, 상부체간 등에 많으며 무릎이나 팔꿈치의 만곡부 등에도 나타난다.

아토피성 피부염 환자는 물리적 · 화학적 자극을 제거하며 피부는 청결하게 유지하는 것이 가장 중요하므로 손톱을 깨끗이 깎고 피부를 긁지 않으며, 잦은 목욕과 때 미는 것을 피하여 피부에 강한 자극을 주지 않아야 한다.

알칼리성에 저항이 약하므로 비누는 중성이나 약산성이 좋고, 건조한 피부는 올리브유나 기타 피부 윤활제, 크림 등을 바르는 것이 좋다.

의복에 의하여 질환이 악화될 수 있으므로 지나치게 달라붙는 옷이나 합성섬유 등을 피하여 땀을 잘 흡수하며 자극성이 없는 소재로 만들어진 옷을 입고, 또한 거친 침구나 모직과의 접촉을 피하고 부드럽고 염색되지 않았으며 풀을 먹이지 않은 면제품을 사용한다.

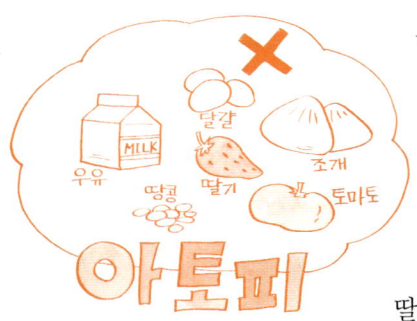

아토피성 피부염을 악화시키는 식품은 달걀, 우유, 생선, 조개류, 땅콩류, 초콜릿, 돼지고기, 낙농제품, 오렌지, 귤류, 딸기, 신 과일, 토마토, 콩, 당근 등이 문제가

된다고 알려져 있다. 한의학에서는 육미지황탕, 사물탕, 생맥산, 생혈윤부음 등을 가미해서 체질에 따라 응용한다.

야채나 과일의 섭취를 충분히 하고 가능한 담백한 음식을 선택하며 백미 대신 현미나 잡곡밥을 먹도록 하고 식물성 기름을 선택하도록 한다.

접촉성 피부염

화학물질, 약물, 식물, 기타 등이 외부로부터 피부에 묻어 염증을 일으키는 질환으로 한방에서는 슬창, 화적창이 이 범주에 속하는데 원인이 되는 물질은 다양하다.

어린아이에게는 기저귀로 인하여 잘 발생하며, 옻나무는 피부 접촉뿐만 아니라 닭과 함께 달여 먹은 후 혈행성으로 전신적인 피부병을 일으키는 경우가 있다. 또 우리 나라에서는 가을철에 은행을 따다가 주로 열매와의 접촉에 의하여 피부염을 유발하기도 하며, 그 밖에 머리염색약, 화장품, 방부제, 금속(니켈, 크롬, 수은), 금속성 시계, 금속 목걸이, 파스, 농약, 샴푸, 자동차 핸들에 감아놓은 가죽, 운동화, 고무장갑 등에 의해 발생하기도 한다.

주요 증상은 소양감과 작열감으로서 가벼운 증상의 환자에게서는 미약한 가려움증과 홍반이 나타나서 48~72시간 안에 없어진다. 심한 반응이 나타난 경우는 부종, 소수포가 형성되며 전신적인 증상은 피부에 광범위한 병변이 있는 환자에 국한되는데 오한, 발열, 혈압강하, 식욕부진, 백혈구 증가 등이 나타난다.

원인 물질만 제거하면 보통 단시간 안에 염증은 없어지고 치유되기 시작하므로 원인 물질의 재접촉을 방지하여야 재발을 막을 수 있다.

이상의 알레르기성 피부질환에서 사물탕 가미방, 소속명탕, 갈근해기탕, 조중익기탕, 황기건중탕, 이진탕 가미방, 승마갈근탕 가미방, 방풍통성산 가감방, 화피산, 청기산, 가미강활산, 소풍산, 방풍통성산, 방풍해독탕, 체질처방 등을 사용하고 장군고, 미용고 등을 환부에 붙여주거나 고삼, 백반, 사상자, 형개 등을 넣고 달이거나 방풍, 창이자, 지골피, 형개, 고삼, 세신 등을 달여서 환부를 씻어주는 세약방이 증상의 개선에 많은 도움을 준다.

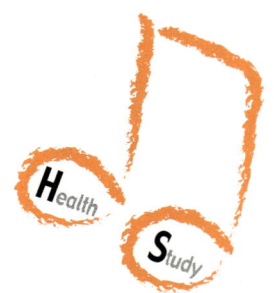

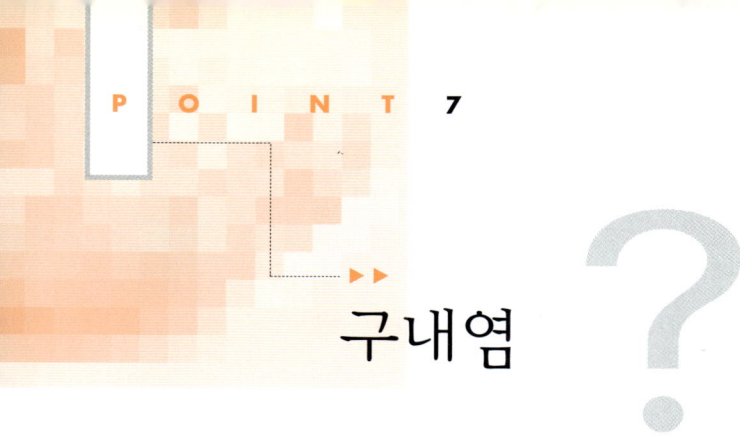

▶▶ 구내염

입(구강)은 우리 몸에 있어서 음식물을 섭취하여 영양을 공급하는 소화기관 중에서 첫째 관문으로 입술과 뺨, 치아, 혀로 구성되어 있다.

한의학에서 입은 정혈을 보관하는 곳이며 희로를 발하는 곳(동하는 곳인데, 좋으면 떠들고 소리를 지르고 혹은 화를 내기도 함)이다.

간의 기능으로 보면 취집 기능, 즉 모으는 역할을 하고, 심의 기능으로 보면 말하는 기능이며, 비의 기능으로 보면 먹는 기능이다. 신의 기능으로 보면 진액을 만드는 곳이다.

구강의 병증에 임상적으로 제일 흔하게 볼 수 있는 것이 구내염이다. 과거에는 아구창이라고 해서 상당히 무서운 병으로 불리기도 했다.

한의학에서 입안이 허는 것을 구미라고 한다.

원 인

영유아기에 있어서는 우유, 유방, 젖꼭지(우유를 먹일 때), 구강분비물 등이 매개가 되어 소화 불 시에 발생된다고 보았다.

소아에게는 대개 비타민 C가 부족해서 잘 생기며 성인의 경우에는 치아로 혀나 입안을 깨물거나 날카로운 음식물에 의한 상처, 술·담배를 포함한 자극성 음식, 뜨거운 물을 마셨다거나 납·수은 등의 중금속에 의한 중독, 또는 폐렴·당뇨병 등에 있어서 구강이 청결치 못해서 2차적으로 세균의 감염으로 발생하기도 한다.

비교적 드문 일이지만 매독균이 혈액에 침투해서 입안에서 초기에 딱딱해졌다가 연성화되어 발병되는데 동통이 없는 것이 특징이다.

한의학에서는 방광의 열이 소장으로 전해가면 소장이 불리해져서 입안이 허는 경우가 있고, 장부에 열이 몰려서 입안과 혀가 허는 경우와 심장이나 폐에 열이 있어서 허는 경우와 허화로 인해서, 음이 허해서 발생하는 경우 등으로 다양하다.

증 상

입안이 헐어서 볼 안쪽, 입천장, 혓바닥 등에 미란성 발진과 진물이 나며 피부박리가 생기고 그것이 점점 염증화되어 아주 따가운 동통을 수반한 궤양이 일어나기도 한다.

증상이 진행됨에 따라 음식물을 섭취할 때에 동통이 더 심해지므로 식사하기가 어렵다. 빨리 낫지 않으면 혓바닥으로 확대되어 헤지기 시작하고 혀 전체에 백색의 반점이 퍼지기도 한다. 이로 인해 목안의 편도선이 붓고 때로는 이러한 궤양으로 인해서 심해지면 설암, 구강암, 경부암 등으로 전이될 수 있으므로 주의를 할 필요가 있다.

치 료

우선 약물요법으로 대개 실증인 경우가 많은데 회춘양격산이 대표적인 처방이다. 이는 사물탕과 황연해독탕을 합방하고 청량시키는 박하 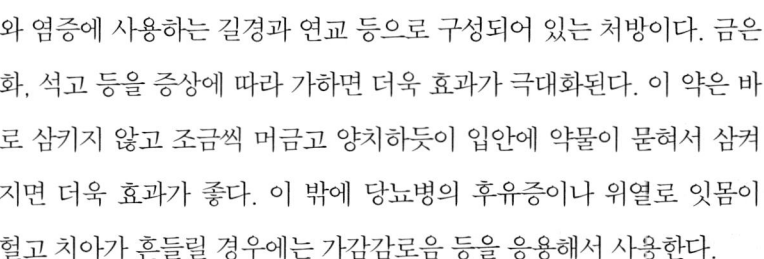 와 염증에 사용하는 길경과 연교 등으로 구성되어 있는 처방이다. 금은화, 석고 등을 증상에 따라 가하면 더욱 효과가 극대화된다. 이 약은 바로 삼키지 않고 조금씩 머금고 양치하듯이 입안에 약물이 묻혀서 삼켜지면 더욱 효과가 좋다. 이 밖에 당뇨병의 후유증이나 위열로 잇몸이 헐고 치아가 흔들릴 경우에는 가감감로음 등을 응용해서 사용한다.

구내염에는 구취와 관련된 경우가 많은데, 구취(입에서 냄새가 나는 경우)가 심할 경우는 대개 위에서 열이 있기 때문이다.

··· 구취를 치료하는 방법

첫 번째, 심폐의 열이 있는데 기름진 음식을 많이 먹어 비린내가 나는데는 가감사백산 등을 사용한다.

두 번째, 고기 등을 많이 먹어서 위열이 발생하여 생길 때는 가감감로음이나 청위탕, 신공환 등을 주로 사용한다. 특히 청소년들에게 많이 나타난다. 형상학적으로 보면 피부가 거무죽죽한 아이들이나 고기 반찬이 없으면 밥을 잘 먹지 않는 수험생들한테 잘 나타난다.

세 번째, 신장의 열이 원인인데 입에서 썩는 냄새(정화조 냄새)가 난다. 이때는 육미지황탕이나 자음강화탕 등을 쓰기도 한다.

모든 경우에 열을 식혀주는 것은 아니지만 속이 차고 소화력이 떨어져서 배가 무력하거나 창만하면 이중탕이나 향사육군자탕 등 따뜻한 약들로 치료하기도 한다. 결국 비위 기능을 치료해주면 구내염이 치료되는 경우가 많다.

심과 위에 열이 막혀서 입이 헐었을 때는 이열탕을 사용한다. 방광의 열이 소장으로 전해져서 입이 헌데는 시호지골피탕 등을 사용한다.

형상학적으로 얼굴이 상중하처럼 길쭉하게 생긴 사람이 화가 성하여 입안과 혀가 헌 것을 치료할 때는 회춘양격산 등을 응용하면 좋다.

가슴에 열이 있어서 입안과 혀가 헐고 인후가 붓고 아픈 데는 옥지음자를 사용한다. 심과 비에 열이 있어서 입안과 혀가 헐어서 터진 데는 승마산을 사용하면 효과가 빠르다. 설암처럼 심하게 전이되었다면 실증에 회춘양격산과 탁리소독음 등을 합방해서 사용하기도 한다.

평소 건강한 섭생법

양치를 습관화하여 구강을 항상 청결히 관리하고 술이나 지방기가 많은 열성 및 자극성 음식물을 되도록 절제하는 것이 좋다. 특히 다기 다혈한 양명형 체질은 저녁에 식사를 적게 먹고 동시에 기름진 음식은 절제가 필요하다. 또한 비타민 C 종류나 비타민 C가 함유된 과일 섭취도 구내염 예방에 도움이 된다.

민간요법

한약재인 승마를 진하게 달인 물에 소금을 약간 넣어서 이 물로 자주 양치하면 효과가 좋다. 또는 세신이란 한약재를 진하게 달여서 뜨거울 때 입에 머금었다가 식은 다음 뱉기를 여러 번 하면 좋은 효과가 있다. 그리고 여름철에 수박 속의 물을 천천히 마시면 입안이 헌 것을 낫게 하는 데도 도움이 된다.

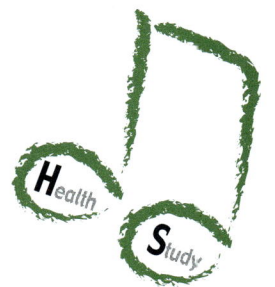

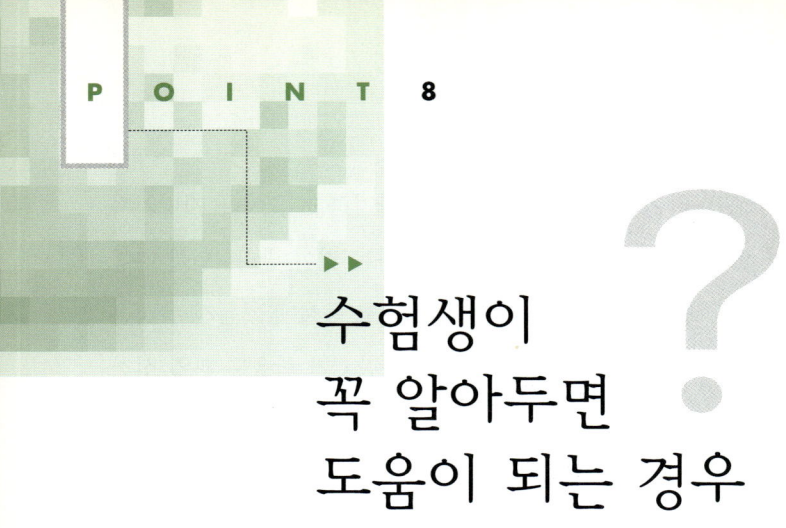

POINT 8

▶▶

수험생이
꼭 알아두면
도움이 되는 경우

고3인 수험생이나 중3 학생을 둔 부모도 걱정이 많지만 학생들은 늘 초조감과 불안감, 과중한 학습 스트레스, 원인불명의 두통, 피로, 기타 증상의 질환으로 정신적·신체적 불균형을 초래하게 된다.

몸이 건강해야 자신의 능력을 최대한 발휘할 수 있기 때문에 입시는 결국 자기의 체력에 좌우된다 해도 과언이 아니다.

두뇌 활동 촉진과 체력 보강하기

머리를 좋게 하려면 단백질을 충분히 섭취하고 아울러 비타민 B류를 함께 먹어야 한다. 실제로 단백질이 부족하면 체력이 약해지고 의욕이 떨어져 두뇌 활동이 저하된다. 또한 비타민 B류가 부족하면 뇌나 신경으로 에너지가 충분히 공급되지 못하므로 정서 불안과 스트레스의 원인이 되며 집중력과 기억력이 저하된다.

수험생의 두뇌 활동 촉진과 체력 증강을 위해서는 메밀국수와 돼지 살코기를 배합한 요리, 오징어와 표고버섯을 배합한 요리, 참치와 패류를 이용한 요리 등을 자주 적당하게 먹어주는 것이 좋다.

메밀은 초가을에 적색 또는 백색의 꽃이 피며, 검은빛의 뾰족한 세모꼴의 열매가 여는데, 익으면 전분이 많아 가루 내어 국수나 묵 등으로 만들어 먹으면 좋다.

『동의보감』에서는 메밀을 '교맥' 이라 부르며, 성질이 찬 식품이기 때문에 열을 떨어뜨리고 내부 장기를 단련시켜 기력을 북돋워 준다고 했다. 머리가 뜨끈뜨끈하면 공부하는데 집중이 안 된다. 밤참으로 배가 고프거나 허기질 때는 메밀국수를 녹차에 말아먹으면 가볍게 공복도 채우고 한결 상쾌한 기분으로 공부를 할 수 있다.

수험생이 주의해야 할 사항

식사조절

수험생에게 적절한 영양공급은 가장 중요한 일이다. 규칙적이고 적당한 식사가 필요하며 고른 영양소를 섭취하는 것이 중요한데 육류, 달걀, 생선, 우유, 치즈 등 질 좋은 단백질 식품이 스트레스에 대한 저항력을 돕고 혈당치를 완만하게 저하시켜 흥분을 막은 작용을 한다. 또한 채소, 곡류, 해조류 등 섬유질과 비타민, 무기질이 많이 함유되어 있는 식품을 충분히 섭취해야 한다. 아침식사는 꼭 챙겨먹도록 하고 저녁식사는 가볍게 먹도록 한다.

운 동

평소에 가벼운 운동은 체내의 대사조절, 적절한 체력 유지에 필요하며 체내 산소량을 조절하여 기억력 증진에도 도움이 된다.

수 면

적절한 수면은 원활한 두뇌 활동의 기본이 된다. 수면시간을 무리하게 줄이게 되면 단기적으로 집중력이 저하되고, 장기적으로는 건강을 악화시킬 수도 있다. 평균 5~7시간의 수면은 유지하되 숙면을 취하는 것이 무엇보다 중요하다.

휴 식

장시간 계속되는 두뇌 활동은 효율성이 떨어지기 마련이다. 특히 공부하는 수험생들은 1시간 정도 공부를 하면 5분 정도의 휴식을 갖는 것이 효율적이고 시력보호에도 효과적이다.

지압법

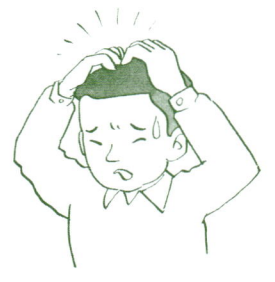

경혈부위를 자극하는 경혈지압법은 혈액순환과 신진대사를 촉진시켜 피로가 해소된다.

두통 등에는 머리 정수리의 백회혈과 2, 3번째 발가락 사이로 발바닥 한가운데의 움푹 패인 곳인 용천혈 자리를 주물러 주면 두통을 멈추게 하거나 두뇌 활동을 촉진시킬 수 있다.

또한 목의 뒤쪽으로 뻐근해서 머리가 아플 경우에는 목 뒤와 귀 뒤쪽의 풍지혈이나 천추혈을 지그시 3초씩 약 3~5회 정도 지압을 해주면 두통도 해소되고 머리도 맑아진다.

눈이 피곤할 때는 눈 주위의 혈을 지압해 주면 좋은데 눈썹 안쪽의 사죽공혈과 눈썹 꼬리의 찬죽혈과 눈초리쪽의 동자료나 태양혈과 눈동자 밑의 승읍혈을 마사지하면서 지그시 눌러주면 눈이 밝아짐을 느낄 수 있다.

증상에 따른 건강관리

머리가 아플 때

　머리가 아픈 것은 과도한 스트레스와 긴장으로 어깨나 목의 근육이 긴장되고 뇌의 혈액순환이 좋지 않은 것이다. 이럴 때에는 마음을 편안히 하고 바른 자세로 공부해 목과 어깨의 긴장을 풀어주어야 한다. 적절한 운동으로 전신적인 순환을 도와주며, 한약은 심신을 안정시키고 순환을 개선시키는 효과가 있는 것을 복용한다.

소화불량이 심할 때

　심한 스트레스는 급성위염 · 위경련 등을 일으킬 수 있고, 작은 스트레스라도 장시간 지속될 경우 만성위염 · 변비 · 설사 등 소화기계 이상이 올 수 있다. 특히 아랫배나 손발이 차고 소화 기능이 약하며, 운동 및 순환기계가 허약할 경우 증상은 더욱 쉽게 발생한다. 소화가 잘되는 음식을 과식하지 않고 적당히 섭취한다.

　한약은 무력해진 위와 장운동을 촉진시키고 소화효소를 적당하게 분비, 조절하는 효과가 있는 것을 복용한다.

산만하고 집중력이 떨어질 때

　집중력이 떨어져 이것저것 산만해지는 것은 정신불안과 함께 체력이 떨어진 증상이다. 체력이 떨어지면 심화가 생겨나고 이것이 뇌에 작용하여 머리가 맑지 못하게 된다. 심신을 안정하여 정신적인 불안을 해소하고 체력을 증강하고 신수를 보충하면 자연히 심화가 내려가 머리가 맑아지게 된다.

불안하고 잠이 오지 않을 때

스트레스로 인해 가슴이 두근거리고 얼굴이 상기되며 입이 자주 마르며 두통, 어지럼증 등이 동반될 수 있다. 적절한 운동으로 심장을 튼튼히 하고, 간단한 명상으로 마음을 안정시키며, 신선한 야채나 과일을 많이 섭취하여 열을 내리는 것이 도움이 된다.

수험생에게 좋은 음식과 한약재

녹 차

녹차는 피로를 풀어주는 효과가 크고 사고력을 길러주며 졸음이 오는 것을 막아주는 작용이 있다. 또 위액 분비도 늘려주어 식욕이 증진되고 소화능력도 좋아진다.

게다가 녹차에 들어 있는 카페인은 아주 약하기 때문에 위에 크게 부담을 주거나 잠을 방해하지도 않는다. 하지만 위장이 찬 소음인 체질이나 신경이 아주 예민한 수험생은 따뜻하게 1~2잔 정도는 무난하겠지만 그 이상은 먹지 않도록 하는 것이 좋다.

오미자

실험결과 대뇌 피질의 조절작용을 높여 지능의 발달을 높여주는 역할을 한다. 또한 쉽게 피곤하거나 감염성질환 등에 대한 면역력도 높여준다.

석창포

수험생의 정신을 맑게 하고 두뇌 활동을 좋게 한다. 또한 수험생은 과도한 심리적 압박감으로 인해 소화 기능이 저하되기 마련인데 이럴 때 창포를 차로 복용하면 효과를 본다.

당 귀

뇌세포의 핵분열을 촉진하기 때문에 세포의 생명력이 연장되고 기억세포의 기능이 강화되는 것으로 알려져 있으며, 대장의 운동을 촉진시키고 출혈을 멈추게 하는 작용이 있어 코피가 나는데도 유용하다. 하루 12g씩에 물 300ml을 부어 그 양이 반으로 줄 때까지 달인 후 차처럼 상복하면 효과적이다. 특히 변비가 있거나 빈혈이 있는 수험생에게는 도움이 되지만 평소에 설사를 자주 하는 수험생은 삼가는 것이 좋다.

미역

미역에는 머리를 맑게 해주는 영양성분인 칼륨과 지능을 증진시키는 데 도움을 주는 요오드가 많이 함유되어 있다. 또한 세포와 세포막을 보호해 주는 셀레늄이 풍부해 뇌의 노화를 예방하고 뇌를 건강하게 해 주는 작용도 한다.

엿

옛날 공부하는 집에서는 엿을 고는 단내가 난다고 했다. 이는 과거 공부로 지쳐 있을 때 엿을 먹음으로써 기억력도 좋게 하고 체력과 에너지를 보충했던 엿의 효능을 보여주는 말이다.

그 밖에 콩이나 레몬, 토마토, 시금치, 해조류 등도 기억력 증진에 도움을 주는 식품 중의 하나이다. 그러나 너무 지나치게 먹으면 치아를 약하게 할 수 있으니 절제를 해야 하고 먹고 나서는 반드시 양치를 하도록 해야 한다.

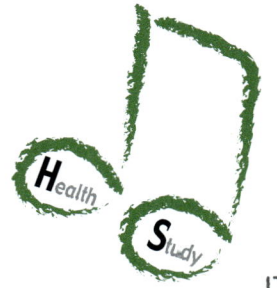

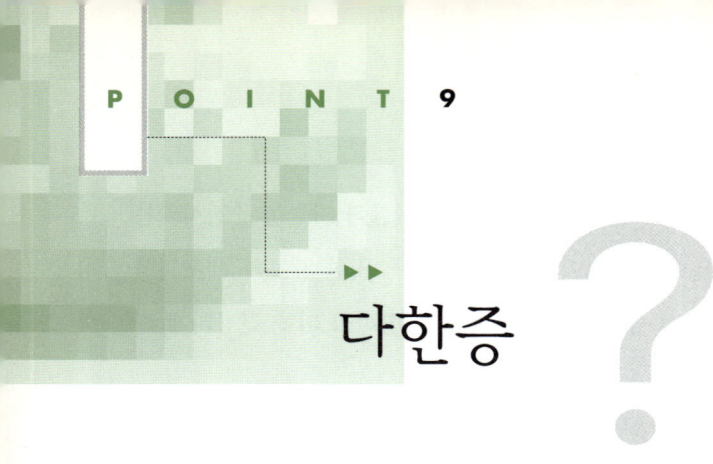

다한증이란

인간의 체표면에는 소위 한선이라는 300만 개 정도의 땀샘이 분포되어 있는데 이 한선이 전체 피부면에 분포되어 있는 것은 오직 인간과 원숭이 등의 영장류에서만 볼 수 있다고 한다. 발한의 주 자극은 대뇌에 대한 정신적 자극과 사상하부에 대한 온도자극으로 일어난다.

다한증이란 더운 날씨, 발한제 등과는 관계없이 저절로 정상보다 땀이 많이 나오는 것을 말한다.

원인과 종류

한선 기능 항진증, 자율신경장애, 내분비장애, 열성질병 등과 관련이 되는데 한의학에서는 습열이 속에서 울증하는 것(습과 열이 서로 부딪히면 마치 땅의 습기가 열을 받아 수증기가 되어 구름, 비, 안개, 이슬이 되는 것과 같음), 위기(피부의 기능을 주관하고 땀구멍의 개폐를 주관함)가 허약하거나 양명경에 열이 성할 때, 즉 열이 위부에 모여 있는 것, 음이 허하거나 양이 허할 때 혹은 양기가 왕성할 때 땀이 많이 나온다고 본다.

깨어 있을 때 땀이 나오는 것은 자한, 잠이 들어 있을 때 땀이 나는 것은 도한, 오한전율에 뒤따라 땀이 나는 것은 수족한, 반신에만 땀이 나는 것은 반신한, 음부에서 땀이 나는 것은 음한, 그 밖에도 심부에만 나는 심한, 음식을 먹을 때 나는 식한 등 여러 가지가 있고 원인과 치료도 각기 다르다.

자한은 대체로 원기가 허약한 사람에게 많으며 권태감이 있고 입맛이 없다. 도한은 대체로 음이 허하고 화가 훈증하거나 또는 심혈의 허손으로 심양이 견고하지 못하여 가슴이 두근거리고 수면 장애가 있으면서 오한이 나거나 또는 미열이 나고 기침을 하고 가래 또는 피가 섞인 가래가 나오기도 한다.

땀을 오랫동안 많이 흘리면 국부적으로는 여러 가지 피부병(땀띠, 습진 등)이 생기기 쉽고 전신적으로는 체온조절이 잘 안 되어 추위를 잘 타고 병에 대한 저항력이 약해져 감기에 잘 걸리며 활동력이 약해진다.

예방법

자한은 감기 등 표사(외부로 들어온 병균)가 있는 때에 땀내는 약을 지나치게 써서 땀구멍이 벌어져 위기(외부로부터 들어오는 병균에 대한 저항하는 힘)가 허약해진 까닭이나 병에 맞게 약을 써서 치료해야 한다.

또한 힘에 부친 노동을 하여 땀을 지나치게 흘리면 표양이 약화되어 오기도 하니 지나친 노동을 삼가며 노동 후에는 충분한 영양 섭취와 휴식을 해야 된다.

도한은 소아 및 청소년들에게 많은데 이것은 성장하는 원양(元陽)이 왕성하므로 수분이 증발되기 때문이니 조기에 치료 예방하면 성장발육에도 지장을 주지 않고 기타 질병의 감염들도 막을 수 있다.

반신한증은 이마나 얼굴, 목 부위에 땀이 나는데 반쪽에서만 나는 경우 등은 중풍이 올 가능성이 높으므로 예방과 검사, 치료를 적절하게 받도록 해야 한다.

치료법

① 감기로 인한 자한에는 계지탕 등을 쓴다.
② 감기로 인하여 기가 약해졌을 때에는 황기건중탕을 쓴다.
③ 혈허를 겸했을 때는 쌍화탕을 쓴다.
④ 내부 장부의 병으로 기허한 것에는 보중익기탕을 쓴다.

⑤ 위기가 약한 것에는 옥병풍산을 쓴다.

⑥ 허하면서 신경성이 있으면서 자한하는 데는 모려산을 쓴다.

⑦ 음이 허한 도한에는 당귀육황탕을 쓴다.

⑧ 음이 허하거나 혈액이 열한데 기인된 것이면 육미지황탕에 황기, 황백을 가미해서 쓴다.

민간요법

① 백복령을 부드럽게 가루 내어 한 번에 4g씩 약쑥 탕액에 타서 하루 3번 먹는다.

② 방풍을 하루 12g씩 물에 달여 3번에 나누어 먹는다.

③ 모려분(굴껍질을 구워서 가루 낸 것) 20g에 물 200mℓ를 붓고 달여서 저녁에 2번 반복하여 먹는다.

④ 황기 12g을 물 200mℓ에 달여서 하루 3번 나누어 먹으면 효과가 있다.

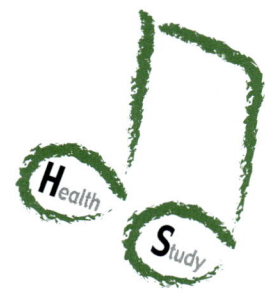

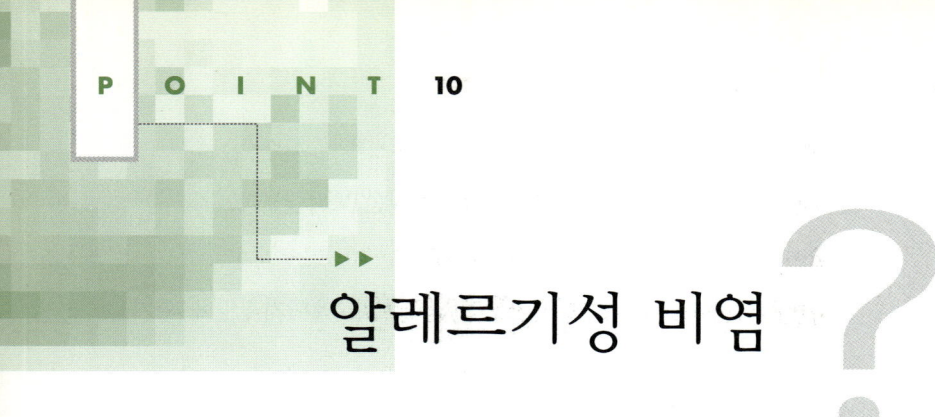

알레르기성 비염 ?

원인과 증상

알레르기성 비염이란 콧속으로 흡입된 이물질로 인해 콧속의 점막이 면역학적 반응을 일으키며 재채기가 계속되고 맑은 콧물이 흐르거나 코가 막히거나 심한 가려움증으로 눈과 코를 문지르기도 한다

호흡 중 콧속으로 들어온 이물질에 대해 코점막에서 일어나는 일련의 면역학적 반응으로 재채기, 콧물, 코막힘이 주 증상으로 나타나는 병이다. 유전적 소인을 지닌 사람에게서 많이 발병하지만 알레르기 가족력이 없어도 발병할 수 있다.

알레르기성 비염은 크게 두 가지로 구분이 된다. 특정한 계절(봄과 가을)에 증상이 나타났다가 없어지는 계절성과 증상이 일년 내내 계속되는 통년성으로 구분된다. 계절성 비염의 원인으로는 화분증(꽃가루 알레르기)이 대표적인데 고추나 잡초, 나무나 꽃의 화분 등도 원인이다.

통년성 비염으로는 가장 흔한 항원이 집먼지, 진드기, 동물의 털이나 비듬, 곰팡이, 직물류, 담배, 식품 등 주위에 있는 모든 물질과 최근에는 바퀴벌레가 주 원인 중 하나이다. 항원에 노출되면 즉시 발작적인 재채기, 가려움증, 묽은 콧물 등의 증상이 나타나면서 코막힘 등이 동반되는데 특히 아침에 일어났을 때 증상이 심하게 나타난다.

그 밖에 콧속이 간지럽거나 냄새를 잘 맡지 못하고 두통 등의 증상을 호소하기도 하는데 특히 공부하는 학생들의 경우 집중력이 떨어지는 경우도 많다.

한의학에서는 알레르기성 비염을 비체라고 하였으며 몸의 양기가 허약하여 병사(病邪)에 대한 저항력이 떨어진 상태에서 나타나는 특이적인 현상으로 보고 있다. 좀더 자세히 설명하면 비장, 폐장, 신장의 기운이 허약한 상태를 주된 원인으로 보고 있다.

춥거나 기온 차이가 많을 때 이를 조절하는 일은 폐가 하는데 이 폐기가 약해져서 나타나거나 비장의 양기가 부족하여 인체의 저항력이 떨어졌을 때 또한 신기의 부족으로 저항력이 떨어졌을 때나 정신적인 과로와 피로 등으로 자율 신경의 기능이 저하되어 발생한다.

효과적인 치료법

알레르기 비염은 약물요법과 침구요법으로 치료하는데 약물요법은 종합적인 치료가 필요하다. 질환을 코에만 국한시켜 치료하는 것이 아니라 환자의 체질을 중시하면서 기타 합병증 여부를 살펴 동시에 치료해야 한다.

호흡기와 소화기의 기능이 약한 사람, 식은땀을 잘 흘리고 변비 증세
도 있는 사람, 신체는 건강한데 외부 접촉에 의해 비염이 발생하는 사
람 등등 여러 체질과 증상에 맞게 치료한다.

침구요법은 체침을 이용하여 치료하는 방법과 약물을 경혈(치료점)에
주입하는 약침요법, 환자의 체질에 따라 사용하는 체질침, 그리고 벌을
이용한 봉독요법 등이 사용된다. 이 침구치료는 약물치료와 병행하면
상당히 좋은 효과가 있다.

무엇보다 중요한 것은 알레르기성 비염은 단순한 증상 소실보다는
원인을 찾아 근본적인 치료를 하는 것이 중요하므로 증상이 나타날 때
전문의와 상담을 하여 적절한 치료를 하는 것이 무엇보다 중요하다.

흔히 사용하는 알레르기성 비염 치료제인 부신피질호르몬제(스테로
이드) 등은 오래 사용하면 비만이나 고혈압, 골다공증, 정신분열증 등
각종 부작용을 일으키는 문제가 일어날 수 있으므로 신중히 사용해야
한다.

한의학에서는 코를 하늘의 양기와 인체가 통하는 관문으로 보고, 폐
의 가장 밖에 열린 구멍으로 본다. 따라서 모든 병적 증상은 외상에 의
한 것을 제외하고는 대부분이 폐에 부담을 줌으로써 발생하는 것으로
본다. 치료에 있어서는 폐에 울체된 한기와 열기를 몸밖으로 발생시키
거나 폐를 맑게 하는 치료법이 사용된다. 이러한 치료는 서양의학의 대
증요법처럼 알레르기 증상들을 소실시키는데 좋은 효과들을 나타낸다.

한의학에서는 알레르기를 일으키는 체질을 근본적으로 개선하는 치

료에 더 주안점을 둔다고 말한다. 알레르기성 비염의 근본원인이 어떤 물질에 대한 개인적인 과민반응 현상이며 이것은 그 사람의 자체 저항력이나 면역력의 저하를 뜻하므로 인체의 저항력인 원기와 정기를 북돋우어 줌으로써 그 자극에 대해 저항해 나갈 수 있게 하는 것이 치료의 목표라는 것이다.

그러므로 한의학에서는 알레르기성 비염이나 기타 다른 알레르기 질환들도 모두 치료가 가능하다고 본다. 매우 우수한 치료효과의 임상사례들이 한의학계에 보고되고 있으며 알레르기에 대한 수많은 논문들을 통하여 학문적으로 이 사실이 입증되고 있다는 것이다.

사실 알레르기 질환의 치료는 현대의학적으로 일시적인 증상 개선에는 현저한 효과가 있지만 근본치료에 한계가 있기 때문에 현대의학과는 패러다임이 전혀 다른 한의학적 치료를 통하여 알레르기 질환에 대한 우수한 치료효과들이 보고되고 있다.

한의학에서는 내 몸이 약해서 질병이 발생한다고 보기 때문에 여러 가지 알레르기 질환의 근본치료로 면역 기능을 높여주는 체질 개선 요법에 중점을 둔다. 즉 감기, 찬바람, 찬물, 찬 음식에 강한 체질로 바꿔서 감기나 찬 것을 이길 수 있는 면역 기능이 강한 체질로 만들어 주는 것이다.

한의학에서는 알레르기 질환 치료시 환자의 체질에 따라 각기 다른 처방을 내린다. 또한 증상이 심하면 증상치료를 먼저 한 뒤 증상이 가벼워지면 정기를 보강하고 체질을 근본적으로 개선하는 약을 함께 쓰는 것이 한의학적 알레르기 치료방법이다.

오랫동안 알레르기 질환으로 고생한 환자들의 경우 미리 예방할 수 있는 한의학적 치료방법에 관심이 많다.

알레르기 환자들의 경우 한두 달 치료를 받고 증상이 없어지면 치료를 중단하는 경우가 많은데 시간이 지나면 증상이 다시 재발할 확률이 높다. 물론 증상이 있을 때는 체질개선을 통해서 저항력을 높여주어야 알레르기 질환으로 인한 여러 가지 괴로운 증상을 미리 막을 수 있다.

한의학 치료의 장점은 미리 적극적이고 적절한 치료를 하게 되면 예방이 가능하다는 점이다. 딱히 천식이나 비염이라는 진단을 받지는 않았지만 자주 감기에 걸리고 가끔씩 알레르기 증상이 겹쳐오는 사람들의 경우에도 한의학 치료를 통해 비염 등 심각한 질환으로 진행되는 일을 미리 예방할 수 있다.

한 연구조사에 의하면, 어린이 알레르기 질환의 경우 크면 자연히 낫는다는 얘기를 하지만 실제로는 30% 이상의 소아들은 성인이 되어서도 알레르기 질환으로 고생하게 된다고 한다.

발육과 성장이라는 중요한 시기에 놓여 있는 자라나는 아이들의 경우 성장에 도움을 주고 몸과 마음의 성장에 도움이 되는 치료가 중요한데 한의학 치료가 상당히 효과적이다. 이 질환은 특히 공부하는 수험생들에게는 집중에 방해가 되므로 미리미리 치료를 해주어야 한다.

중요한 것은 한의학 치료로 증상이 개선되었다고 하더라도 체질이 개선될 때까지 지속적인 치료가 필요하다. 선천적으로 타고난 체질이므로 2~3개월 이내에는 쉽게 바뀌어지지 않을 수 있다. 적어도 6개월 이상 장기치료를 해야 변화가 오므로 꾸준한 치료가 필요하다.

한의학 치료는 보통 3단계 과정으로 나눌 수 있다. 첫 번째 단계는 증상을 개선시킬 목적으로 한약을 쓰는 경우이고, 두 번째 단계는 증상이 심하지 않지만 장기간 계속되는 경우에 해당 장부를 보강하면서 치료하는 한약을 쓰는 것이고, 마지막 세 번째 단계는 증상은 없어졌지만 완치되었다고 할 수 없는 상태이므로 저항력을 높여 면역 기능을 강화시켜 주는 한약을 써서 근본치료를 해주는 것이다. 이런 3단계에 따라 적절한 탕약과 환으로 치료 등을 적절히 활용하면 여러 가지 알레르기 질환도 치료하기 힘든 고질병이 결코 아니다.

최근 보고서에 의하면, 3단계 치료를 통해 체질이 개선되고 치료되는 경우는 환자의 90% 이상으로 그 효과가 매우 높은 것으로 나왔다.

알레르기성 비염 환자들의 증상이 심할 때는 체질에 따라 보중익기탕 가감방, 황기익기탕, 인숫산, 자음강화탕, 육미에 보중익기탕 합방, 도씨보중익기탕, 십전대보탕, 소건중탕, 소청룡탕, 선방패독산, 익위승양탕, 방풍통성산, 전씨이공산 형개연교탕, 여택통기탕 등과 침구치료 등을 쓰지만 증상이 좋아지면 육미지황탕이나 팔미환 등으로 면역 기능을 높여 줄 수 있는 치료를 해주는 것이 좋다.

알레르기성 비염이 여러 번 되풀이하여 재발하면 기관지 천식이나 만성축농증을 불러오기도 한다. 만성축농증이 되면 머리가 나빠지고 집중력과 주의력이 감퇴되어 공부하는 학생들은 학교 성적 향상에 치명적인 악영향을 미치게 된다. 만성병이라고 알려진 알레르기 질환도 어릴 때 초기에 치료를 해주는 것이 치료도 빠르고 예후도 좋다.

연령별로는 초등학교시기에 알레르기성 비염이 많이 발생한다. 이때 확실히 치료를 하지 않으면 스트레스를 많이 받는 수능준비 기간에 악화되는 경우를 많이 보게 된다. 중요한 시기에 꼭 필요한 일들을 못 하게 되는 것은 물론 평생 만성비염과 축농증을 앓게 될 수도 있으므로 알레르기 환자들은 미리 미리 치료를 해주어야 한다.

체질적인 특징

체질적으로는 소양인과 태음인 체질에 많이 발병하는 질환이다.

흔히 알레르기 체질은 거의 대부분이 폐 기능이 떨어지는 태음인이나 열이 많은 소양인 체질에 많은 편이다. 알레르기 비염이 태음인에게 많은 것은 다른 체질에 비해 폐 기능이 약하고 냉하기 때문이다. 태음인은 간대폐소한 체형으로 간 기능은 비교적 튼튼한데 반해 폐 기능이 약하다. 그래서 호흡기질환이 잘 생긴다고 본다.

한 연구보고에 의하면 한국인의 약 10%인 450여 만 명이 알레르기 체질을 갖고 있다고 추산했다. 이 중에서 태음인이 70%로 가장 많았고 소양인 20%, 소음인 10% 정도순으로 나타났다.

또 한약을 환자의 체질에 따라 가감한 탕약만을 쓴 환자는 치료율이 70%였으나 탕약과 침구치료 두 가지를 병행했을 때는 90% 이상의 치료율을 보였다는 것이다.

알레르기성 비염은 한국사람 중 10~20%가 앓고 있는 것으로 보고되어 있고, 초·중·고생의 약 30% 정도가 크고 작은 알레르기 비염 증상을 갖고 있는 것으로 추정된다고 하였다.

『동의보감』에서는 비연, 비구, 비색이라고 하여 사람과 증상에 따라 자세한 치료법이 기재되어 있다.

알레르기성 비염 환자의 금기사항

① 얼굴이 흰 사람은 몸을 차게 한다든지 찬물을 마시면 폐를 상하게 되니 금해야 한다.

② 너무 과식을 하거나, 너무 배가 고파도 안 된다. 과식을 하게 되면 폐에 부담이 가게 되고 너무 배가 고프면 기가 상하게 된다.

③ 익히지 않은 음식을 먹지 말아야 한다. 생선회라든지 과일, 채소 등을 너무 많이 먹는 것은 좋지 않다.

④ 땀을 많이 흘리는 소아 환자의 경우 땀이 나면 바로 속옷을 갈아 입혀야 한다.

형상의학으로 알레르기성 비염 치료하기

완치가 잘 안 되는 것이 알레르기성 질환이라고 하지만, 한의학으로 꾸준한 치료를 하면 완치도 가능한 것이 알레르기성 비염이다. 비염이 생겨서 코가 막히고 콧물이 흐르는 것을 비유하자면 코는 외부의 공기를 비롯한 각종 기운들이 들어오는 창문과도 같다. 집안의 난방이 잘 안 된다면 일단은 코라는 창문을 닫아놓고 따뜻하게 보온을 하려는 것과도 같은 것이다. 코가 막히고 콧물이 계속 흐르는 것만이 문제가 아니라 인체 내부의 온도를 올려주면 자연히 코가 뚫리게 되는 것이다.

형상의학에서는 생긴 대로 병이 오기 때문에 알레르기성 비염으로 고생하는 환자라도 생긴 형상과 증상, 맥의 상태를 종합해서 치료를 하게 된다.

얼굴색이 희면서 일년 내내 감기 기운이 있는 수험생

얼굴색이 흰 사람은 기가 허해서 몸 속의 따뜻한 기운인 양기가 잘 올라가지 못해서 비염을 비롯해서 감기에도 잘 걸리게 되는데 이런 형상의 사람은 기를 보충해 주면서 몸을 따뜻하게 해주는 치료를 해야 한다.

오장육부가 제대로 돌아가지 않아도 비염이 걸린다

특히 소아들의 경우에 많은데 눈이 큰 아이는 담이 허해서 편도가 잘 부으면서 코가 막히며 귀는 뜨겁지 않은 경우가 많은데 이때는 감기로 치료하는 것이 아니라 담을 튼튼하게 해줘야 하고, 비위가 나빠도 비염에 걸릴 수가 있는데 얼굴색이 약간 누르면서 밥을 잘 먹지 않는 아이들은 비위를 튼튼하게 해주는 치료를 해야 한다.

정이 부족해서 비염이 생기는 수험생

정(精)이란 인체를 구성하는 가장 기본적인 물질인데 자동차로 치자면 휘발유와도 같은 역할을 한다. 특히 얼굴빛이 검고 마른 아이들이 정이 부족하고 신장이 약해지기가 쉬운데 이런 아이들은 피부도 거칠면서 변비기가 있다. 이런 사람은 정을 보충을 해줘야 한다.

생리 불순인 수험생

생리가 불순하면 인체 내의 찬 기운과 뜨거운 기운이 제대로 조절이 안 되어서 비염이 생기기도 한다. 생리가 빠른 사람은 열이 많은 것이고 생리가 늦는 사람은 몸이 차기 때문에 외부 공기에 적응을 못 해서 비염이 생긴다. 이때는 생리만 정상적으로 조정을 해줘도 비염이 좋아지는 경우가 많다.

손발이 찬 수험생

손발이 차면 배가 찬 것이고 속이 차갑기 때문에 코가 막히기가 쉽다. 배는 항상 따뜻해야 건강을 유지하기가 쉬운 것이므로 손발이 차고 배가 찬 사람은 속을 따뜻하게 해줘야 비염이 치료가 된다.

복부에 수술을 받은 수험생

사람은 그릇과 같아서 한 번 깨져서 금이 가면 아무리 수선을 잘 해 놓았다고 하더라도 세월이 지날수록 깨졌던 부분에서 문제가 생기기가 쉽다. 수술을 받는다는 것은 그릇이 깨지는 것과도 같은데 수술을 받게 되면 복부의 율동작용이 일어나지 않아서 비염이 생기는 것은 물론 요통이나 좌골신경통 같은 병도 다른 사람보다 생기기가 쉽다. 제왕절개를 비롯해서 배에 칼을 댄 사람은 복부 율동이 떨어지므로 복부의 원기를 좋게 하여 율동작용이 잘 일어나게 되면 비염이 좋아진다.

두풍증이 있는 수험생

두풍증이란 머리가 아프면서 어지러운 증상을 동반하는 것인데 이 두풍증이 있으면 알레르기성 비염과도 같은 증상이 나타난다. 이때는 두풍증을 먼저 치료하여 두통이나 어지럼증이 없어지면 비염도 같이 좋아진다.

증상에 따라 삼소음, 보중익기탕, 여택통기탕, 오적산 등을 가미해서 사용하면 좋다.

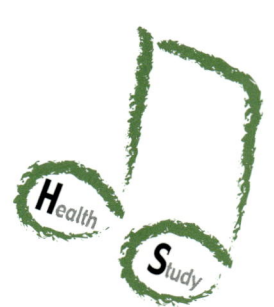

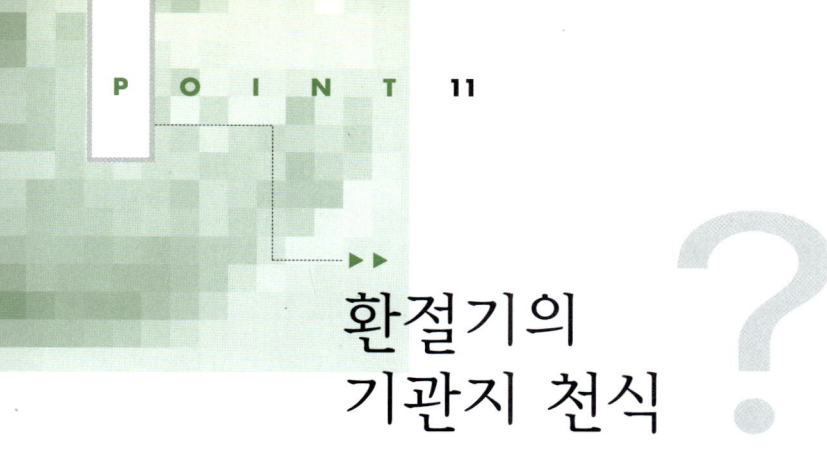

환절기의
기관지 천식

대기오염으로 인해 생기는 갖가지 악영향을 가장 민감하게 느끼는 곳이 호흡기관이다. 기관지 천식은 현대문명사회의 대표적인 질병으로써 보다 나은 삶을 누리기 위해 만든 각종 문명의 부산물들이 만들어 내고 있다.

자동차 배기가스나 담배연기 등 환경오염 물질과 여러 화학물질, 약품, 식품첨가물과 특수한 작업환경 등에서 나오는 먼지나 유독물질 등이 호흡기로 흡입되거나 노출된 피부나 비인후강이나 결막 등으로 흡수되어 항원으로 작용하여 천식을 유발한다.

천식의 발생률은 전 인구의 1~2% 정도로서 환경인자의 큰 영향을 받는다. 약 절반의 수가 10세 이전에 발병하므로 어린아이에게서는 약 5%의 발현율을 보인다. 약 1/3은 10~30세에 발생되지만, 노년기에서도 발생된다. 약 25%는 중년기 이후에 발병되지만 사망률(3.5%)은 중년기 이전(0.5%)보다 7배 정도 더 높다.

천식은 대기오염도와 밀접한 상관관계가 있다. 즉 공업도시나 대도

시보다 시골에서는 적게 나타나는 편이다.

계절적으로는 꽃이 많이 피는 봄에 많으며, 그 다음으로 겨울·여름 순서로 나타나며 하루 중에서도 깊은 밤중에 많은 발현을 보인다.

천식의 주요 증상은 처음에는 가슴이 답답하다고 호소하다가 천식음 (청진상 라음), 다시 말하면 분비물과 공기방울이 터지는 소리가 나면서 기침·호흡곤란 등을 일으킨다.

증상이 심하면 앉아서 숨쉬기도 어렵고 청색증, 심계항진, 정신착란, 호흡운동 부족에 의한 흉부압 상승, 높은 점도의 객담분비를 일으킨다.

천식발작이 진정되어 갈 시기, 즉 객담의 점성이 낮아지고 양이 증가 되는 시기에 기침이 심해진다.

천식의 원인은 외인성, 내인성, 정신적, 직업성, 물리적, 화학적 자극 과, 약물성 자극, 기타 등으로 구별할 수 있으나 대개는 한 가지 이상의 자극들이 중복되어 천식이 나타난다.

외인성 원인은 흔히 알레르기가 원인이 되는 것으로 꽃가루, 집먼지, 진드기, 곰팡이, 동물의 털, 소파, 침구류(이불 및 베개), 카펫 등에 의해 서 천식발작이 일어난다. 대개는 성인환자의 약 50%, 소아천식환자의 약 80%가 외인성이다.

내인성 천식은 감염성 천식이라고도 하는데 아스피린이나 기타 진통 소염제의 복용으로 발생한 경우라고 볼 수 있다. 주로 40세 이후에 처 음 천식이 나타나는 환자들에서 나타난다.

직업성 천식이란 작업장에 있는 물질이 원인이 되어 천식이 발생한 것으로 볼 수 있다. 예를 들면, 화학적 분진이나 생물학적 물질들을 오 랜 시간 다량 흡입하는 경우가 해당된다.

자극성 물질로는 자극성 먼지나 가스, 담배연기, 대기오염 등에 노출될 때 천식을 유발할 수 있다.

음식물로는 음식물 자체(예를 들면, 콩·초콜릿·어패류·달걀·우유) 또는 이에 포함된 각종 화학물질(방부제, 색소, 조미료) 등이 원인이 된다. 또한 정서적 요인이나 육체적 과로·편식(예를 들면, 단 것·매운 음식·과식)도 천식을 유발하며, 약 95% 정도는 운동 후 기관지 수축이 일어난다. 왜냐하면 찬 공기가 기관지 내로 흡입되어 반사적인 작용으로 기관지 경련을 일으키기 때문이다.

오장으로는 폐나 신 기능 이상시, 또는 심 기능이 폐에 영향을 줄 경우와 비가 간접적으로 폐에 상충할 때에는 천식이 온다. 또한 일상생활의 스트레스에 의해서도 천식이 유발되기도 한다.

기관지 천식은 발작이 시작되지 않을 때는 정상인과 같아 보이나, 발작을 시작하면 쌕쌕거리는 천명음이 들리며 발작적인 기침이 일어난다. 그러나 심한 호흡곤란에 빠졌을 때는 응급실로 옮겨야 한다. 증상은 발작적 호흡곤란, 천명, 기침, 라음, 객담(백색의 포말상) 등이 나타난다.

치료로는 장기간의 대증요법이 필요하다.

과로·과식·흡연 등을 되도록 피하고, 감기가 천식발작의 기초가 되므로 걸리지 않도록 주의하고 적절한 안정을 유지하고 안심하도록 해서 환자가 근심을 풀도록 해주어야 한다.

실내의 온도·습도를 계속 따뜻하게 유지해주며, 아늑하게 실내를 유지하며, 새로운 발작을 유발시킬 연기·냄새·먼지를 제거해 주고 환자에게 알맞은 환기를 해준다. 또한 탈수방지와 객담배출을 쉽게 하기 위해 수분섭취를 한다. 한방적으로 천식의 유형을 분류해보면 다음과 같다.

풍한으로 숨이 차고, 가래가 막혀서 기침하고, 코가 막히고 콧물과 가래가 끈적끈적한 풍한천과 숨찬 증상이 나타나면 곧 목에서 가래 끓는 소리가 나타나며 가슴이 답답한 담천과 놀라거나 근심으로 기가 몰리면 생기는데 이때는 두려워하고 답답해 숨쉴 때 코가 벌름거리면서 숨을 가쁘게 쉬고 가래 끓는 소리는 없는 기천과 가만히 있으면 숨쉬기가 편안하고 움직이면 숨쉬기가 가빠서 헐떡거리며 기침을 하고 가슴이 답답한 화천은 주로 여름에 발생한다. 또한, 수기로 쪼록쪼록 하는 소리가 나고, 가슴이 두근두근 뛰며, 숨이 차는 수천 그리고 음혈지부가 손상되거나 부족해서 숨이 차고 오후나 밤에 심한 음허천 등이 있다.

천식치료를 임상적으로 분류하면 천식의 발작기인 천명기와 발작기를 지나 천명이 거의 없으며 가래가 있기는 한데 기침이 대개 발작적으로 일어나 백일해와 비슷한 해수기 그리고 천명, 해수, 호흡곤란 등이 지나간 뒤를 말하는데 이는 본이 약해져서 온 것으로 완해기가 있다.

응용되는 처방으로는 금불초산, 가미사칠탕, 사물탕, 소청룡탕, 인갈음, 자음강황탕, 신기환 등을 가미한다.

섭생 및 예방법

가급적이면 찬바람을 쐬지 않도록 하며 감기에 걸리지 않도록 한다.

그리고 찬 음식(아이스크림, 청량 음료수, 얼음 물) 등을 너무 많이 섭취하지 않아야 한다. 왜냐하면 과량 섭취시 위장 기능이 떨어져 호흡기에 안 좋기 때문이다. 또한 환절기에는 속옷을 적당히 입어야 한다.

기관지 천식을 예방하는 방법으로는 체질치료와 침구경락치료와 지압요법 등이 있다.

민간요법

오이즙, 도라지 달인 물, 수세미물, 민들레의 녹즙, 벌꿀을 탄 뜨거운 물에 살구씨를 넣은 것으로 장기간 꾸준히 치료를 해야 체질개선이 이루어질 수 있다.

무엇보다도 중요한 것은 세심한 관찰과 정확한 병증진단이 필요하며, 만일 잘못된 병증으로 약을 잘못 사용하면 생명의 위험까지도 초래하니 반드시 전문의의 진료와 처방에 의해서 치료를 받아야 한다.

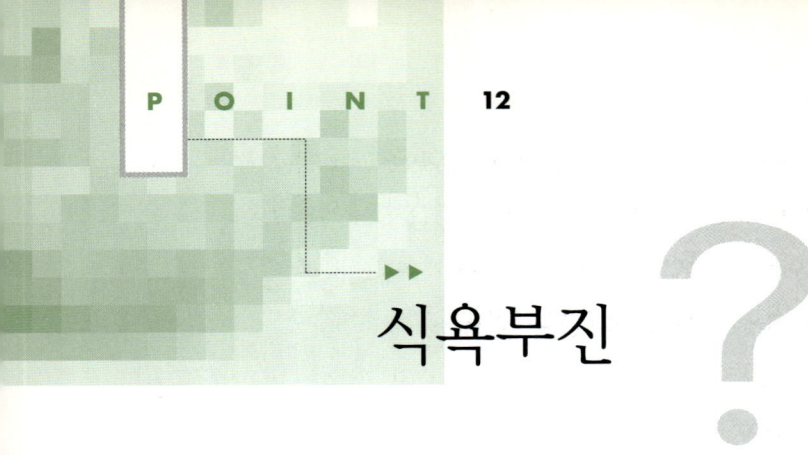

▶▶
식욕부진 **?**

흔히 밥맛이 없다고 하는데 밥을 잘 안 먹는다고 해도 원인은 다양하다. 소화가 안 되어 입맛이 없을 수도 있으며 또는 변비가 있어서 속이 더부룩하여서 입맛이 없을 수도 있다. 하지만 3일 이상 계속되면 여러 가지 병변을 의심해 볼 수 있다.

입맛이 없어지는 경우는 소화기뿐만 아니라 다른 병 때문일 수도 있으므로 세밀한 관찰이 필요하다. 소화기를 중심으로 식욕부진이 오는 경우를 간단히 설명해 보면 다음과 같다.

비위의 기가 약하다

식욕부진이 되는 원인으로는 우선 비위의 기능이 약해진 경우를 생각할 수 있다. 이때는 조금만 먹어도 금방 배가 부르고 좀더 먹으면 토하려고 한다. 서양의학에서 만성위염, 위하수 등에 해당하는데 얼굴색이 희고 무기력해지며 목소리에도 힘이 없다. 설태를 보면 엷고 하얗게 끼어 있다. 비위의 기능을 돋구어주는 이공산이나 양위진식탕 등을 사용한다.

입이 마르면서 입맛이 없다

배고픈 것은 느껴도 밥 생각이 없는 경우가 있는데 이것은 위음부족(胃陰不足)으로 입이 마르고 딱딱한 대변을 본다. 이런 경우는 음적인 부분이 모자라고 반대로 양적인 부분만 커져 있기 때문에 생긴 병이다. 보음시키는 약을 사용한다.

음식 맛을 못 느낀다

밥을 먹어도 아무런 맛을 느끼지 못하는 경우가 있는데 이것은 비위가 허한하기 때문이다. 배고픈 줄도 모르고 조금만 먹어도 명치끝이 답답하면서 토할 것 같다. 대체로 입은 마르지 않고 손발이 차다.

신경을 많이 쓰면 입맛이 없다

요즈음 들어서 많아진 증상의 하나가 신경을 많이 쓴 사람에게 잘 나타나는 식욕부진의 한 형태이다. 항상 긴장을 하거나 무언가 골똘히 생각을 많이 하는 사람들은 식욕이 없으면서 소화도 잘 안 되고 가끔 옆구리가 아프기도 하고 트림도 잘 난다. 이는 간 기능에 지장이 와서 소화가 안 되는 경우라고 볼 수 있다. 이때는 소화제를 사용하기보다는 간 기능을 풀어주어야 식욕도 회복되고 소화도 잘된다.

식욕부진일 때 의심할 수 있는 병

복통과 발열이 함께 있을 경우 급성간염이나 장염·장결핵 등을 의심할 수 있으며 복통만 있을 때는 급만성위염과 위암을, 나른하면서 식욕부진이 있으면 간경변·만성간염·비타민 결핍을 주의해야 한다.

특히 어지러우면서 식욕이 부진하면 갑상선 기능 저하증, 백혈병, 빈혈 등을 의심해 볼 수 있다.

여기에서 알 수 있듯이 식욕부진을 일으키는 병은 매우 다양하다. 그러므로 단순히 입맛이 없다고 무조건 보약을 찾기보다는 전문의의 정확한 진찰과 치료를 받는 것이 가장 현명한 방법이다.

더욱 중요한 것은 자신의 증상을 자세히 관찰하여 전문의에게 정확히 전달하는 것도 중요한 일이다.

수험생의 식욕부진

어른도 문제지만 수험생들이 잘 먹지 않을 때는 부모의 마음 고생이 이만 저만이 아니다. 아이들은 자신의 증상에 대해 잘 설명하지도 못하고 배만 아프다고 하는 경우가 많아서 꾀병 같기도 하고 답답한 경우가 많다. 이때 잘 관찰해보면 위나 장에 이상이 있는 경우가 있고 혹은 변비가 되어 입맛을 잃는 경우도 있다. 때로는 심장에 이상이 있을 수도 있고 혈액에 관한 질병이 있을 수도 있다.

따라서 아이들의 식욕부진에도 먼저 대변을 매일 보는가, 변의 굳기는 어떤가 등을 관찰하고 나서 전문의에게 진찰을 받는다.

하초의 원양이 쇠약해지면 식욕이 떨어진다

음식이 잘 먹히지 않을 때는 비장을 보하는 것보다 신기가 약해서 음식을 소화시키지 못하는 경우를 말한다. 이때는 이신환이나 보진환 같은 약재를 써서 신기를 보하면 된다.

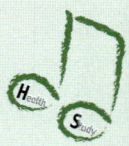

더위와 식욕부진

날이 더워지면 자연히 시원한 것을 찾기 마련이다. 냉방이 잘된 곳을 좋아하고 음식도 찬 것을 좋아하게 된다. 그러나 비위는 항상 따뜻하게 유지하는 것이 좋다. 찬 것을 많이 먹게 되면 소화 기능이 떨어질 것은 당연한 일이다.

더위를 먹었을 때는 오이나 수박을 자주 먹으면 도움이 된다. 특히 여름 한철 삼복더위는 안에 찬 기운이 숨어 있으므로 겉이 덥다고 찬 것을 과식하게 되면 배탈, 설사가 잘 생기는 계절이다.

체질적으로 소음인이나 태음인 체질은 특히 여름철 생랭지물이나 돼지고기, 맥주, 참외 등은 주의를 해야 한다. 이럴 때는 이열치열이 여름나기에 무난한 방법이다.

한의학에서 식욕부진에 응용되는 처방은 다양하여 평위산, 곽향정기산, 향사육군자탕, 보중익기탕, 양위진식탕, 이공산, 소건중탕, 이신환, 보비탕, 익황산, 자음건비탕, 귀비탕, 이중탕 등을 체질 및 증상에 따라 다양하게 사용한다.

민간요법에서 익모초를 달여 먹으면 좋고 부추를 즙을 내어 먹어도 좋다. 식욕도 회복시켜 주는 효과가 있기 때문이다.

입맛이 없고 설사와 복통이 계속되면 전문의의 진찰을 받아 보는 것이 바람직하다.

▶▶
야뇨증

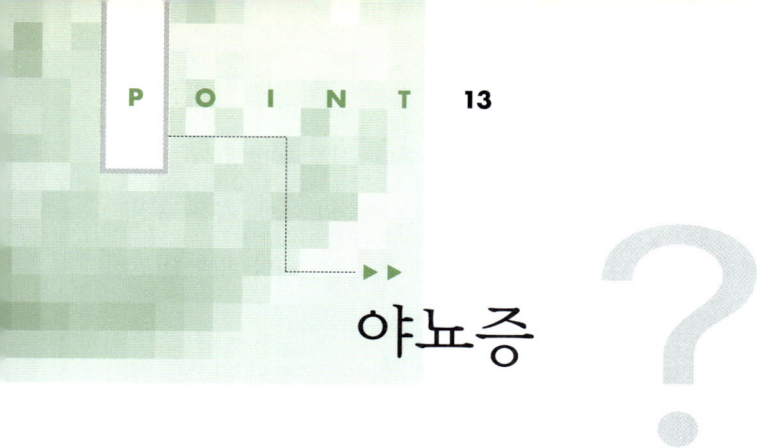

아이들은 서너 살이 되면 밤에도 오줌을 가릴 줄 알게 된다.

그러나 네 살이 지나고도 일주일에 몇 번씩 잠자리에서 오줌을 싼다
거나 초등학교에 들어가서도 계속 잠자리에서 오줌을 싼다면 큰 걱정
이 아닐 수 없다. 물론 성장과정의 어린이가 오줌을 제대로 못 가린다
고 해서 큰 병으로 볼 수는 없으며 나이가 들면
서 자연스럽게 고쳐지는 것이 보통이다. 그렇
지만 그 증세가 심하거나 청소년이 되어서
도 고쳐지지 않으면 병적으
로 보아야 한다.

오줌싸개의 원인은 여러 가지를 들 수 있다. 신장과 방광 기능의 이상, 소화 기능과 호흡기 계통의 이상, 간장 기능의 이상, 혹은 유전적 소질이나 체질적 소인과 심리적인 것 등이 주요 원인이다. 명확한 원인을 찾을 수 없는 경우도 있다.

동생이 태어나 부모의 관심이 동생에게 쏠리자 부모의 관심을 끌기 위한 것이라든지, 부모의 심한 꾸지람, 열등감, 불안감 등 어떤 정신적인 영향이 오줌싸개를 만드는 경우가 많은 것으로 보여진다. 그러므로 오줌싸개를 치료하기 위해서는 정신적인 안정을 유지시켜 주는 것이 필요하다.

비록 잠자리에 오줌을 쌌더라도 야단치거나 때리거나 비웃지 말아야 한다. 왜냐하면 이는 아이에게 열등감과 두려움, 긴장감 등을 안겨주어 역효과를 줄 수 있다. 오줌을 안 싼 날은 칭찬을 해주고 항상 따뜻하게 감싸주며 용기를 북돋우어 주어야 한다.

이와 함께 자기 전에 오줌을 누게 한다든지, 밤에 일정한 시각에 깨워서 저 혼자 화장실에 가게 한다든가, 저녁을 일찍 먹이되 과식하지 않도록 한다든지 하여 자연스럽게 오줌을 가리도록 유도하는 것이 좋다. 또 너무 춥거나 더운 잠자리를 피하게 하는 등 환경을 바꿔주는 것도 좋은 방법이다. 만일 이러한 방법으로도 효과가 없으면 다른 질병이 원인이 되어 생길 수도 있으므로 의사를 찾아가 적절한 치료를 받아야 한다.

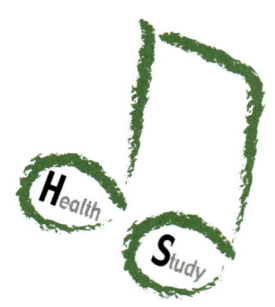

치료법

청소년 야뇨증에 삼기탕이나 가감지황탕, 인삼평보탕, 자음건비탕, 오자원, 소건중탕이나 백호가인삼탕, 가미팔미지황탕류 등의 처방을 쓰면 상당한 효과를 볼 수 있다. 이 중에서 소건중탕은 안색이 좋지 않고 빈혈이 있으며 체력이 약해서 쉽게 피로해 하고 손발이 달아오르며 때때로 차고 코피가 잘 나는 청소년의 야뇨증에 사용한다. 형상의학적으로 삼기탕은 얼굴이 희고 체격이 큰 청소년에게 효과가 좋다. 가감지황탕은 얼굴이 검고 체격이 마른 청소년에게 효과적인 처방이다.

한편 백호가인삼탕은 체격이 튼튼한 아이로 목이 자주 마르며 낮이나 밤이나 소변 횟수가 많은 경우에 쓰면 효과적이다. 이러한 한의학 처방과 아울러 때로는 침뜸치료를 해서 개선되는 경우도 있다.

민간요법

구운 은행을 저녁식사 후에 5~10알 정도 먹이면 효과가 있는 것으로 알려져 있다. 특히 몸을 따뜻하게 하는 것으로 알려진 부추씨를 하루 3~5g씩 달여 먹이는 것도 좋은 효과를 기대할 수 있으며, 감꼭지를 달여 먹이거나 당근을 구워 뜨거울 때 먹여도 효과적이어서 청소년 야뇨증 치료에 널리 쓰이고 있는 방법 중의 하나이다.

▶▶

가을철 건강관리를
위한 수험생 보약

?

천고마비의 계절인 가을에 바람은 시원하고 오곡은 탐스럽게 무르익어 가는데 특별한 병도 없이 쉽게 피로하고 나른하며 여기저기가 쑤시면서 찌뿌둥하다고 호소하는 수험생들이 늘고 있다.

"돈을 잃는 것은 잃은 것이 아니요, 명예를 잃은 것은 조금 잃는 것이고 건강을 잃는 것은 전부를 잃은 것이다."라는 말이 있듯이 평소에 체력보완과 증강이 절실한 계절이 사계절 중 특히 가을이다.

여름 내내 잃었던 원기를 회복하고 체력을 증진시키기 위한 보약을 찾는 사람이 늘고 있는 것이다.

가을에는 자신의 체질에 맞는 한약으로 삼복더위에 지친 체력을 보강해서 얼마 남지 않은 수능 대비에 만전을 해야 할 것이다.

보약은 여름이나 초가을에는 먹지 않는다고 생각하는 사람들이 있는데, 실제로는 이때가 보약을 먹어야 할 적절한 시기이다. 특히 청·중년층에게는 여름 내 허약해진 기를 보완하는데 뛰어난 효과를 발휘하기 때문이다. 보약은 각 개인의 체질과 상태에 따라 배합성분이 다르기 때문에 그 종류도 아주 다양하다.

보약은 인체 내의 물질대사를 왕성하게 하여 저항력과 면역 기능을 강화시켜 건강을 지켜주는 역할을 하는데, 인체의 모자라는 것은 도와주고 지나치거나 항진된 것은 깎아주는 보사의 원리가 처방의 기초가 된다.

우리의 몸이 여름의 더위를 이겨내느라 몸 안의 체력이 소모되고 고갈되었기 때문에 환절기가 오면 여러 가지 반응이 한꺼번에 나타나는 경우가 많다. 특히 감기나 천식, 알레르기성 비염 등의 호흡기질환이나 복통, 설사 등의 위장질환을 앓게 되는데, 이런 감염질환의 예방과 위와 장 기능의 강화를 위해 보약을 써서 방어력과 활력을 키워줘야 한다. 보약조제는 반드시 한방전문의의 도움을 얻는 것이 좋다. 편의상 보약은 보기약, 보양약, 보음약, 보혈약 등으로 그 개념을 나누면 이해하기 쉽다.

보기약, 보양약은 양기(따뜻한 기운)가 부족하여 몸이 불편할 때 쓰는데, 형상의학적으로 얼굴빛이 창백하거나 눈에 정기가 없으며 살이 찐 체질의 사람들 가운데에 양기부족으로 인한 허약체질에 많이 응용한다. 특히 체격이 있는 수험생들이 낮에도 졸리고 늘 무기력하며 어떤 일이든 자신감이 없고 소심하며 겁이 많은 때도 보기약과 보양약을 처방하면 효과가 좋다. 또한 물만 먹어도 체중이 느는 것 같고 기운이 없으며 항상 몸이 무겁다고 호소하는 수험생 등의 현상 역시 기가 부족해서 생기는 증상들이다. 대표적인 약재로 백출, 인삼, 황기, 산약 등을 응용할 수 있다.

보혈약과 보음약은 주로 음혈, 정, 진액이 부족할 때 사용되는데 몸이 마르고 얼굴빛이 초췌하면서 검고, 오후가 되면 더욱 피곤하며 머리도 맑지 못하고 밤에는 잠이 잘 안 오는 등의 증세가 나타나는 수험생에게 사용한다. 나이를 먹으면 허리가 약해지고 굽는 경우가 많은데, 이때도 음혈이 부족하여 나타나는 것이다. 하지만 이런 짧은 지식으로 몸에 좋다하여 마구 복용하면 오히려 독약이 될 수도 있으니 주의하여야 한다.

형상의학과 체질의학에 따른 인삼 · 녹용의 적용법

인삼과 녹용도 체질과 증상에 따라 맞지 않으면 부작용을 일으킬 수 있다. 형상의학적으로 인삼은 얼굴이 희면서 체구가 뚱뚱한 사람에게 좋으며, 체질적으로는 소음인에게 좋다. 녹용은 대체로 뼈가 굵고 체격이 큰 사람에게 효과가 좋고, 체질적으로는 태음인에게 아주 좋다.

녹용은 어린이들의 신체를 튼튼하게 해주고 청소년과 어른들에게는 골수와 근골을 튼튼하게 해주는 작용이 있다. 한편 피부색이 검붉거나 마른 체질에는 인삼이 오히려 해로울 수 있다.

사상체질에 따른 수험생 보약

보약은 크게 증상, 사상체질, 얼굴 생김새, 얼굴 모양 등에 따라 처방이 달라진다. 내성적이고 소극적이며 치밀하고 몸이 찬 소음인은 인삼·황기·백출 등이 들어가는 보중익기탕 가미방이 좋으며, 다혈질이고 성격이 급하며 잘 움직이는 소양인은 숙지황·산약·산수유 등이 들어가는 육미지황탕 등을 가감해서 응용하면 좋다. 체력이 좋고 근육질이며 땀이 많이 나는 태음인은 녹용 등이 들어가는 녹용대보탕 등을 가미해서 응용하면 좋은 효과를 볼 수 있다.

원기가 부족하며 모세혈관까지 혈액순환이 안 되어서 여름철에도 손발이 차가운 것이 특징인 냉증 체질은 간과 신장 등의 장기가 약한 양허한 사람에게, 또 성격이 급하고 화를 참지 못하며 스트레스를 잘 풀지 못해 신체반응이 느리게 나타나는 열증 체질은 심장이나 폐 등이 약하므로 음허한 사람에게 흔히 나타난다.

여성질환과 보약

여성들에게는 임신과 분만, 산후조리와 관련된 질환이 다양하게 나타난다.

특히 성장기 여자 수험생은 월경과 관련된 월경통, 무월경, 월경불순 등이 많고 30대에는 냉증·산후통, 40대 이후에는 갱년기에서 오는 신경통이 주를 이루는데 이에 맞는 체질적 특징을 고려하여 치료와 보약을 적절히 해주어야 한다. 중요한 것은 평소에 식보라는 말도 있듯이 음식섭취도 체질에 따라 잘 복용하면 회복이 가능한 경우도 있다.

생김새에 따라
수험생들의 병의 유형을 유추해낼 수 있다

형상의학은 생긴 대로 병이 온다는 관점에서 환자를 진료한다. 따라서 각자의 독특한 생김새와 성격, 생활방식에 따라 각기 병이 온다고 보기 때문에 환자 자신에 대한 이해와 인식을 중요시한다. 우선 간단하게 얼굴의 형태를 보고 판단하는 방법을 소개하면 다음과 같다.

① 얼굴이 둥근 형태는 정과라고 하는데 대개 살이 찌고 뚱뚱한 편이며 몸이 잘 붓고 습이 많은 체질이다. 류머티스 관절염이 잘 오고 허리나 등이 아플 때가 많으며 누설이 되기 쉽기 때문에 당뇨병으로 고생하기가 쉽다. 구기자, 산수유, 복분자 등으로 정기를 보해 주어야 한다.

② 얼굴이 네모난 형태는 기과라 하는데 자기고집이 세고 얼굴이 각이 진 형태로 기병은 여자에게 많이 나타난다.

기가 울체되면 가슴이 답답하고 아프며 배와 옆구리, 허리 쪽으로 통증이 온다. 목에 가래가 많이 끼고 여자의 경우 자궁에 혹이 잘 생긴다. 황기, 귤피, 청피, 목향, 향부자 등으로 기를 돌려주어야 한다.

③ 얼굴이 세모난 형은 신과라 하는데 하관이 잘 빠졌고 칠정이 쉽게 상하여 병이 오는 경우가 많으며 허리와 다리가 잘 아프고 가슴이 두근거리는 증상과 건망증이 잘 나타나는데 인삼, 연자육 등을 사용하고 평소 마음을 안정시키고 편안하게 해주어야 한다.

④ 얼굴이 갸름하며 하관이 발달한 형은 혈과라 하는데 혈병이 오기 쉽다. 혈 부족으로 인한 두통이나 생리불순이 오기 쉬우므로 특히 어혈을 풀어주어야 하며 산후조리에 신경을 써야 한다. 그렇지 않으면 산후병으로 고생하기 쉬운 체질이다.

이와 같이 형상의학은 사람의 특징에 따라 각기 다른 처방을 내리는데, 보다 정확한 진단을 위해 전문의와 상담해야 하며 선천적으로 부족한 부분은 제대로 보강을 해주어야 수험생들이 공부하는데 집중력이 더 높아지게 된다.

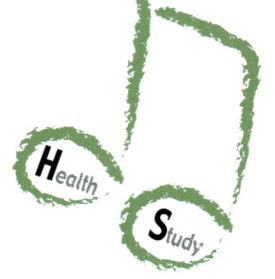

허약체질과 보약

폐 기능이 약한 수험생

얼굴이 하얗고 호흡기가 약한 수험생들은 감기에 잘 걸린다. 이때 열이 나며 재채기와 콧물이 흐르고 코가 막히는 증상들이 나타난다. 가래 끓는 소리가 나기도 하며 컹컹 울리는 기침을 하기도 한다. 증상은 새벽이나 밤에 더 심하게 나타난다.

심할 때는 중이염으로 진행되어 귀가 아프다고 호소하며 귓속에 물이 차기도 한다. 또한 편도선이 부어서 고열이 나기도 한다.

비위 기능이 약한 수험생

가장 많이 나타나는 경우로 얼굴이 창백하거나 누런 현상이 나타난다. 밥을 잘 먹지 않고 편식을 하면서 인스턴트 음식을 잘 찾는다. 입에서 냄새가 나는 경우가 있으며 잘 때 입을 벌리고 자기도 한다. 먹는 것이 시원찮아서 같은 또래에 비해서 체중도 늘지 않는 편이다.

심장 기능이 약한 수험생

얼굴이 붉고 대개 겁이 많은 편이다. 감기도 잘 걸리면서 신경이 예민하고 잘 놀라며 화장실에 갈 때도 꼭 불을 켜야 하고 불안, 초조, 가슴 두근거림 등의 증상이 나타나고 소변도 자주 본다. 밥도 잘 먹지 않는 편이다.

간장 기능이 약한 수험생

얼굴이 창백하거나 누리끼리하고 밥도 잘 먹지 않고 자주 피곤해하며 외출하고 들어오면 자꾸 누우려 한다. 땀을 잘 흘리고 쥐가 나며 자꾸 팔다리를 주물러 달라 하고 코피를 흘린다.

신장 기능이 약한 수험생

얼굴색이 검고 식욕이 별로 없으며 소변을 자주 보고 항상 피곤해 하며 팔다리가 아프다고 한다. 신경도 예민하며 겁이 많다. 가끔 아랫배가 아프면서 설사를 하기도 한다. 혹은 염소 똥 같은 변을 보기도 한다. 어지럼증을 호소하기도 한다.

이와 같이 허약한 수험생도 오장의 기능을 잘 살펴 치료를 해야 한다.

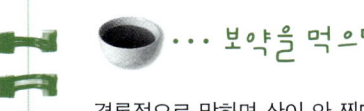 … 보약을 먹으면 살이 찐다?

결론적으로 말하면 살이 안 찐다. 보약 중에서 보기약과 보양약을 위주로 쓰면 오히려 살이 빠지면서 가뿐해진다. 왜냐하면 인체의 불필요한 노폐물과 습담이 제거되면서 기력이 보충되기 때문이다.

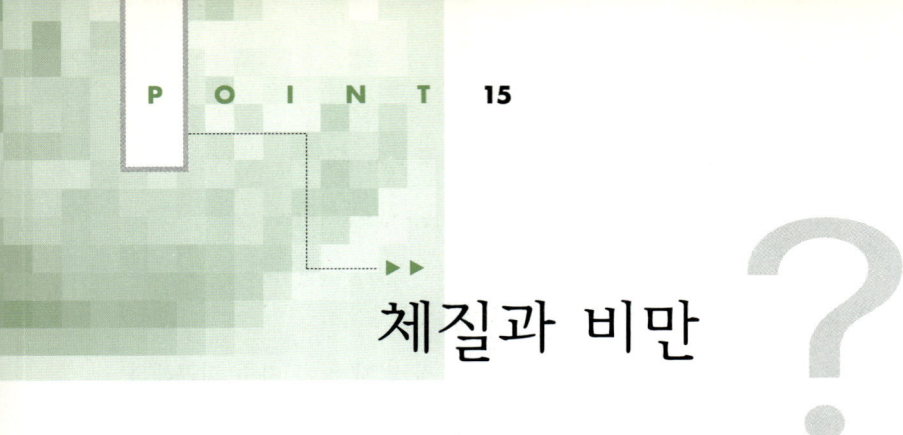

체질과 비만

비만이란 섭취한 에너지 중에서 소비하고 남은 것이 지방질로 바뀌어 인체의 여러 부분, 특히 피하조직이나 장간막에 축적되는 현상으로 신체 내에 쌓인 지방질이 정상보다 높은 것을 의미한다.

비만증으로 여러 가지 합병증을 유발할 수 있으므로 주의해야 한다.

특히 공부하는 수험생은 배가 나오고 체중이 늘어나면 동작이 느려지고 조금만 움직여도 숨이 차고 가슴이 뛰며 지속적인 운동이나 계단 오르기가 힘들어진다.

또한 과체중으로 허기가 빨리 느껴지고 먹고 나면 쉬고 싶은 욕망에 활동량의 저하를 가져와 결국 비만의 원인이 된다. 특히 공부하느라 책상에 오래 앉아 있는 운동량이 부족한 수험생에게는 경계를 해야 할 질병이다.

현대는 풍요로운 식단으로 인한 영양과다로 비만환자가 급속히 늘고 있다. 요즘은 비만이 하나의 질병이요, 만병의 원인으로 둔갑했다. 때를 맞추어 각종 다이어트 식품, 땀을 빼는 기구들이 불티나게 팔리고 있는데 이를 보고 현혹되어 엄청난 바가지를 쓰고 낭패를 본 사람도 많다. 단지 돈만 날렸다면 다행이지만 위장경련, 장출혈, 악성 변비 등 다른 합병증으로 심각한 부작용을 일으키는 일도 있다.

체질과 비만의 관계를 알았더라면 좋았을 것을 하고 후회하는 사람도 있다. 대체로 비만자의 80%는 태음인이다. 육중한 체구의 씨름선수들은 대부분 태음인이 많다.

또한 태음인은 성격적으로도 움직이기를 싫어하고 마음에 여유가 많은 낙천적 기질의 소유자가 많은 편이다. 식욕도 왕성하고 물만 마셔도 살로 가기가 쉬운 체질이다. 나머지 20%는 소양인으로 성품이 밝고 활동적이며 신경 또한 예민한 사람이다. 이들은 스트레스를 받으면 과식하므로 스트레스로 인해 비만자가 되기 쉬운 체질이다.

그러면 소음인, 태양인에서는 절대 비만이 오지 않는가? 그렇지는 않다. 대체로 젊을 때는 빼빼 말랐는데 나이 들고 아이 낳고 하면서 아랫배와 엉덩이가 처지는 것이 많이 올 수 있지만 그 병리기전이 다르다. 비만이라고 해서 일괄적으로 같은 약을 먹는다면 몸에 큰 무리가 갈 수밖에 없다. 비만도 체질을 알고 다스릴 때만이 후유증을 최소화할 수 있다.

한방이라면 으레 보약부터 떠올라 살을 찌우게 한다는 선입견이 많은데 그렇지 않다. 한의학에서는 비만을 인체 내의 기의 흐름이 원활치 못하고 습이나 담이 정체되어 생긴다고 본다. 그러므로 한약 중에 습담을 제거하는 약재들을 장기간 복용하면 살을 빼는데 대부분 효과가 있다. 이진탕, 중만분소환, 평위산, 보중익기탕 등을 가미해서 사용한다. 또한 체질에 따라 적절히 응용하면 좋은 효과가 있다.

예를 들면, 소음인은 창출, 소양인은 복령, 태음인은 의이인, 태양인은 오가피가 비만을 치료하는 약이다. 이들 한방약재를 이용하여 부작용 없는 건강한 다이어트를 할 수 있다.

수험생의 복부비만 운동법

식사량 조절이나 약물요법만으로는 몸 안에 축적된 지방을 빼내기 어렵다. 운동을 해야 음식물의 섭취 에너지에 비해 부족한 에너지 소모량의 불균형을 해소하고, 근육량을 유지시키면서 지방량을 감소시킬 수 있다. 또, 심폐 기능의 강화 및 고지혈증과 동맥경화, 고혈압, 당뇨 같은 질병의 예방에도 효과가 있다.

체지방 감소에는 유산소 운동이 가장 효과가 있다. 하체 비만을 해소시키기 위해서는 조깅, 에어로빅, 수영, 테니스 등 유산소 운동을 기본으로 체지방량을 감소시킨 후(30분 이상, 하루 250kcal 이상 소모) 복부를 건강하고 날씬하게 단련시킬 수 있는 부분 운동을 병행하는 것이 바람직하다.

윗배를 날씬하게 하려면 누운 자세에서 양쪽 다리를 의자 위에 올려놓는다. 그리고 양팔을 머리 뒤에서 깍지 끼고, 상체를 위로 들어올렸다가 내리기를 반복한다. 20회 내지 30회 반복한다. 이 운동법은 윗배에 분포한 지방을 소모하는 데 효과적이다.

　아랫배를 날씬하게 하려면 누운 자세에서 양쪽 발목을 교차시킨다. 그 상태의 자세에서 무릎을 굽히지 않고, 양쪽 다리를 위로 들어올렸다 내린다. 20회 내지 30회 반복한다. 이 운동법은 아랫배의 지방을 소모하는 데 효과가 있는데 식후 2시간부터 혹은 아침 공복시에 하는 것이 좋다.

　그리고 조깅, 걷기, 자전거타기, 수영, 에어로빅 등 유산소 운동을 하루 30분에서 1시간 정도 실시한다. 운동을 할 때에는 반드시 준비운동(스트레칭)과 본운동, 정리운동(스트레칭)의 순서를 지키는 것이 좋다. 일주일에 3회 이상 실시하여 하루에 250kcal 소모가 바람직하다. 운동은 단순하고 지속적으로 할 수 있는 전신 운동이 바람직하다. 비록 정상체중에 도달하더라도 지속적인 식사 조절과 적절한 운동이 필요하다. 물은 운동 전에 마시고, 운동 중이나 운동 후에는 마시지 않는 것이 비만예방에 효과적이다.

　비만은 예방이 최선이라는 것을 명심해야 한다. 특히 책상에 많이 앉아 있는 수험생들은 고른 영양섭취와 운동으로 비만이 되지 않도록 신경 써야 한다. 식이요법으로 단백질은 충분히 공급해주고 지방은 제한해서 섭취하도록 한다. 탄수화물 중에서 케이크, 청량음료, 인스턴트 식품 등은 삼가야 한다.

　특히 열량이 적은 해조류, 녹황색 채소 등 무기질과 비타민이 많은 음식을 많이 먹는다. 평소에 틈틈이 운동을 통해 체중도 줄이고 혈액순환도 잘되면 컨디션도 좋아져서 공부에 대한 집중력을 올리는데 도움이 될 수 있다. 숨이 가쁠 정도로 하는 짧은 시간의 높은 강도의 운동보다 낮은 강도의 운동일수록 체지방을 에너지로 더 많이 이용하기 때문에 좋다.

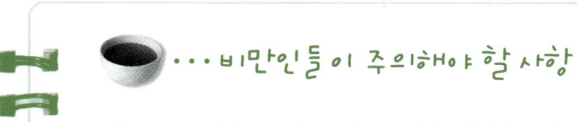

···비만인들이 주의해야 할 사항

비만인들은 상해를 입기 쉬우므로 편한 운동화를 신고 관절에 무리가 가는 운동은 피하는 것이 좋다.

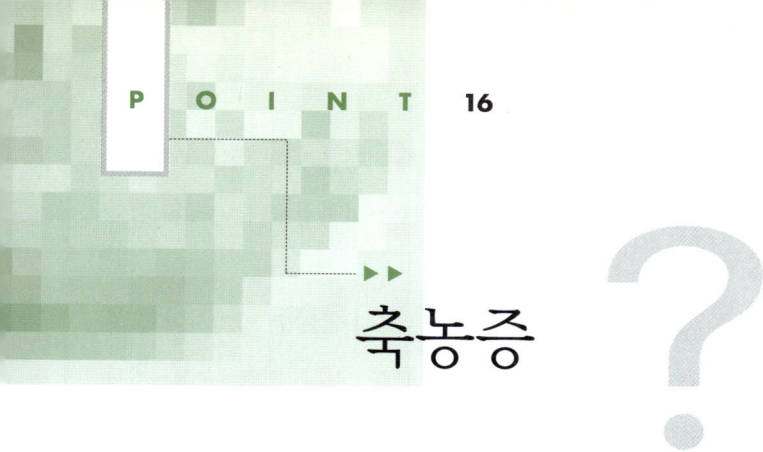

▶▶
축농증

코가 하는 일은 숨쉬는 역할과 냄새를 맡고 숨을 쉴 때 들이마신 공기 속의 먼지나 세균 등의 불순물을 거르는 공기정화기 역할이다. 또 숨쉬는 공기의 온도나 습도를 적절히 조절하여 기도나 폐가 상하지 않도록 가습기의 역할도 수행하는데 코에는 건조한 환경이 가장 해로워서 건조하면 콧물이 바싹 말라서 딱지를 만들게 되고 코의 기능을 망가뜨려 각종 질병을 일으킨다.

만성 부비동염이라는 축농증은 쌓인다라는 축(蓄)자와 고름이라는 농(膿)자가 합쳐져서 콧속과 코 주위의 얼굴 뼛속(전두동, 사골동, 접형동, 상악동)에 고름이 고여서 썩어 있는 상태를 말하며 날로 심각해지는 대기오염으로 감염가능성이 점점 높아지는 호흡기질환 중의 하나이다.

축농증에 걸려 있을 때 나타나는 증상은 코막힘과 누런 콧물, 코에서 목 뒤로 누런 가래가 넘어오고 냄새를 잘 맡지 못하며 머리가 아프고 기억력 및 집중력이 떨어지며 코나 입에서 악취가 나는 경우가 있다.

축농증을 제대로 치료하지 않고 오래 끌게 되면 기관지나 폐에도 합병증을 만들어서 기관지염이나 기관지 확장증 등을 일으키고 계속해서 코에서 목 뒤로 넘어온 고름을 삼키게 되면 소화불량이나 위염을 일으키는 경우도 있다.

급성 축농증은 주로 감기로 잘못 알고 치료하지 않고 방치하여 만성 축농증으로 바뀌는 경우가 많다. 코막힘, 콧물, 기침, 가래, 두통, 재채기 등의 증상이 감기와 비슷하기 때문이다. 급성 축농증은 대개 4주 정도 치료하면 콧속의 염증을 제거할 수 있다.

만성 축농증으로 진행하면 보통 두통을 호소하게 되는데 특히 사춘기 학생들에게 있어 불안, 과민, 정서적 불안정, 성적으로 인한 강박관념으로 그 정도가 더욱 심해지기도 한다.

그 밖에 가벼운 권태감과 피로감을 느끼며 기억력과 집중력이 떨어질 수 있고 냄새 맡는 기능이 떨어지거나 아주 못 맡게 될 수 있으므로 한참 공부해야 할 학생들에게는 심각한 질환이라 아니할 수 없다. 또 한참 성장할 시기에 축농증을 오랫동안 방치하면 성장에도 영향을 미쳐 키가 잘 자라지 않는 경우가 많으므로 주의 깊게 살펴야 한다.

치료기간은 대개 3~6개월 정도로 길어지며 환자의 체질과 증상에 따라 수년간 치료해야 하는 경우도 있다.

한의학에서는 폐에 풍, 한, 습이 침범하여 열이 생기면서 나는 병으로 인식하며 약물요법, 침구요법, 레이저치료 등의 치료법을 병행하여 치료한다.

단순히 코만을 치료하는 것이 아니라 환자의 체질 및 영양상태와 전체적인 몸 상태를 종합적으로 고려하여 치료한다.

잦은 감기로 인해 병이 발생하였다면 폐의 기운을 강화하고 체력을 보강하는 약물을 투여하며 침치료는 안면과 코 주위의 경혈인 영향, 눈썹 부근의 인당, 찬죽, 손에 있는 합곡 등의 혈에 주로 자침한다.

무엇보다도 축농증이 생기는 원인 부위인 부비동과 코의 연결통로가 막혀 발생하므로 통기산 등을 사용하여 코막힘을 1차적으로 없애는 치료를 가장 먼저 한다. 통기산은 물의 흐름을 원활히 하여 아예 물이 고이지 않게 하는 방법이다.

축농증에 대표적인 처방은 보중익기탕, 십전대보탕, 영계출감탕, 여택통기탕, 형개연교탕, 선방패독탕이 많이 쓰이며 증상과 체질에 따라 신이화, 창이자, 대계 등을 가감하며 인체의 면역력을 높이는 보폐양혈탕, 보중익기탕 등을 가미해서 많이 사용한다.

체질적으로는 폐와 대장 기능이 약한 태음인이 주로 많으며 그 다음은 소음인, 소양인이다.

코의 기능은 폐의 기능뿐만 아니라 위, 대장의 기능과 밀접한 관계가 있으므로 인스턴트 식품이나 가공 식품, 찬 음식 등은 위장에 부담을 주고 폐의 기능을 떨어뜨리므로 삼가는 것이 바람직하다. 또한 실내의 습기를 항상 일정수준(50~60% 이상)으로 유지하는 것이 중요하다. 건조한 봄철이나 아파트와 같은 서구식 주거시설은 환기가 제대로 되지 않는 경우가 많으므로 환기를 자주 시켜야 한다.

만성 축농증을 예방하기 위해서는 공부할 때 방바닥에 엎드려서 하지 말고 생리식염수로 콧속을 세척하고 손발을 자주 씻고 코를 풀 때 너무 세게 풀지 말며 한쪽씩 번갈아 풀고 찬바람, 찬 음식, 찬물은 가급적 피하는 것이 이롭다.

특히 어린이들의 경우 매사에 의욕이 없고 주의가 산만하며 두통을 호소하고 잘 때 입을 벌리고 자는 경우는 저항력이 약하므로 축농증이 많이 발생하며 기관지염이나 폐렴 등의 합병증을 일으키기 쉽기 때문에 주의해야 한다. 따라서 규칙적인 생활과 운동을 통해 저항력을 강하게 하면 외부에서 침입하는 나쁜 기운을 이길 수 있다.

이 밖에도 비염으로 코막힘이 있는 경우 비점막 수축제인 스프레이를 자주 사용하는데 장기간 사용할 경우 축농증이 생길 우려가 있으므로 스프레이제제 남용으로 증상을 악화시키지 말고 보다 근본적인 치료를 받는 것이 필요하다.

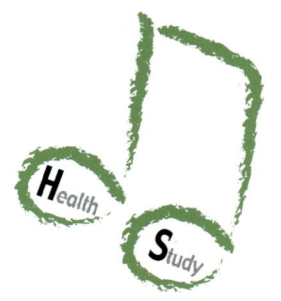

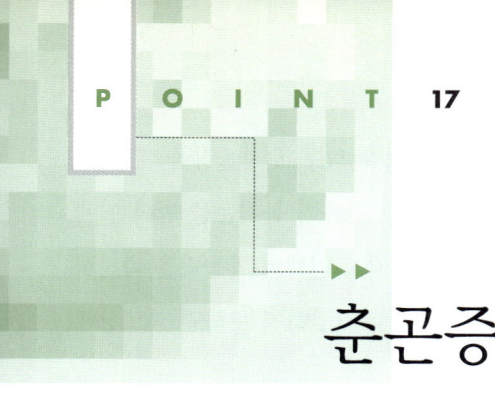

▶▶

춘곤증 _ 수험생의 봄철 이겨내기,
나른한 봄, 활기찬 몸

봄철은 겨우내 잃었던 원기를 회복하고 체력을 증진시키기 위해 인체 내의 신진대사를 왕성하게 하여 저항력을 높여주고 몸의 전반적인 기혈순환을 강화시켜야 할 시기가 아닌가 생각된다.

한의학에서는 봄 석 달을 발진이라 하고 천지가 생동하고 만물이 영화한다고 하였다. 이때의 양생법으로는 일찍 잠자리에 들고 일찍 일어나서 정원을 산보하고 옷을 가볍게 입어 몸의 긴장을 풀고 휴식을 적절히 취하여 매사에 긍정적인 사고를 갖고, 하고자하는 생각이 있으면 가슴에 담아 두지 말고 이야기하여 푸는 것이 좋은 양생법이다.

봄에는 만물이 생동하는 시기이므로 상을 주되 벌을 주지 않는 것이 봄기운에 응하는 것이며 양생의 도가 된다. 봄은 양의 기운이 소생하는 계절로서 봄기운이 상승하면 만물의 활동력이 활발해져서 묵은 것을 열어 젖히고 새로운 생명력이 약진하는 시기이다.

만물은 각자의 생리현상을 나타내어 싹을 틔우고 겨울잠을 자던 동물들도 깨어난다. 인간도 겨우내 움츠렸던 기운이 봄기운을 받아 인체 세포 활동을 촉진시켜 신진대사를 항진시키고 인체의 활동력을 촉진시킨다. 이럴 때 몸과 마음이 활동적인 욕구를 감당하지 못하면 피로상태가 나타나게 된다.

따뜻한 봄이 되면 나른하고 이유 없이 피곤하며 졸음이 자주 오는 춘곤증으로 일상생활에 지장을 받는 수험생들이 많다. 입맛이 떨어지고 소화가 잘 안 되며 만성 소모성 질환이나 기관지계 질환에 걸리기도 쉽다.

원 인

선천적으로 타고난 체질적 소인이 있거나 추운 겨울 동안의 영양부실과 평소의 수면부족 등의 육체적인 경우와 스트레스, 의욕상실 등의 정신적인 경우와 운동부족 등이 있다.

낮이 길어지고 기온이 올라가는 등 계절적 변화에 생체리듬이 즉각 적응하지 못하는 것이 주요 원인이다.

봄이 되면 자연히 활동량이 늘게 될 뿐 아니라 낮이 길어지면서 잠자는 시간은 줄게 되는데 이에 적응하지 못해 피곤해진다. 늘어난 활동량 때문에 단백질, 비타민, 무기질 등 각종 영양소의 필요량이 증가하고 그 중에서도 비타민 소모량은 겨울보다 수 배 가량 증가하게 된다.

즉 겨우내 영양소를 충분히 섭취하지 못해 생기는 불균형 현상이 춘곤증으로 나타나는 것이다. 식사를 거르거나 인스턴트 식품으로 대신할 경우에는 비타민 C나 대뇌중추를 자극하는 티아민(비타민 B_1) 등이 결핍되어 춘곤증이 더욱 심해지기도 한다.

대체로 비위 기능이 약하거나 몸 속에 축적된 병적인 체액이 많은 사람에게 많이 나타난다.

증 상

대표적인 증상은 아침에 일어났을 때 머리가 맑지 못하고 무거운 느낌이며 나른한 피로감, 밥먹고 나서도 자꾸 졸리고, 충분히 잠을 잤는데도 책상 앞에만 앉으면 졸음이 쏟아지거나 식욕이 떨어지고 온몸이 나른하며 학업의 능률이 오르지 않는다. 어깨가 뻐근하고 몸이 찌뿌둥하며 쉴 자리만 찾게 되기도 한다.

또한 별로 힘든 일도 하지 않았는데 쉽게 피로를 느낀다. 피부도 거칠어지고 검어지며 뚜렷한 이상 없이 일과 생활에 흥미와 의욕이 사라지고 나른한 상태에서 땅속으로 가라앉는 느낌이 든다. 이때는 전문의의 진단을 받아보는 것이 좋다. 드물게는 불면증과 가슴이 두근거리는 증세를 보이기도 한다.

춘곤증은 손발 저림이나 현기증, 두통, 눈의 피로 등 증세도 나타난다. 또 항상 눕고 싶으며 잠은 쏟아지지만 숙면을 취하기 어렵다. 저녁이나 밤보다는 열이 많은 아침과 낮에 피곤함을 더 느끼며 아침에 일어나기가 무척 힘들어진다. 춘곤증은 개인에 따라 증상의 차이가 있는데 개인의 정기의 편차에 따라 경중이 다르게 나타난다.

극복법

먼저 기상시간과 취침시간을 규칙적으로 한다. 아침에 일어나서는 가벼운 운동을 한다. 아침식사는 반드시 하는 것이 좋다.

성인들은 운전 중에 틈틈이 창을 열어 환기를 시켜주는 것이 필요하고 졸리다고 지나치게 담배를 많이 피우면 뇌의 산소 부족으로 더욱 나른해질 수 있으니 담배를 줄인다. 특히 퇴근 후 과음으로 생체리듬을 깨는 일은 피하도록 한다.

수험생들은 대체로 오전에는 머리를 많이 쓰는 과목을 공부하고 오후에는 가벼운 암기 과목 등을 공부하면 피곤을 줄일 수 있다. 춘곤증을 이기기 위해 커피 등의 자극성 음료 등을 너무 자주 마시는 것은 좋지 않다. 하루 한두 잔 정도가 좋다. 가벼운 식사와 함께 신선한 야채를 섭취하는 것은 무난하다.

치료법

적당한 수면과 고른 영양섭취와 긍정적인 사고, 가벼운 목욕, 명랑한 마음가짐도 치료에 도움이 된다. 또한 규칙적인 운동과 따뜻한 샤워도 유익하다. 특히 수험생이나 질병 후 허약자나 노인, 어린이들은 춘곤증에 시달리기 쉬우므로 적절한 치료를 해주어야 한다.

정기가 부족하여 원기가 허약한 경우는 원기를 보강해 주어야 한다. 비위가 약한 경우에는 비위를 보강해 주고, 심신을 편안하게 해주고, 일정시간에 기상하여 운동을 하고 카페인이 든 음료수나 술·담배·인스턴트 음식은 되도록 삼가는 것이 좋다.

피로도 증상에 따라 다르게 보강해 주어야 한다. 얼굴 혈산이 없으면서 어지럼증·빈혈 증세와 맥이 허약한 경우에는 보혈지제를, 신수가 부족하여 귀에서 소리가 나고 허리가 뻐근할 때는 신수를 보강해 주는 약을 쓴다. 얼굴이 초췌해지고 기운이 없으며, 식사 후 더부룩하고 대변이 무르면서 시원치 않을 때는 비기를 보강해 주고, 머리가 어지럽고 양쪽 눈이 건조하면서 따갑고 옆구리가 약간 결리며, 잠이 많고, 깊은 잠을 취하지 못하면서 관절이 부드럽지 못하거나 뻣뻣해지면 간혈을 보강해 주어야 한다.

팔다리가 차가워지며 추위를 잘 타게 되면서 소변이 자주 마렵거나 참지 못하며 허리와 무릎이 시리고 아픈 경우 또는 설사를 하거나 정력이 저하되고 가슴이 뛰거나 팔다리가 붓는 경우는 신양을 보충해 주어야 한다.

그리고 사상체질에 따라 피로에 대한 처방법이 다르다.

소음인 체질은 엉덩이가 크고 대체로 체구가 작고 단정하며, 이목구비가 오밀조밀하다. 매사에 꼼꼼하고 야무지며, 원칙에 충실한 체질이지만 내성적이고 소극적이며 항상 불안정한 마음과 신경성질환이 많은 체질이다. 이럴 때는 보중익기시켜야 하는데, 인삼 등이 들어가는 보중익기탕 등을 응용한다.

소양인 체질은 가슴과 흉곽부위가 발달하여 걸을 때 걸음걸이가 가볍다. 눈매가 반짝반짝 빛나며 날카롭다. 창의력이 뛰어나서 아이디어뱅크라 할 정도로 아이디어를 잘 내놓기도 한다. 매사 열정적이고 봉사정신이 강하며, 다정다감하지만 성질이 급하고 다혈질이며 활동성이 왕성하다. 이러한 경우는 음혈을 돋궈주는 숙지황 등이 들어가는 육미지황탕류 등을 응용해서 사용한다.

태음인 체질은 체격이 건장하고 뚱뚱하며 뼈대가 좋은 편이다. 인상이 위엄이 있어 보이고 이목구비가 크고 선명하다. 이런 체질은 평소에 땀이 많이 나고 어떠한 상황에도 잘 적응하는 체질이다. 일단 시작한 일은 끝까지 마치는 성취력이 있으며 매사를 꾸준하고 신중하게 처리하며, 이해심이 풍부하여 사회생활에 잘 적응하는 체질이기도 하다. 녹용 등이 들어가는 녹용대보탕 등을 응용하면 효과가 좋다.

이와 같이 같은 피로증세라 하더라도 체질, 증상에 따라 근본원인이 다르므로 체질에 세심한 주의를 요한다.

춘곤증 식이요법으로는 봄에 나는 채소를 많이 섭취하는 것이 좋다. 검정콩이나 들깨 특히 쑥이나 달래, 냉이, 고들빼기, 씀바귀 등은 대자연의 기운을 많이 간직하고 있으므로 새로운 활력소를 보충해 주며 입맛을 돋우어 주고 피로를 풀어주는 작용을 한다.

가벼운 산책이나 조깅, 수영, 배드민턴 등의 유산소 운동을 가볍게 20~30분씩 하면 삶의 활력소가 된다.

책상에서 공부할 시간이 많은 수험생은 교실에서 가벼운 맨손체조를 하면 춘곤증을 이기는데 도움이 된다. 항상 긍정적인 사고와 충분한 수면, 적당한 운동과 규칙적인 식사가 건강유지와 피로예방에 도움이 된다는 것을 명심해야 한다.

사례

고3학인 여학생으로 뚱뚱하며 얼굴이 넓고 희다. 봄이 되면 항상 밥만 먹으면 나른하고 힘이 없으며 책만 보면 졸리고, 팔다리가 무거우며 자고 나면 잘 붓는다고 하며 봄이 싫다고 했다. 이 여학생의 증세를 식후혼곤으로 보고 삼출탕을 처방하였다. 그러자 여학생이 위와 같은 증상이 없어지면서 봄을 잘 견디게 되었다고 했다. 그러면서 고맙다고 인사하는 여학생의 해맑게 웃는 모습에서 보람을 느꼈다.

춘곤증을 몰아내는 한방차

졸음을 쫓는 한방차로는 녹차가 대표적이다.

입맛을 자주 잃는 사람은 원기를 돋우고 피로를 회복시키는데 효과적인 인삼차나 생강차가 좋다. 수삼 두 뿌리와 우유 한 컵을 믹서에 갈아먹어도 기운이 없고 몸이 늘어질 때 효과가 있다. 봄의 기운을 갖고 있는 쑥차도 제철이기 때문에 효과를 볼 수 있다.

성격이 급하고 소변을 자주 보며 피로가 빨리 오는 사람은 구기자차가 적당하다. 입이 잘 마르고 가슴이 두근거리는 증세가 있는 사람은 오미자차를 마시는 것이 좋다.

숙면에는 양파가 효과적이다. 양파 반쪽을 썰어서 칼집을 내어 머리맡에 두면 잠을 쉽게 이룰 수 있다.

또한 베갯속을 바꿔보는 것도 좋은 방법이다. 냉온욕 또한 피로 회복과 숙면을 도와주기 때문에 춘곤증 해소에 아주 좋다.

운동과 수면

가벼운 운동이 도움이 된다. 겨우내 움츠렸던 근육의 긴장이 풀리면서 온몸이 나른하고 피곤을 느끼게 되는데, 근육의 긴장을 푸는 가벼운 체조가 좋다.

특히 공부에 시달리는 수험생들은 취침 전후에 간단한 체조가 도움이 된다. 잠자리에 들기 전 5분 정도 몸을 유연하게 풀어주기 위해 누워서 두 손으로 한쪽 무릎을 가슴까지 잡아당기는 체조로 하루의 긴장을 풀어보자.

아침에 일어날 때도 갑자기 일어나지 말고 누워서 무릎을 세우고 가슴과 복부를 살짝 들어주는 등 간단히 몸을 풀어주는 것이 좋다. 잠자리에 들기 전과 일어나기 전에 잠깐씩 몸을 풀어주면 혈액순환이 잘되고 몸의 긴장이 해소되어 하루를 더욱 가뿐하게 보낼 수 있다.

춘곤증의 특징으로 식사 후에 졸음이 몰려오는 증상이 있는데, 이럴 때 하품을 하거나 자세를 바꾸면서 전신을 쭉 펴주는 스트레칭도 효과가 있다.

그리고 충분한 수면을 취한다. 낮이 길어지면서 해가 빨리 뜨면 잠에서 일찍 깨기 때문에 수면 시간이 짧아지기 쉽다. 따라서 매일 건강한 수면시간인 6~7시간의 수면을 유지하려면 조금 일찍 잠자리에 들어야 한다. 숙면을 위해 침실의 온도를 25℃ 정도로 유지하고 너무 푹신한 침구나 딱딱한 침구도 좋지 않다. 수면을 유도하는 호르몬인 멜라토닌은 어두울 때 분비되므로 야광시계나 스탠드 불도 끈 뒤에 잠을 청하도록 한다. 오후가 되면 숙면을 방해하는 커피 등의 카페인 음료의 섭취는 피하는 것이 좋다.

그 밖에도 몽롱해지는 정신을 각성시키기 위해 그 날 해야 할 일지를 기록하거나 잊기 쉬운 사실을 메모하는 습관을 가지는 것도 좋다. 너무 긴장된 생활이나 스트레스에 파묻혀 살아가지 않도록 명상을 하거나 가까운 곳에 여행을 하는 것 등으로 긴장을 푸는 것이 도움이 될 것이다.

춘곤증을 물리치는 체조

① 의자에 기대면서 팔을 펴고 어깨를 뻗어 편다. 발뒤꿈치를 바닥에 꼭 붙인다.

② 한쪽 다리를 무릎 위에 꼬고 앉아 허리를 펴고 어깨와 가슴을 틀어준다.

③ 양손으로 의자 밑을 잡고 허리를 펴고 가슴을 내밀어 척추를 쭉 펴준다.

④ 책상에 팔꿈치를 올려놓고 의자에 깊숙이 들어 앉아 몸을 앞으로 뻗어 준다.

⑤ 무릎을 가슴속에 넣는 것처럼 앞으로 굽힌다.

⑥ 팔을 뒤로 하여 손바닥을 책상 위에 올려놓고 무릎을 굽히면서 허리를 펴준다.

⑦ 의자나 책상 위에 손을 올려놓고 엉덩이를 뒤로 내밀어 허리와 등, 가슴을 곧게 펴준다.

춘곤증을 쫓는 음식들

춘곤증은 비타민 B_1이 부족한 경우 많이 나타난다.

봄이 되어 활동량이 늘어 단백질, 비타민, 무기질 등 각종 영양소의 필요량이 증가하는데 겨우내 이를 충분히 섭취하지 못함으로써 영양상의 불균형이 춘곤증으로 나타난다. 이를 위해 비타민 B_1이 충분한 콩, 보리, 팥 등의 잡곡을 섞어 먹는 것이 좋다. 현미는 흰쌀에 비해 칼로리가 높고 단백질과 지방이 많이 들어 있으며 칼슘과 비타민 B가 두 배 이상 함유되어 있다.

신선한 산나물 등을 많이 섭취하여 비타민 C와 무기질을 충분히 보충해 주어야 한다. 특히 공부하는 수험생들은 아침식사를 거르지 않도록 해야 한다.

아침식사를 거르면 두뇌 회전과 집중력도 떨어지게 되고 점심을 많이 먹게 되어 식곤증까지 겹치게 된다.

아침에는 잡곡밥 · 고단백질 생선 · 콩류 · 두부 등을 먹고 점심식사의 영양과 양을 분산시켜 주고 저녁에는 가볍게 식사를 하되 봄나물 등의 채소 · 신선한 과일로 원기를 회복시켜 준다.

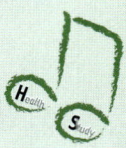

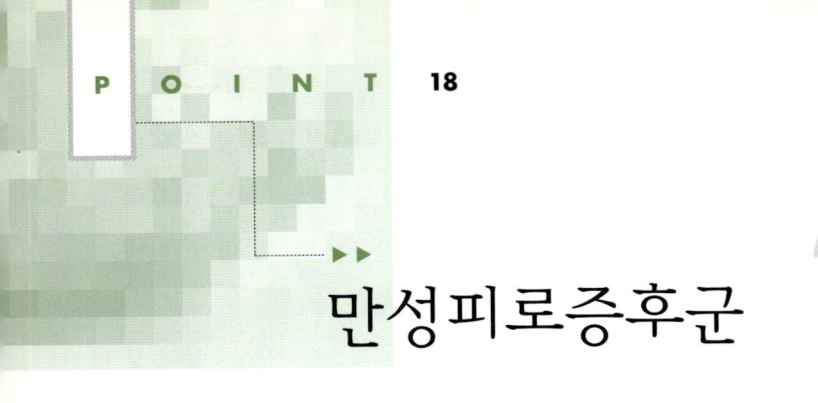
만성피로증후군

날씨가 점점 더워지면서 식후에 잠이 오고 나른해지는 계절에는 원기를 회복하고 체력을 증진시키기 위해 인체 내의 신진대사를 왕성하게 하여 저항력을 높여주고 몸의 전반적인 기혈순환을 강화시켜야 한다. 복잡한 생활환경 등으로 직장상사나 동료와의 갈등, 대인관계의 어려움, 건강 염려증 등의 스트레스와 과음, 흡연, 과로 등으로 인해 많은 현대인들의 심신이 혹사당하고 이로 인해 심각한 만성피로에 시달리고 있다.

특히 계절이 바뀔 때 책과 씨름해야 하는 수험생들은 낮과 밤의 기온차에 인체가 쉽게 적응하지 못하여 기혈순환의 불균형이 초래되기도 한다.

피로는 현대인이 일상생활에서 가장 많이 느끼는 증상 중 하나이다.

한때는 이런 증상을 호소하는 환자를 보고 꾀병이라고 하여 놀림을 당하는 경우가 많았다. 왜냐하면 병원에서 내과적 질환과 검진을 통해서도 별다른 이상이 나타나지 않기 때문이다. 미국 등지에서는 공해병으로 불리는 만성피로증후군이 많이 발생하여 연구하기에 이르렀다.

　현대인들이 즐겨 먹는 각종 음식 등에 들어 있는 합성화학물질과 대기오염 등을 통한 공해물질이나 정신적 스트레스 등도 원인이 된다.

　현재 전 세계적으로 만성피로증후군을 호소하는 환자들은 증가추세에 있다고 한다. 갈수록 환경오염이 심각해져 가는 추세이므로 21세기 대표적인 질환으로 발전할 가능성이 높다. 이 질환에 노출된 환자들은 전신 쇠약, 통증, 우울증, 무기력 등의 증상을 호소하기도 한다. 가까운 미래에 이러한 질병을 앓고 있는 환자의 약 90% 정도는 환경오염이 발병 원인일 가능성이 많다. 왜냐하면 세월이 흐르면 몸에 독성물질이 점점 여러 장기에 축적되어 결국 환자들은 늘어날 것이기 때문이다.

　피로는 여러 가지 원인에 의해서 신체적·정신적으로 지치거나 약해진 상태를 말하는데 원인에 관계없이 6개월 이상 지속되거나 특별한 원인이 밝혀지지 않고 휴식을 취해도 피로가 가시지 않는 경우를 만성피로라고 한다.

원 인

　피로를 유발하는 원인은 다양하다. 신체적·정신적인 질병의 초기증상으로는 피로증상이 나타날 수 있다. 피로를 유발시키는 신체적인 질병으로는 당뇨병, 갑상선 기능 장애, 고혈압, 심장질환, 만성 호흡기질환, 결핵, 바이러스성 간염, 심한 빈혈 등 매우 다양하다. 초조, 불안, 우울증과 같은 정서장애도 피로의 흔한 원인이며 일상생활의 부적응증, 공부로 인한 강박관념, 극복할 수 없는 심한 스트레스나 단순한 육체적 과로도 원인이 된다.

평소 무심코 사용하는 각종 약물의 부작용으로 피로증상이 나타나는 경우도 있는데 예를 들면 감기약, 부신피질 스테로이드제, 신경안정제, 소염진통제 등이 부작용으로 피로를 유발할 수도 있다. 또한 지나친 흡연, 음주도 흔한 원인이 될 수 있으며 이 밖에 원인이 안 나타나는 경우도 있다.

한의학에서는 선천적 허약체질로 면역 기능이 약해져 외부 자극에도 쉽게 질병에 감염되는 경우나 각 기능의 약화, 정신적인 스트레스, 무절제한 생활, 음식섭취의 잘못이나 과음, 흡연 등이 원인이 될 수 있다고 본다.

진 단

피로의 양상이 6개월 이상 지속되거나 반복되면서 병원에서 진찰을 받고, 검사를 해봐도 특별한 원인이 밝혀지지 않고 피로로 인해 이전에 비해 업무능력이 현저히 떨어지는 경우에는 만성피로증후군을 의심해 볼 수 있다.

공부에 시달리는 수험생들은 집중력이나 기억력의 저하, 인후통, 겨드랑이 · 목부분 · 임파선의 비대 및 통증, 근육 관절통, 평소와는 다른 두통, 수면을 취하고 나서도 상쾌하지 못하고, 운동을 하고 나면 개운해야 되는데 24시간 이상 지속되는 심한 피로감 등이 절반 이상 나타나면서 6개월 이상 지속적으로 느끼거나 반복적으로 나타나면 만성피로증후군으로 진단할 수 있다.

이런 특징 외에도 만성피로증후군을 가진 환자에게는 불면증, 오한, 피부발진, 알레르기 반응, 팔다리가 저리며 목덜미와 어깨부위가 아프고 어지럼증, 체중변화 등 매우 다양한 변화들이 나타나기도 한다.

한의학에서는 피로가 누적되어 몸의 면역 기능이 저하되어 나타나는 증상을 허로(虛勞)라 하였으며, 인체의 원기가 부족해지고 오장육부의 기능이 저하된 상태가 오래 지속되어 전신이 쇠약해지는 만성질환을 말하는 것으로 그 범위는 매우 넓다고 할 수 있다.

증 상

허라는 것은 인체의 구성성분인 피모 · 기육 · 근맥 · 골수와 기혈과 진액이 모두 부족한 상태를 말하며, 노란 과로 · 지침 · 노근하다는 뜻이다. 대개 음식맛이 감소되어 식욕이 떨어지고 소화불량에 시달리기도 하며, 정신이 맑지 못해서 기억력이나 집중력이 떨어지면서 머리가 맑지 않고 무겁다. 허리와 등과 가슴, 옆구리, 근골 등이 당기면서 아프고 쑤시고 성 기능이 떨어져서 발기부전과 조루증이 생기면서 성욕도 감소된다. 갑자기 열이 화끈 달아오르고 식은땀이 나면서 가래가 생기고 기침을 하기도 한다. 이러한 증상들이 허로증에 나타날 수 있으며 임상에서 각 체질마다 다른 양상으로 증상이 나타나기도 한다. 한의학에서는 유형별로 세분하여 오로증으로 구분한다.

폐로는 기가 부족한 것을 말한다

숨결이 가쁘고 얼굴이 부으며 코로 냄새를 잘 맡지 못하고 기침·가래 등이 나오고 양 옆구리가 뻐근하고 아프며 계속 숨차 하고, 입이 마르고, 목구멍이 건조하며 천식 등의 증상이 나타난다.

심로는 혈이 부족하고 정신을 너무 써서 온다

감정조절이 잘 안 되고 대변보기가 힘들며 입안이 자주 헐고 말하기가 어렵고 살이 여위어 체중이 감소된다. 가슴이 놀란 것처럼 두근거리고 식은땀과 몽설이 생긴다. 심해지면 가슴이 아프고 목구멍이 붓는다.

비 로

너무 지나치게 생각하면 배가 창만하고 음식을 적게 먹는 것인데 입이 쓰고 혀가 뻣뻣하며 구역질이 나면서 생목이 괴며 속이 쓰리기도 하며 입술이 바짝 마른다. 혹 숨이 가쁘고 땀이 많이 나기도 한다. 심해지면 토하고 설사하며 살이 빠지고 팔다리가 나른해진다.

간 로

신기가 부족한 것으로 얼굴이 마르고 검으며 정신이 맑지 못해 기억력 및 집중력이 떨어진다. 항상 불안하여 혼자 누워 있지 못하고 시력이 떨어지며 눈물이 자주 흐른다. 근육경련이 일어나기도 하고 옆구리가 아프며 어지럽다. 또한 구역질이 나면서 눈앞이 아찔해지기도 한다.

신 로

정이 적은 것으로 소변이 누렇고 붉으며 잔뇨감이 있다. 허리가 아프며 귀에서 소리가 나고, 꿈을 많이 꾸며 얼굴이 검어지게 된다. 또한 유정 백탁이 생기기도 하고 허리가 아프다고 한다.

치료법

환자의 증상, 체질에 따라 치료를 해주어야 한다. 장기간 치료를 해야하기에 전문의의 정확한 진단과 치료가 필요하다. 만성피로증후군은 부족해서 오는 병이므로 부족한 것을 찾아 보충해 주는 것이 마땅하다.

폐로는 기를 보충해 주어야 한다. 심로는 혈을 보충해 주어야 하고, 비로는 비타민과 무기질이 함유된 충분한 영양식을 섭취해 주고 소화 기능을 보강해 주는 한약을 써 주어야 한다. 간로는 뱃속을 편안히 해 주고 근육을 이완시켜 주면서 보간보혈시키는 약을 쓴다. 신로는 부족 해진 근골, 정혈(精血)을 보충해 주어야 한다.

치료법은 원인에 따라 다양하지만 규칙적인 생활과 식사, 긍정적인 사고방식, 과로를 피하고 충분한 수면과 휴식 및 적당한 운동을 지속적 으로 유지하면서 체질에 따른 병증에 따라 한약을 복용해 주는 것이 체 내의 부족한 에너지를 보장해 주는 효과가 있다.

과로로 인한 경우에는 보중익탕류를 가미해서 사용하고, 과다한 방 사로 인한 피로는 쌍화탕을 응용하거나 정신적인 스트레스 등으로 인 한 경우에는 귀비탕이나 청신양영탕, 자음건비탕, 온담탕류를 체질에 따라 가미해서 응용한다.

양생법

마음을 가다듬고 몸을 수련하는 방법으로, 양손을 뜨거워질 때까지 비벼서 얼굴을 비벼준다. 손가락을 이용해 머리 뒤쪽으로 머리를 빗어 주고 귀와 목 뒤로도 손바닥으로 문질러 주는데 하루에 여러 번 실시하 면 기혈순환에도 도움을 주어 얼굴에 윤기가 난다.

또한 오른손을 머리 위로 넘겨 왼쪽 귀를 상하좌우로 잡아당기거나 주물러 자극을 준다. 귀에는 오장육부와 전신이 응축되어 배속되어 있으므로 전신의 혈액순환과 기혈순환에 도움을 준다. 반대로 왼손을 머리 위로 넘겨 오른쪽 귀를 같은 방법으로 실시하면 귀도 밝아지고 컨디션도 좋아진다.

예방법

① 평소 충분히 잠자고 긍정적이고 낙천적인 사고를 갖는다.
② 지나친 음주나 담배는 금한다(성인).
③ 하루 10분 정도의 음양 냉온욕을 한다.
④ 매일 20분 가량 가벼운 체조나 산보를 한다. 과도한 운동은 금물이다.
⑤ 풍부한 영양식과 무기질, 비타민, 녹황색 야채 등을 섭취하되 특히 저녁에 과식은 절대 금물이다.
⑥ 무절제한 생활습관은 주의해야 한다.
⑦ 규칙적인 생활과 식사, 운동이 중요하며 특히 너무 늦게 자거나 너무 늦게 일어나는 것은 건강에 이롭지 못하다.

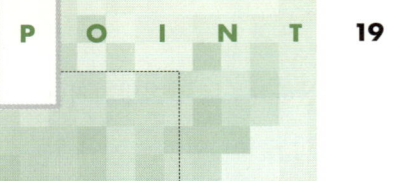

위장병에
도움이 되는 생활요법

?

최근의 연구결과에 의하면 국민 10명 중에 5명은 증상의 경중을 떠나서 위장병 증세를 가지고 있다고 한다. 이 결과에 따르면 수험생도 예외일 수는 없다는 것이다.

이유는 한국인들의 식생활과 밀접한 관련이 있다. 전통적으로 짜고, 맵고, 자극적인 음식 맛을 즐기려는 우리의 식성 때문에 위장은 말할 수 없는 혹사를 당하는 있는 셈이다. 특히 수험생들은 공부하는 데 가뜩이나 신경을 쓰기 때문에 위장병에 걸리기가 쉽다.

너무나 흔한 증상이기에 질병처럼 느껴지지도 않는 위장병이지만 평소에 생활요법으로 다스리는 것이 중요하다.

일상생활에서 위장의 기능을 좋게 하고 위장병의 발생을 막기 위해서는 어떻게 해야 하는지 그 방법을 알아보자.

위와 장을 강장시키는 크게 웃는 방법

크게 웃으면 호르몬 분비와 혈액순환을 촉진한다. 웃는 것이 건강에 좋다는 것은 널리 알려진 사실이다. 실제로 날마다 하루에 20번씩 크게 웃으면 각종 질병을 예방할 뿐만 아니라 건강 장수의 효과도 있다고 한다. 사람이 크게 웃으면 T 임파구와 엔도르핀이라는 호르몬의 분비를 촉진하고 혈액순환을 안정시키는 작용이 있기 때문이다.

한 조사에 의하면 돌 지난 아이는 하루에 수백 번을 웃는데 성인이 되면 하루 10회 정도 밖에 웃지 않는다고 하였다. 웃음은 만병을 치료하는 보약이고 긴장을 풀어서 마음을 편안하게 해주는 효능이 있다고 한다.

크게 웃으면 스트레스가 해소된다

크게 웃으면 스트레스를 해소하는 효과도 있다. 질병의 발생은 많건, 적건 간에 모두 마음의 번뇌와 피로와 밀접한 연관이 있다. 즉 어깨결림이나 전신 무기력증 등은 모두가 정신적인 스트레스가 오랫동안 누적되면서 육체에 반응을 일으킨 피로현상의 일종이다.

그러므로 날마다 크게 웃어주면 정신적인 스트레스를 해소할 수 있기에 가장 간단하면서도 효과적인 방법이다. 웃을 때는 마음속의 잡념을 모조리 토해버리는 그런 활짝 핀 웃음을 웃어야 좋다.

크게 웃으면 위산과다증이 좋아진다

크게 웃으면 위산과다증을 개선시킬 수도 있다. 인체는 대뇌가 스트레스를 받으면 척수로 정보를 보내게 되므로 자율신경을 통해서 내장기관의 운동에 영향을 미치게 된다. 특히 젊은 수험생들은 부교감신경의 긴장으로 위액 분비가 증가되면서 위산과다의 현상을 일으키게 된다. 그리고 심장 박동이 느려지면서 혈관이 확대되면 혈압이 내려가고 식은땀이 나며 설사 등의 증상이 있게 된다. 심지어 위염과 위·십이지장궤양도 발병할 수 있다.

중년 또는 노년층은 이와 정반대로 교감신경이 긴장되어 고혈압, 변비 등의 현상을 초래하기도 한다.

이러한 증상은 모두가 스트레스를 받은 대뇌 진피질, 즉 본능과 감정을 주관하는 기능이 정상으로 활동할 수가 없게 되면서 정서가 불안해진 결과 나타나는 현상들이다. 즉 성질이 조급해지고 분노를 쉽게 일으키게 되는 것이다. 이와 같은 상황에 처했을 때 크게 세 번 웃으면 마음의 스트레스를 현저히 감소시킬 수 있게 된다.

크게 웃으면 심장과 내장 기능이 튼튼해진다

크게 웃으면 호흡량이 크게 변한다. 따라서 산소 흡입량도 많아져서 심장과 내장 기능을 강화시킬 수 있게 된다.

또한 웃으면 복부 근육을 수축하게 되는데 이렇게 되면 소화기관의 근육 긴장을 해소시켜 변비와 소화불량 증상을 개선시킬 수 있다.

매일 최소한 한 번이라도 크게 웃으면 신체의 건강에 유익하고 다섯 번씩 크게 웃으면 위와 장의 기능이 활성화되어 소화가 잘되게 할 뿐만 아니라 건강 장수와 함께 젊음과 활력 또한 되찾게 될 것이다.

위장병 환자에게 좋은 운동법

일반적으로 장시간 동안 책상에 앉아 있는 수험생이라면 대부분 위장질환을 가지고 있다. 또한 택시 운전기사 등은 차를 운전할 때 위와 장이 계속 흔들리므로 위염이나 위·십이지장궤양에 걸릴 확률이 다른 직업에 종사하는 사람보다 월등히 높다.

이런 사람들에게 가장 좋은 방법은 적절한 운동을 하여 식욕을 촉진시키고 소화를 도와주어야 한다는 것이다.

적절한 운동을 행하면 위장병에 대한 치료 효과를 강화시킬 뿐만 아니라 소화성 궤양질환으로 수술을 한 경험이 있는 환자에게는 수술 후의 회복상태를 도와주게 된다.

체질을 개선하는 간단한 체조법

위하수증 또는 위장이 좋지 않으면서 만일 위통의 증상이 있는 수험생은 서둘러 치료를 해서 증상이 악화되는 것을 막아야 한다. 만약 그

대로 방치하면 위·십이지장궤양으로 진행될 수 있기 때문이다. 이럴 때는 다음과 같은 잠깐 체조를 행하면 증상을 개선시키는 데 도움이 된다.

요 령

우선 몸을 반듯하게 눕히고 베개를 허리 밑에 받친다. 그런 다음 양 다리의 무릎을 굽히고 양팔로 감싸 안은 뒤 가슴 앞으로 끌어당겨 복부에 최대한 닿게 한다. 이 체조는 이른 아침잠에서 깨어났을 때와 잠자리에 들기 전에 3분간씩 행하면 좋다. 이 체조를 행하면 복부 근육을 단련시키고 위하수증을 치료하는 효과가 있다.

위벽을 건강하게 하는 수영

위·십이지장궤양 환자는 식이요법과 함께 수영을 행하면 좋은 효과가 있다. 날마다 수영을 하면 위벽의 저항력을 증강시킬 수 있기 때문이다.

수영은 남녀노소 할 것 없이 모두에게 적합한 전신운동이다. 팔다리를 물 속에서 충분하게 펴주면 스트레스를 해소할 뿐만 아니라 체력을 증강하여 신진대사와 세포의 활성화를 촉진시켜 위벽의 건강을 증진하게 된다.

위장을 건강하게 하는 식품

위와 장의 건강을 증진시키는 녹차

　녹차 잎에 있는 많은 영양분이 인체의 기능을 조절하거나 건강을 유지하는 데 좋다. 공부하다가 녹차를 한 잔씩 마시면 두통을 없애주고 안정시켜줄 뿐만 아니라 녹차 잎 속에 들어 있는 비타민, 엽록소 등의 성분도 피로 해소에 좋은 효과가 있어 정신을 맑게 하고 집중력 또한 증진시키게 된다.

　다만 녹차를 끓일 때 차 잎 속의 아미노산과 타닌이 잘 으러나오게 하면서도 쓰지 않고 떫지 않게 하려면 물의 온도가 너무 높지 않게 해야 한다.

　녹차가 인체에 유익한 것은 차 잎에 들어 있는 녹차 아미노산, 타닌과 광물질인 망간, 그 밖에 단백질, 탄수화물류, 섬유질, 엽록소, 카로틴, 유기산, 효소 등이 들어 있기 때문이다.

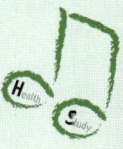

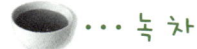 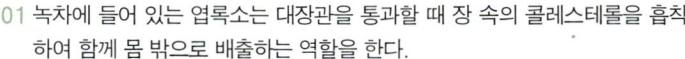

... 녹차

01 녹차에 들어 있는 엽록소는 대장관을 통과할 때 장 속의 콜레스테롤을 흡착하여 함께 몸 밖으로 배출하는 역할을 한다.

02 녹차 속에 들어 있는 비타민 C는 혈액 속의 콜레스테롤과 중성지방을 감소시킨다.

03 녹차의 비타민 P와 C는 모두 미세혈관을 강화시키는 작용이 있어 동맥경화와 협심증, 소화성궤양 등의 질병을 예방할 수 있다.

04 녹차는 혈액 속의 pH 수치가 약 알칼리성을 유지하게 한다.

05 연구 자료에 의하면 녹차를 즐겨 마시는 사람은 위암에 걸릴 확률이 비교적 낮은 것으로 밝혀졌다.

06 녹차의 비타민 C는 인체에 대한 니코틴의 폐해도 감소시키는 효과가 있으며 몸 속의 독소를 배설시키는 효과가 있다.

07 녹차에는 풍부한 비타민 C와 여러 종류의 광물질이 들어 있고 열량도 낮기 때문에 다이어트에도 좋은 음료이다.

08 녹차는 혈관벽을 강화시켜 동맥경화를 예방하고 비타민 B군은 피로와 식욕부진, 불면증 등의 증상을 효과적으로 치료한다.

09 녹차에 들어 있는 카페인은 피로해소와 식욕증진, 정신을 맑게 하고 숙취를 해소해 주고 이뇨작용의 효과도 좋다. 타닌 성분은 장운동을 촉진하여 치질이나 변비를 치료하는 작용을 한다.

위장 기능을 촉진하는 표고버섯차

표고버섯은 육질이 두터운 것이 좋은데 말린 것이나 신선한 것 모두 좋다. 단, 신선한 것은 갓의 색깔이 검어지도록 햇볕에 잠시 말리면 좋다.

신선한 표고버섯의 줄기를 잘라낸 뒤 통째로 컵에 넣고 끓는 물을 부어 3~4분 정도 우려낸 뒤 마신다. 건표고버섯은 8~10분간 담가둔다. 약간 가열을 해도 된다. 즐겨 마시면 동맥경화증과 위암 예방에 좋은 효과가 있다.

위 · 십이지장궤양에 좋은 연한 국화잎차

유기농법으로 재배한 어린 국화의 연한 잎을 쓴다. 어린 국화의 연한 잎을 씻어서 솥에서 살짝 쪄낸다. 이를 채로 썬 뒤 햇볕에 바짝 말린다.

이렇게 만든 것을 주전자에 한 줌 정도 넣고 끓는 물을 부어 5~6분간 우려낸 뒤 마신다.

어린 국화의 연한 잎에 들어 있는 엽록소는 공부하는 수험생들의 변비나 위 · 십이지장궤양, 위산과다 등의 증상을 개선하고 예방해 준다. 또한 빈혈이나 냉증에도 좋은 치료 효과가 있다.

위염이나 위허약증에 좋은 현미차

적당량의 현미를 씻은 뒤 응달에서 바짝 말린 다음 냄비에서 볶는다. 단, 이때 타지 않도록 한다. 볶아낸 현미 한 줌을 컵에 넣고 끓는 물을 부어 5~6분 동안 우려내어 마신다.

현미에는 풍부한 비타민 B군과 비타민 E가 들어 있어 수험생들의 위염이나 빈혈 등을 치료하는 효능이 있다.

위·십이지장궤양

사회가 급격히 변화하면서 다양화되고 복잡한 경쟁사회로 바뀌면서 스트레스를 받는 사람이 많아지는 추세이다. 이러한 환경은 위산을 많이 분비시키고 결국 위·십이지장궤양을 유발시키게 된다. 위궤양은 위액이 지나치게 많이 분비되어 위벽의 보호막을 헐게 하는 질병이다. 이는 십이지궤양과 함께 소화성 궤양의 대부분을 차지하는데 위궤양과 십이지궤양은 다르지만 임상적인 증상이나 치료가 비슷하기에 함께 취급하는 경우가 많다. 위궤양이 빈도는 많지만 최근에는 십이지장궤양이 늘어가는 추세이다.

십이지장궤양은 주로 40대까지 빈발하고 주로 젊은층에 많은 반면 위궤양은 50대에 제일 많이 발생하지만 요즘은 어린이나 노인에게도 발생하고 있다.

248 제4장 수험생에게 자주 나타나는 질병별 건강관리

원 인

한의학에서 칠정과 내상인데 칠정은 과도한 기쁨이나 생각, 공포, 분노, 슬픔, 놀람을 말하고 내상은 과음, 과식, 흡연, 폭식, 폭음, 흡연 등으로 인해 위장이 상하는 것을 말한다. 유전적인 소인도 관계가 있다.

증 상

위 · 십이지장궤양은 보통 속이 쓰리고 따가우며 자극성 음식을 섭취하였을 때에 통증이 심해진다.

위궤양의 심와부 통증은 식사 직후보다 공복시에 혹은 식후 2~3시간 후에 일어나는 일이 많으며, 십이지장궤양은 통증이 야간 특히 새벽녘에 일어나는 경우가 많다. 점심 전이나 저녁에도 일어나지만 무엇인가를 마시면 통증이 덜하다. 그 통증이 때로는 등쪽으로 뚫는 듯한 느낌도 있고 이 밖에 가슴앓이, 구역질, 트림 등을 동반하기도 한다.

치 료

먼저 마음을 안정시키고 즐겁고 긍정적인 마음을 가지도록 노력하고 식이요법을 해야 하는데 맵고 짠 자극성 음식과 밀가루 음식을 삼가야 한다.

정신요법

궤양의 90%는 스트레스가 원인이라고 해도 과언이 아니다. 대인관계가 문제시되는 회사에서 상사와의 관계, 동료와의 경쟁의식, 임금인상을 위한 단체교섭, 개인적으로는 고부간의 갈등, 자녀문제 등 항상 긴장 속에서 생활하다보면 스트레스는 늘기 마련이다. 궤양 치료는 매사에 편한 마음으로 일하는 것이 최고의 방법이다.

식이요법

가장 주의해야 할 것이 술, 커피, 담배이다. 술은 위벽을 자극하고 커피에는 카페인이 함유되어 있어 위액의 분비를 촉진시킨다. 담배의 니코틴 성분도 위액의 분비를 돕고 혈관을 수축시켜 혈액순환을 저해시킨다. 음식은 싱겁고 무르고 익힌 것이 좋다.

규칙적으로 식사하고 과음, 과식을 피하는 것이 치료의 지름길이다.

도움이 되는 좋은 음식 ┃ 우유 · 요쿠르트 · 두유 등 유제품과 살코기, 생선, 두부, 시금치 · 상치 · 오이 등의 야채와 쌀밥 · 죽 · 감자 등의 곡류, 참기름 · 샐러드유 · 마가린 등의 식물성 기름 등이 있다.

한의학 치료

위액 분비를 억제하면서 소화력을 도와주는 처방을 쓰는데 대체적으로 오패산이나 정전가미이진탕, 귀비탕, 가미이중탕, 가미귀비탕 등을 응용하여 체질과 증상에 따라 치료를 한다.

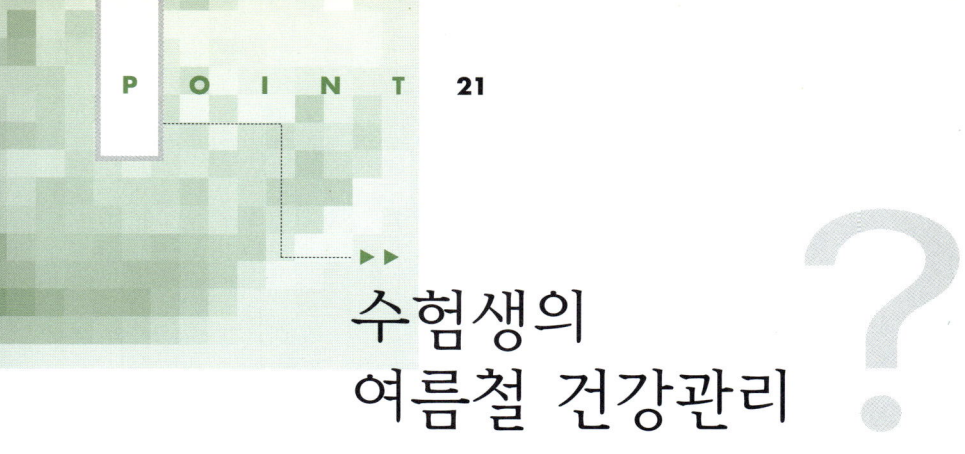

수험생의
여름철 건강관리

여름철이면 특히 잘 발생하는 질병

사계절의 섭생 중에서 여름철 건강관리가 제일 어렵다

위생가에 사계절 중에 여름이 가장 조섭하기 어려우니 토음이 잠재하여 위장이 냉(차다는 뜻이 아니고 뱃속이 허하다는 의미로 해석)하므로 보신하는 약이를 항상 먹어야 하고, 너무 찬 음식은 절제하고 심이 왕성하고 신이 쇠하여 정기를 소설하기 쉬우니 마음을 조용히 가다듬어지려와 심기를 화평하게 하며 얼음물과 과일과 익히지 않은 야채를 절제해야 한다. 이것을 조심하지 않으면 가을에 학질과 이질에 걸리기 쉽다고 하였다.

또한 여름 한철은 사람의 정기가 빠져나가는 계절이다. 여름철에는 찬 것을 많이 먹지 않도록 하고 항상 뱃속을 따뜻하게 하여 가을철의

토사곽란을 예방하여야 한다. 뱃속이 따뜻하면 모든 병마가 침범하지 못하고 혈기가 스스로 창성한 법이다라고 하였다.

여름철 감기

의감에 의하면 여름철 감한하는 증은 찬 것을 너무 과하게 섭취하였거나 시원한 정자나 물가에서 풍한에 상하거나 생랭한 과일 등을 먹어서 안으로 내상한 증이니 증상은 머리가 아프고, 몸이 쑤시고, 오한과 발열하고 혹은 흉복이 아프고 구토하며 설사한다고 하였다. 그러므로 날씨가 덥다고 해서 몸을 너무 시원한 곳에 장시간 노출시킨다든지 찬 것을 계속 섭취하면 여름철 감기에 걸리기 쉬우므로 수험생들은 덥다고 무조건 에어컨이나 선풍기 바람을 많이 쐬지 않도록 해야 한다.

식중독

세균이나 그 독소에 오염된 음식물을 섭취함으로써 발생하는 구토, 설사, 복통 등의 증세를 일으키는 임상 증후군을 주로 말하며 넓은 의미로는 음식물을 먹은 뒤 발생하는 모든 위장질환을 포함하기도 한다.

식중독은 음식물을 섭취한 후 짧게는 수십 분에서 길게는 48시간 안에 발생하며 심한 복통이나 구토, 설사를 동반하는 경우가 많으므로 몹시 당황하기 쉬우나 생명을 위협하는 위중한 경우는 드물다.

대부분은 24시간 안에 차츰 회복이 된다. 하지만 증상이 시작되면 병의 진행을 억제하기는 어렵다. 이런 경우는 비위생적으로 식품을 처리한 경우, 또는 음식을 냉장고에 보관하지 않고 실온에 방치했거나 시간이 지난 후 냉장고에 넣어둔 음식, 특히 단백질이 풍부하고 수분이 많은 크림, 샐러드, 육류(햄) 등을 먹었을 때 주로 발생하며 불완전하게 처리된 통조림이나 훈제식품, 감염된 어패류를 날로 먹거나 불완전하게 조리한 것을 섭취했을 때도 걸릴 수 있다. 또한 복어, 독버섯, 방부제나 인공 감미료, 인공 착색제 등의 물질이 함유된 식품을 먹었을 때도 식중독에 걸릴 확률이 높다.

① 살모넬라균에 의한 식중독

한국에서 가장 흔한 식중독은 살모넬라에 의한 식중독이다. 이 식중독은 오염된 우유나 달걀, 닭 그리고 육류 등이 원인인데 대개 음식을 먹은 뒤 12시간에서 24시간의 잠복기를 지나 발생한다. 심한 복통이나 설사, 구토, 오한, 발열 등이 나며 물 설사의 경우 피나 점액이 섞여 나오기도 한다. 심하면 경련이나 의식장애를 일으켜서 사망할 수도 있다. 동물성 식품은 충분히 냉동하고 조리할 때는 충분히 가열하는 등 위생을 철저히 해야 한다.

② 장염 비브리오균에 의한 식중독

비위생적이고 부패한 어패류 등의 해산물을 많이 먹었을 때 장염, 패혈증, 콜레라 등을 일으키는데 가자미, 문어, 오징어 따위의 생선이나 조개류를 날로 먹거나 또는 덜 익은 상태로 먹어서 48시간 안의 잠복기를 거쳐 발병한다.

그러므로 생선이나 조개 등은 반드시 익혀 먹어야 한다. 증상은 급성

설사나 복통설사, 오한, 발열, 구토와 설사에 피나 점액이 섞여 나오기
도 한다.

③ O-157균에 의한 식중독
사람과 동물의 장 속에 존재하는 병원성 대장균 O-157이다. 음식물
을 통해서 감염되므로 장마철에 주의를 해야 한다. 혈변성 장염을 유발
하는 것이 특징이다.
환자들 가운데 50%가 혈변성 설사를 경험하고 소변량이 감소하고
빈혈증상이 수반된다. 주로 어린아이나 노인에게 많이 나타나는데 치
료는 수액요법이 우선이다.

식중독을 예방하려면 고기는 완전히 익혀서 먹는다. 아이스크림이나
오래된 우유는 되도록 먹지 않는다. 식사 전후, 외출 후, 화장실 다녀온
후에는 반드시 손을 깨끗이 씻는다. 조리기구는 깨끗이 씻고 뜨거운 물
로 소독한다.

식중독을 처치하는 방법으로 오염된 음식을 먹었을 때는 독성을 빨
리 몸밖으로 내보내기 위해 토하거나 설사를 한다. 가정에서는 따뜻한
보리차나 설탕과 소금을 조금 넣어서 복용하면 좋다. 전해질 이온 음료
를 천천히 마시는 것도 이롭다. 시장기가 있으면 미음이나 묽은 죽을
조금씩 먹는 것도 좋다. 한의학에서 식중독은 곽란에 해당하며 곽향정
기산이나 오령산 등을 응용하여 치료한다.

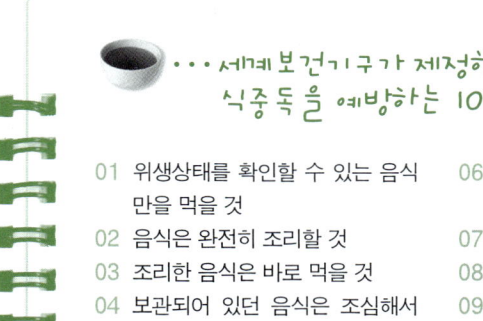

냉방병으로 특히 선풍기나 에어컨 바람을 많이 쐬면 발생한다

섭씨 8도 이상의 온도차가 나는 실내외를 드나드는 사람은 체온을 조절하는 시상하부의 자율신경에 이상이 생겨서 두통이나 어지럼증, 집중력이 떨어지고 무기력감이나 관절이나 어깨가 시리거나 뻐근한 느낌, 한기, 위장장애, 소화불량, 복부의 불편함이라든지 심한 경우에는 복통, 설사, 콧물, 기침 등의 감기 증상이나 생리장애가 나타날 수 있다.

이 밖에도 지나친 온도저하에 따른 반응으로 말초혈관이 수축하거나 손발이 붓기도 하며, 체내에서는 열을 보충하기 위해 계속 열을 생산하기 때문에 피로가 쉽게 온다. 여름철 습도는 60% 내지 70% 정도지만 냉방장치를 1시간 이상 가동하면 실내수분이 응결되어 습도가 30% 내지 40%(정상습도 55%) 수준으로 내려가게 되는데 이렇게 돼면 호흡기

점막이 건조해지면서 인후염이 생겨 저항력이 약해져 감기, 코막힘 등의 각종 호흡기질환에 걸리기 쉽다.

더위병

신열, 자한, 번민, 갈증이 심하고 권태로우며 기운이 없고 오한, 두통, 곽란, 팔다리가 궐랭하면서 신체에 통증은 없는 것이 특징이다.

더위에 상하면 얼굴에 때가 끼어 지저분하고 몸이 후끈거리며 땀이 많고 팔다리에 힘이 없어서 움직임이 게으르고 정신이 혼미하며 소변이 누렇고 잦으며 대변도 묽으면서 자주 보게 된다. 갈증이 심하게 나고 답답하여 식욕도 없어지는데 신체는 통증이 없는 것이 특징이다.

주하병

주하병은 늦봄과 초여름에 흔히 나타나는 증상을 말한다.

증상은 머리가 아프고, 다리에 힘이 없으며 밥맛이 없고, 몸이 후끈거리는 것을 말하는데 음이 허하고 원기가 부족한 것이 원인이다. 이때는 원기를 돋우며 허리 아래를 보강하는 보음약을 써야 하는데 한의사의 정확한 진단에 의해 각자의 체질에 따른 올바른 치료를 해야 한다.

여름철에는 인체의 양기(원기)가 더위를 이기기 위하여 상부로 뜨거나 피부로 몰려나오므로 다리가 약해지고 뱃속이 허해진다.

인체의 상부나 피부에서 양기가 더위와 싸우느라고 답답함, 갈증, 발한 등이 나타나며 자연스럽게 냉수, 냉차, 냉장고에 들어 있는 시원한 과일, 얼음과자 등을 먹게 되는데 이때 뱃속은 매우 허해져 있는 상태이므로 이런 생랭지물 등을 따뜻하게 소화 흡수시켜 줄 능력이 없다. 양기가 부족한 상태에서 비위가 손상을 입어 구토, 설사, 복통, 심지어는 발열, 오한까지도 나타난다. 실제로 환자 중에는 여름만 되면 배가 살살 아프면서 설사를 한다고 호소하는 사람들이 많다.

여름이면 나른하고 힘이 빠지고 무기력한 증상이 생기게 되는 원인

음이 허하고 원기가 부족한 것이 주 원인이다. 그러므로 원기를 돋우면서 허리 아래를 보강하는 보음약을 써야 한다.

첫째로 여름은 심왕신쇠의 계절이라고 하는데 신이 허해서 온다.
『활인서』에 의하면 여름 한때는 사람의 정신력이 약해지는 때이다. 여름철은 잎이 무성하고 뿌리는 약해지는 시기이므로 여름에 성생활을 과도하게 하면 약한 뿌리가 더욱 약해지므로 건강에 많은 무리가 오고 심지어는 콩팥이 손상된다는 뜻이다.

둘째로 여름은 습열이 성한 계절이다. 습열이 성해서 몸이 무겁고 잘 부으며 마목이 오기도 하고, 다리에 힘이 없고 머리가 맑지 않기도 한다.

셋째로 여름은 간이 허해지는 계절이다. 간은 봄에는 임금노릇을 하다 지쳐서 여름에는 허해진다. 간이 허해서 온다. 이때 간을 보해 주어야 한다. 주로 보간환, 인삼양영탕, 쌍화탕 등을 사용한다.

넷째로 서병, 서풍(냉방병)에 의해서 온다.

다섯째로 생랭지물을 너무 많이 먹어서 온다.

여름철 무기력증에 도움이 되는 식품

① 여름은 봄에 열심히 일을 했던 간이 무척 지쳐 있는 계절이므로 황구육, 복숭아, 살구, 부추, 자두 등을 먹어서 간을 보해 준다.

② 현대인은 제철 과일을 많이 먹지 못하게 되는데 인체는 자연에 상응하여 살게 되어 있으므로 제철에 나는 과일이 아닌 경우는 바람직하지 못하다. 과일은 언제나 제철에 나는 것을 먹는 것이 좋다. 따라서 여름에는 복숭아, 살구 등과 같이 겉은 부드럽고 속에 딱딱한 씨가 들어 있는 과일을 먹게 되는데 그러면 전체적인 건강에도 도움이 된다. 특히 여름철에 나오는 과일들은 대개 신맛이 많은데 심장 기능을 좋게 해주므로 더위를 이기는데 큰 역할을 한다.

③ 봄에 부드러운 풀을 뜯어먹고 사는 양고기를 여름에 먹으면 심장이 좋아진다. 보리도 여름에 더위를 이기는 식품이므로 보리밥은 여름철에 먹는 음식이다. 그러므로 열성체질에는 보리가 좋다는 뜻도 된다.

④ 여름은 심왕신쇠의 계절이다. 따라서 콩팥 기능을 좋게 해주는 식품을 먹어야 좋다. 콩팥 기능을 좋게 해주는 대표적인 음식은 닭고기이며, 파를 많이 쓰는 것도 비결 중의 한 가지이다. 검은 콩, 검은 깨, 호두 등도 콩팥을 좋게 해주는 식품이다. 하지만 겨울에 먹어야 제대로 그 효과가 발휘된다.

삼계탕과 보신탕을 여름에 많이 먹는 이유가 여기에 있다.

여름철 무기력증을 없애주는 한약처방

여름철에 쓰는 처방으로 방광체는 청서익기탕, 보중익기탕 합 생맥산을 쓰고 담체(마른 수험생)는 곽향정기산을 쓰는데, 얼굴이 검은 남자의 담체는 육미지황탕을 쓴다.

보중익기탕은 원기를 돋구고, 습열과 번열을 없애는 약이다. 계절에 잘 상응하지 못할 때는 보중익기탕에 계절에 따른 가감방을 사용한다. 특히 알레르기성 비염인 경우에 계절방을 가감하면 아주 좋다.

청서익기탕은 주로 방광체가 여름에 기운이 없고 대변이 무를 때 쓰는데 음력 6월을 전후에 쓴다. 감기기운이 있다면 이향산을 쓴다. 또는 인삼양위탕에 황금 · 백출을 가하거나 도씨평위산(감기가 아니고 더위 또는 음식에 상한 것) 등을 쓴다.

생맥산은 소기, 주하병, 몸이 찬 사람에게 쓴다. 아이들의 입(진액을 만드는 곳)이 마르고, 입술이 건조(진액이 새든지 못 만들든지 둘 중의 하나)하며, 코가 약간 들리고 얼굴이 희멀거니 생기가 없을 때 남자는 팔물탕에 생맥산, 여자는 보중익기탕에 생맥산을 합방한다.

일반가정에서 차로 응용해 볼 수 있는 것은 인삼차나 생맥산, 매실차, 오미자차 등을 들 수 있다. 의서에 보면 여름철에 항상 오미자를 먹어서 오장의 기를 보하라고 하였는데 이 말은 오미자를 차처럼 끓여서 마시면 기가 보충이 되고 갈증도 없어진다는 뜻이다. 또한 생맥산이 있는데 처방 구성을 보면, 맥문동 · 인삼 · 오미자를 2 : 1 : 1 비율로 달여서 보리차처럼 마시면 기력보충에 많은 도움이 된다.

여름의 냉차로는 인삼을 달여서 시원하게 식힌 다음 꿀을 타서 마시면 갈증이 없어진다. 인삼냉차는 배탈이 나지 않는 것이 특징이다. 특히 피부가 하얗고 이목구비 중에서 코가 큰 사람에게 더욱 좋다.

특히 수험생이 공부중에 졸리면 차나 커피를 찾게 된다. 이때 덥다고 해서 냉차나 냉커피를 마시면 처음에는 시원하지만 결국에는 더욱 졸리게 되며 체중이 느는데도 한 몫을 하게 된다. 오히려 따뜻한 커피나 차를 마시게 되면 심장이 좋아지고 이뇨 역할까지 하므로 체중이 도리어 줄어드는 데도 효과가 있다고 본다.

평소 주하병과 서병을 예방하는 방법

더위병은 여름을 좋아하는 사람이 더위에 노출을 너무 많이 한 경우에 오거나 여름을 싫어하는 사람이 안 받아도 되는데 오는 경우이다. 겨울에 정기를 제대로 고밀하지 못하면 여름에 병이 온다고 하였는데 이것이 서병이다.

··· 하지 이후에서 춘분까지가 서병에 해당한다

서병(暑病)의 증상은 몸에 열이 나고, 식은땀이 나고 입이 마르며, 얼굴에 때가 끼고 신체에 통증이 없다. 이것이 상한과 구별점이다. 또한 습병과의 차이는 몸의 통증이 있느냐 없느냐인데 습병은 몸의 통증이 있고 서병은 몸의 통증이 없다. 특히 상서병을 보면 여자에 많다. 여자는 더위를 이기지 못하므로 더위에 상하기 쉽다. 그래서 양산을 쓴다. 남자도 얼굴이 흰 사람은 더위에 주의해야 한다. 반대로 남자는 추위에 상하기 쉽다.

01 여름에는 열심하면 화극금(火克金)하므로 기를 소모한다.
   예 | 여자는 더위에 잘 상하고 남자는 추위에 잘 상하는 경우가 많다. 그러므로 여름에는 보기해야 하는데 이때 기본방이 보중익기탕이다. 서병에는 기본방이 향유산이다. 토사곽란에는 곽향정기산(태음형약)에 향유산을 합방한다. 또는 인삼양위탕에 향유, 백편두, 황연, 백출을 가미해서 쓴다.

02 여름은 심왕신쇠의 계절이니 신장을 보해 주어야 한다. 즉 성생활을 절제해야 한다.

03 여름은 간이 허하므로 간을 보해 주어야 한다.

여름철 무기력증이 있을 때 되도록 피해야 할 음식이나 혹은 삼가는 것이 좋은 일

여름에는 너무 찬 음식은 삼가야 한다. 소화기가 약한 소음인 체질이나 특히 몸이 찬 사람은 냉면, 돼지고기, 참외 등의 찬 음식은 적게 먹어야 한다. 여름철은 오히려 이열치열이 건강에 이롭다.

여름철 냉방병

　날씨가 무더워지면 에어컨이나 선풍기 등의 냉방시설의 가동이 늘어나고 찬 음료나 찬 음식의 섭취량이 많아지면서 감기, 설사, 피로감, 두통 등의 증세를 보이는 환자가 증가한다.

　특히 무더위로 인해 고열감기, 배탈, 설사, 복통 등의 증세를 보이는 어린이들이 많이 병원을 찾는다.

　냉방병이란 아직까지 의학적으로 병명이 명확하게 정의되지는 않았지만 일반적으로 쾌적한 여름을 보내기 위해 설치된 에어컨으로 인해 생기는 불편한 증상들을 말한다. 냉방병은 심한 기온의 변화에 우리 몸이 적응을 하지 못해서 생기는 일종의 문명병이다.

　인체의 체온을 조절하는 곳은 대뇌의 시상하부에 있는 체온조절중추이다.

　야위고 바짝 마른 사람이 찬바람이나 에어컨 바람을 쐬면 배가 아프다고 하는 것이 한의학에서 서풍이라고 표현하고 있다.

　『동의보감』의 서문에 보면, "여름철에 감한(感寒)하는 증은 찬 것을 너무 많이 취한 것이거나 너무 시원한 곳에서 냉기를 받거나 풍한 등으로 밖을 상하거나 물, 얼음, 생랭한 과채 등을 먹어서 안을 상한 것이다."라고 하였다.

① 증 상

섭씨 8도 이상의 온도차가 나는 실내외를 드나드는 사람은 체온을 조절하는 시상하부의 자율신경에 이상이 생겨서 두통, 어지러움, 집중력 저하, 무기력감, 관절이나 어깨가 시리거나 뻐근한 느낌, 피로감, 한기, 위장장애, 소화불량, 복부의 불편감, 심한 경우에는 복통이나 설사, 콧물, 기침 등의 감기증상이나 생리장애가 나타날 수 있다.

이 밖에도 지나친 온도저하에 따른 반응으로 말초혈관이 수축하여 얼굴과 손발이 붓기도 하며, 체내에서는 열을 보충하기 위해 계속 열을 생산하기 때문에 피로가 쉽게 온다.

냉방을 하면 온도가 내려가면서 실내수분이 응결되어 습도가 낮아지게 된다.

여름철 습도는 60~70% 정도지만 냉방장치를 1시간 이상 가동하면 실내수분이 응결되어 습도가 30~40%(정상습도 55%) 수준으로 내려가게 되는데 이렇게 되면 호흡기 점막이 건조해지면서 인후염이 생기고 저항력이 약해져 감기, 코막힘 등의 각종 호흡기질환에 걸리기 쉽다.

또한 대개 두통이 일어나고 오한, 발열하고 또는 흉복이 아프고 구토하며 설사한다.

② 치료 대책

냉방병을 피하려면 실내기온이 25℃ 이하로 내려가지 않도록 하여 가능한 한 냉기에 노출되는 시간을 줄이고 실내외의 온도차를 5~7℃ 가량으로 유지하고, 1시간 간격으로 창문을 열어 환기를 시키는 것이 좋다.

특히 만성질환자나 노인, 어린아이의 경우 급격한 온도변화는 피하는 것이 좋다. 인체가 가장 부담을 느끼지 않고 체온을 조절할 수 있는 온도는 24℃에서 29℃ 사이라고 한다. 이 온도에서는 피부혈관의 수축과 확장만을 통해 열을 발산, 생산해 체온을 조절한다. 그 이상이나 이하에는 땀이나 근육을 통해 열을 발산, 생산해 체온을 조절한다.

에어컨의 찬바람이 신체에 직접 닿으면 닿는 부위의 온도는 닿지 않는 부위보다 더 낮아져서 자율신경계의 균형이 깨지기 쉬운 상태가 된다. 그러면 냉방병의 증상(몸이 뻐근한 느낌이나 위장장애 등)이 잘 나타날 수 있다.

따라서 에어컨의 찬바람이 신체에 직접 닿지 않는 것이 좋다. 특히 여성은 남성보다 노출된 신체부위가 많으므로 냉방이 잘된 실내에서 장기간 있을 때 얇은 긴 옷을 준비해서 적절히 체온을 유지하는 것이 좋다.

더욱 중요한 것은 땀에 젖은 옷은 바로 갈아입는 것이 좋다는 점이다. 틈틈이 외부의 바람을 쐬며 가벼운 운동을 하는 것도 좋다.

냉방된 방에서는 담배를 피워서는 안 된다. 매년 선풍기나 에어컨을 켜놓고 자다가 사망했다는 기사를 지면이나 언론을 통해 접하게 되는데 잠이 들기 전에 선풍기나 에어컨은 반드시 끄는 것이 현명한 방법임을 명심해야 한다.

또, 실내습도가 점차 떨어져 감기 등에 걸릴 확률이 높아지므로 실내가 너무 건조해지지 않도록 주의한다. 또한 에어컨 내부의 필터 청소를 2주에 한 차례씩 해주어야 한다. 먼지가 쌓이면 냉방력이 떨어지고 세균이 번식하기 쉽기 때문이다.

그리고 음주, 과로를 피하고 아침을 거르지 않고 먹는 것이 좋다. 비타민이 풍부한 과일을 많이 먹고 근무시간 중에는 따뜻한 둥이나 차를 마셔서 수분을 충분히 섭취해야 한다. 또한 자율신경계가 균형을 유지할 수 있도록 꾸준한 운동과 규칙적인 생활을 하는 것이 냉방병을 이기면서 여름철을 건강하게 보낼 수 있는 지혜로운 방법이다. 냉방은 에어컨에만 의존하지 말고 선풍기도 사용해 에어컨의 찬 공기를 고루 퍼지게 하면 실내온도를 균일하게 할 수 있다. 또한 에너지 절약에서도 효율적이다. 선풍기 바람은 몸에 직접 닿지 않게 하는 것이 좋다.

에어컨을 사용하는 경우 창문을 항상 닫아두므로 실내공기가 잘 순환되지 않는다. 순환이 잘되지 않으면 많은 유해물질이 생기기 마련이다. 먼지가 쌓이면 냉방력도 떨어지고 세균이 번식하기 쉽기 때문이다. 뿐만 아니라 탄화수소, 질소산화물, 아황산가스 등의 농도가 높아져서 호흡기질환이나 신경질환 등을 일으킬 수 있다.

그리고 밀폐된 공기에서는 이산화탄소의 양이 많아지고 산소의 양이 줄어 하품이 나거나 집중력이 떨어질 수 있다. 심하면 어지러움도 느끼게 된다. 여기에 담배는 더욱 치명적이다.

건물에 환기시설이 없는 경우에는 1시간에 한 번씩 창문을 열어 환기를 시켜주는 것이 좋다. 환기는 유해물질을 줄일 뿐만 아니라 공기 중에 부족해진 산소도 공급하게 되므로 작업능률도 올릴 수 있다고 본다.

에어컨의 필터도 1~2주에 한 번씩은 정기적으로 청소를 하는 것이 좋다. 왜냐하면 오랜 기간 방치하면 세균이나 곰팡이 등이 번식해서 실내에 확산되기 쉽다.

③ 치료 방법

　실내에서 주로 앉아서 일을 하는 사람들은 가벼운 체조나 이완운동에 도움이 되는 스트레칭을 하면 도움이 된다. 평소 어깨나 등의 뒤가 뻐근한 느낌을 자주 느끼는 사람에게 이롭다. 입맛이 없는 사람은 신맛이 나는 음식이나 과일을 먹으면 도움이 된다. 찬 음료나 음식은 자주 먹게 되면 해롭다.

　특히 냉커피나 아이스크림과 같이 찬 것을 자주 먹는 것은 위장에 부담을 줄 수밖에 없다. 또한 갈증이 나는 경우에는 탄산음료보다는 생수나 따뜻한 녹차가 좋다. 여름휴가 때 여행을 할 경우에는 미리 얇은 긴 옷을 준비하는 것이 좋다.

　에어컨을 켠 자동차를 오래 타는 사람인 경우에는 내기 순환에서 외기 유입으로 위치를 돌리거나 가끔 창문을 내려 환기를 시켜주는 것이 좋다.

　냉방병은 사람마다 차이가 많이 나는 병이다. 즉 같은 환경에 노출되어도 사람에 따라 아주 예민해서 쉽게 걸리는 사람도 있다. 각 개인차가 있지만 신체의 리듬을 유지하기 위한 적절한 휴식이 건강을 위한 최선의 방법이다.

　얼마 전만 해도 평상에 앉아 부채를 부치면서 여름을 정면으로 맞이했고, 한줄기 소나기에 고마워할 줄 알고, 시원한 물을 등에 뿌리면서 오싹함을 느끼며 더위를 보내지 않았던가. 더위도 적당히 즐기겠다는 마음을 가지면서.

　위와 같은 주의사항을 지킨다면 여름이 즐거운 계절이 될 수 있고 짜증이 덜 나는 신나는 여름이 될 수 있을 것이다. 더운 여름은 여름답게 보내야 건강한 사람이 되는 것이다.

복잡한 사무실에서 이제 잠시 눈을 감고 하나에서 열까지 천천히 숫자를 세어보고 심호흡을 하고 나서, 아마존의 원시림을 조용히 걷는다고 생각하고 시원한 숲 속의 바람과 향기를 연상해보자. 짜증 낼 일도 없어지고 더위도 어디론가 사라져버린 듯한 느낌을 가져보는 것이 사치는 아닐 것이다.

서병에 가장 기본적으로 사용할 수 있는 처방은 이향산이다. 이향산으로 발산시키면 낫는다. 배꼽을 눌러서 아프면 이중탕을 쓸 수 있다. 서풍에 곽향정기산에 창출, 강활을 가하고 거 백출하거나 인삼양위탕에 향유, 백편두를 가미하여 사용하면 좋다.

여름철 냉방병에는 곽향정기산을 쓴다. 즉 피부호흡을 시켜주는 것이다. 풍문에 보면, 비인의 중풍에 대해 나오는데 살이 찌면 주리가 치밀하고(피부호흡이 잘 안 됨) 내울로 내열이 많으니 심장에 부담이 되어 별안간 중풍이 되거나 손이 저리는 증상이 나타나는데 이때 곽향정기산을 쓴다고 하였다.

여름에 땀을 흘린다는 것은 피부가 호흡을 하는 것인데 땀이 나지 못하면 병이다. 즉 피부호흡을 하지 못하는 것이니 (냉방병) 곽향정기산을 쓴다.

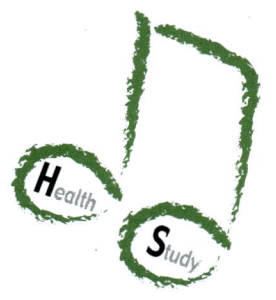

찌는 듯한 더위에 시달리다가 선선한 바람을 맞게 되는 환절기에 발생할 수 있는 질병

환절기에는 감기나 알레르기성 비염, 천식질환 등의 기관지 계통의 질병에 특히 주의를 해야 한다. 아침저녁으로는 서늘하므로 잠을 잘 때는 꼭 얇은 이불이라도 덮어서 체온 유지에 유의해야 한다.

얼마 안 남은 여름을 잘 이겨내고 극복할 수 있는 방법

뭐니뭐니해도 건강이 최고이다. 여름에 덥다고 너무 찬 것을 많이 먹는 것을 절제하고 에어컨 바람도 1시간 가량 쐬면 약 10분 쯤 반드시 환기를 시켜주어야 한다.

또한 여름은 습열이 성한 계절이므로 음식이 상하기 쉽다. 습열 때문에 음식물 내의 세균이 빠른 속도로 번식하므로 소화기 계통(심한 복통, 설사, 구토, 오심, 물을 쏟는 듯한 설사)의 병이 잦은 계절이다. 그러므로 익히지 않은 음식이나 상한 듯한 음식은 과감히 버려야 한다.

특히, 수험생들은 여름을 잘 지내야 하므로 제철에 나는 음식과 과일을 섭취하고 꾸준하고 규칙적인 운동과 충분한 수면 그리고 매사에 적극적이고 긍정적인 사고로 생활하는 것이 건강유지에 좋다.

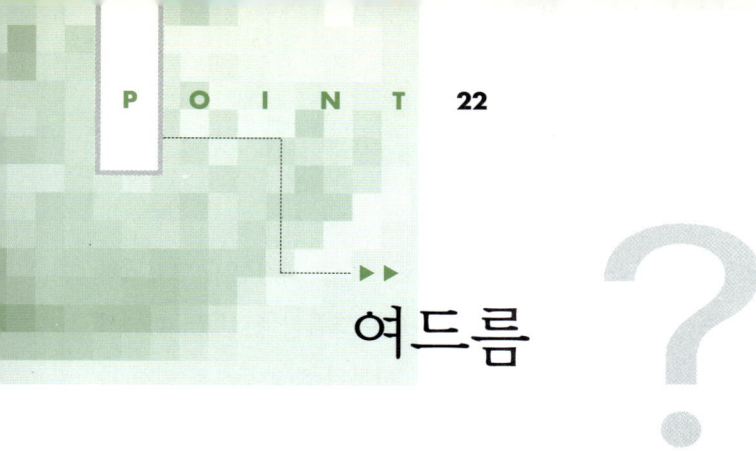

여드름

여드름은 청소년기에서 중년에 이르기까지 가장 흔한 피부질환 중에 하나이다. 의학적으로 여드름은 피부 속의 모낭과 피부의 기름샘인 피지선의 염증성 병변을 말하는데, 주로 10～20대에 피지선이 밀집한 얼굴이나 목, 가슴 등에 주로 나타난다.

여드름은 흔하게 발생하는 피부질환이기 때문에 증상이 가벼울 때는 일시적인 생리 현상으로 간주하기도 하지만, 심할 경우 중년까지 지속되거나 염증이 심해서 흉터나 색소 침착 등을 남기기 쉽다.

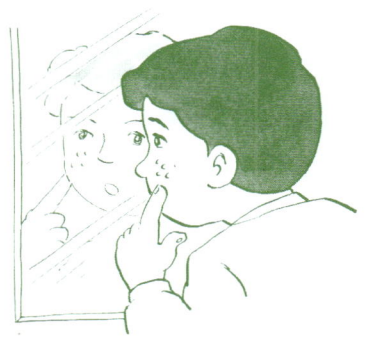

한의학에서 여드름은 면포의 분류에 해당되며, 분자 · 곡취창 · 좌창 · 면생창 · 폐풍분자 · 면열 등의 명칭을 사용하였다.

원 인

　일반적으로 여드름은 피부 진피 층에 존재하는 피지선이 항진되어 피지분비가 증가하거나, 모공이 막히거나, 여드름의 원인균 · 화농성 세균 · 모낭충 등에 의해 염증이 생기거나, 잘못된 화장 등으로 인한 과민반응으로 나게 된다. 여기에 자외선, 화학성 물질, 황사, 열, 건조, 습기 등 기후 변화 등의 외부 자극이 주어지거나 생활이 불규칙하여 내부 장기 기능이 떨어지게 되면 2차적인 병변을 일으키게 된다.

　한의학적으로 보면 풍, 습, 열이 상호 결합되어 생긴 것으로 보기는 하지만 단순히 외부적인 원인만 있는 것이 아니고 내부의 장부와의 연관성이 있다고 본다.

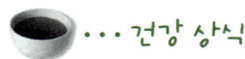

···건강 상식

보통 사람의 피부에는 1cm² 당 400~900개의 피지선이 얼굴, 머리, 가슴 등의 순으로 분포되어 하루 평균 1~2g의 피지를 분비한다고 한다. 연령, 성별, 피부 타입에 따라 분비량에는 차이가 있지만 사춘기 이후 분비되는 안드로겐(성호르몬) 때문에 사춘기 때 분비량이 늘어나고 그에 따라 이 시기에 여드름도 나기 쉽다.

피지분비 증가의 원인은 안드로겐(남성호르몬), 유전적 요인, 프로게스테론(황체 호르몬의 일종), 스트레스 등이다.

또한 모공은 피지 선 내에서 서식하는 여드름의 원인균, 화농성 세균, 모낭충으로 인해 염증이 생겨 막히거나 유분이 많은 화장품 등으로 인해 각질이 두껍게 쌓이면서 막히게 된다.

그렇게 되면 안에서는 피지가 만들어지고, 이 피지가 밖으로 빠져나가지 못하게 되어 피지선이 부풀어오르는데, 이것을 여드름이라고 한다. 또 모낭에 서식하는 모낭충은 피지분비가 왕성한 코나 T존 부위에 기생하면서 피지를 먹고산다.

따라서 피지가 증가하면 모낭충도 증가하여 모낭 주위에 염증을 일으키고 여드름을 유발하게 된다.

이 밖에 계절 및 기후의 변화, 압력이나 마찰, 음식, 약품, 월경 주기, 임신, 경구피임약, 화장품 등이 원인이 된다.

종 류

여드름은 면포, 농포, 구진, 결절, 반점, 두드러기, 소수포, 수포, 낭종 등 여러 가지 형태가 있다.

면포는 피지, 각질세포, 박테리아가 서로 엉겨서 모공의 출구를 막아 형성된 경우이다. 농포(화농성 여드름)는 피부 표면으로 솟은 농을 포함하는 작은 돌기 모양으로 나타나는데 단일 또는 군집으로 생기며, 주위에 붉은 기운이 돌고 터지면 가피가 생기기도 한다. 치료 후 흉터는 남지 않지만 색소 침착 현상이 6개월 이상 가기도 하므로 조심스럽게 관리해야 한다. 구진은 염증에 의하여 붉은 색을 띠거나 다른 색(예를 들면, 갈색)으로 나타나는데, 경계가 뚜렷하고 단단한 돌출 형태로 크기는 1cm 이하인데 만지면 아프고, 치료 후에 흉터가 남을 수 있다.

결절은 구진과 같은 형태이지만 구진보다 더 크고 단단하며 피부 깊숙한 곳에 위치하고 있다. 구진이 서로 엉겨서 큰 형태를 이루고 기저층 아래에 형성되기 때문에 구진이 생기면 아프고 돌출부 속에는 염증이 있어 열을 동반한다. 피부 속 깊이 위치하고 있어 제거가 어렵고 치료 후 흉터가 남는다.

팽진(담마진, 두드러기)은 다양한 크기를 가진 부종성 융기로 대부분 타원형이지만 간혹 불규칙한 모양을 지니기도 한다. 가렵고 수분 내에 갑자기 형성되었다가 사라지기도 하는 일시적인 피부현상이다.

반점은 피부 표면에 융기가 함몰 등의 상처 없이 피부색이 변화하는 것이다

소수포는 표피 내부(표피 밑)에 지름 1cm 미만의 맑은 액체(체액, 혈장, 혈액)를 포함한 융기로 그 색깔은 황색에서 황적색을 띠며 염증이 생기지 않고 흉터 없이 치료가 가능하다. 수포는 소수포보다 크기가 크며, 장액성 액체를 포함하고 있는 융기로 표피와 진피 내에 자리 잡고 있으며 모양은 불규칙적이나 대부분은 외관상 둥글게 보이며 가벼운 접촉으로도 손상되어 쉽게 터지므로 잘 관리하지 않으면 치료 후에도 흉터가 남을 수 있다.

낭종은 진피 층에 자리를 잡고 있으며 생길 때부터 심한 통증을 수반

한다. 막으로 둘러싸여 있는 둥근 모양으로 내용물의 성분은 다양하며, 관리가 어려우므로 전문의에게 관리를 받는 것이 바람직하다.

체질별 여드름의 특징

소음인

소음인은 여드름이 가장 많이 생기는 체질이다. 체질적으로 소화기 계통이 약하고 냉하며 추위를 많이 느끼고 소심한 성격의 소유자가 많은 편이다. 특히, 피부로 발산이 잘되지 않은 편이기 때문에 스트레스나 생리불순 등으로 순환 장애가 일어나면 피지 생성은 증가하는 데 반하여 모공을 통한 피지 배출이 잘 이루어지지 않아 여드름이 잘 생기는 체질이다.

태음인

비만환자의 70%를 차지하는 태음인의 경우 사춘기 이후에 모공이 발달하여 피지 배출이 원활하게 이루어지는 편이라 다른 체질에 비해 여드름이 덜 생기는 편이다. 태음인의 여드름은 주로 간열로 인한 여드름이 많아 양 관골 부위에 여드름이 나타나기 쉽다.

소양인

　체질적으로 열이 많아 얼굴에 열독이 올라오면서 이마나 얼굴 전체로 작은 구진이 많이 나타나기 쉽다. 소음인에서도 얼굴에 열이 올라오면서 여드름이 나타나는 경우가 많은데 이때는 허열이 많고 소양인은 변비로 인한 장의 독소와 폐비 열독으로 인한 여드름이 주류를 이루기도 한다.

치료법

　한의학적 관점에서 보면, 첫 번째로 대부분의 여드름은 풍열인 경우가 많다. 대체로 밥을 잘 먹고 식욕이 왕성하고 눈두덩과 입이 발달한 양명형에 잘 온다. 이런 유형에게는 방풍통성산을 많이 응용하면 효과적이다. 특히 얼굴에 기름이 잘 흐르는 사람이나 발뒤꿈치가 잘 갈라지는 사람이나 열이 많은 사람에게 효과적이다.

　두 번째로 삼초열이 많은 경우인데, 뾰족뾰족하게 여드름이 나는 경우로 청상방풍탕을 많이 응용한다.

　세 번째로 양명경이 허한 경우로 양볼 아래가 어두운 색을 띤다. 이때는 인삼양위탕 등을 사용하면 여드름에 효과적이다.

　네 번째로 소양상화로서 목 주위에 여드름이 많이 난 경우인데, 소시호탕을 응용한다.

　다섯 번째로 화장독 등에 의해 나타난다. 얼굴에 자갈을 깔아놓은 것처럼 오돌오돌 생기는데 주로 이마 부위에 많이 발생한다. 이때는 청폐산을 사용하면 좋은 효과를 볼 수 있다. 이 처방은 형상의학적으로 피부가 흰 사람이나 얼굴이 각이 진 기과나 갑류로 어깨가 발달한 사람에게 좋다.

청소년인 경우에는 담화인 경우가 많은데 여기에는 이진탕에 주황금, 치자, 황연, 창출, 강활 등을 응용한다.

얼굴에 잡티가 많을 때는 승마위풍탕이나 세간명목탕, 승마갈근탕을 사용한다. 특히 여드름이 많은 학생인 경우에 승마위풍탕을 사용하는데, 아침에 얼굴이 잘 붓는다고 하는 사람이나 버짐이 잘 생기는 사람에게도 좋은 효과가 있다. 세간명목탕은 양명형으로 주류에 효과적이고 얼굴에 점이 많은 경우에 효과가 좋은데 눈이 충혈되면서 여드름이 많은 경우에 사용한다.

부위별 여드름 치료법

머리 전체에 여드름이 있는 경우에는 청상방풍탕을 응용한다.

인당혈 부위에 나타나면 명문화쇠로 보고 팔미환을 응용하며, 관골에 주로 나타나면 비위 기능이 약한 것으로 보고 비위를 돋궈주는 약을 사용한다. 관골이 붉은 경우에는 자음강화탕을 사용하고 턱 부위에 유난히 여드름이 많은 경우에는 간신이 허한 것으로 보고 육미지황탕 등을 응용한다. 또한 침구요법이나 뜸요법 그리고 한약재를 이용한 피부 마사지를 하여 인체의 순환을 도와주면 신진대사가 원활해져 여드름 치료 효과를 높여 준다.

・・・ 이렇게 하면 여드름이 안 난다

01 평소에 외출 후에는 잘 씻는다.
02 피부 지압을 해준다.
03 규칙적으로 배변 보는 습관을 갖는다.
04 과로와 스트레스를 줄인다.
05 항상 긍정적인 사고를 가진다.
06 많이 웃고 즐거운 생각을 갖는다.
07 피자나 햄버거 등 인스턴트 음식과 기름진 음식 등을 절제하고 술, 담배, 커피 등은 삼간다.
08 제철에 나는 음식을 먹는다.

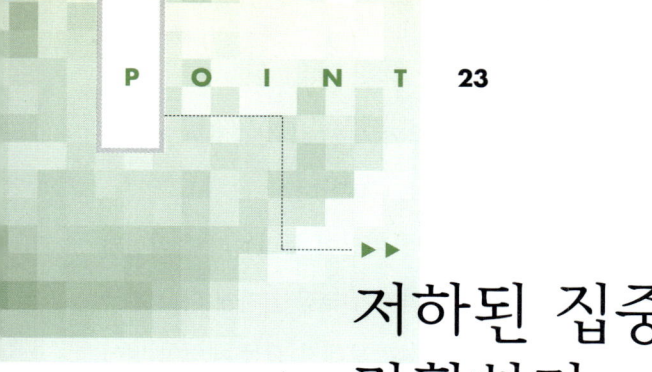

저하된 집중력을
강화하자

평소에 공부를 하다보면 자신의 집중력이 떨어져 있음을 느낄 때가 있다. 대개 자신의 집중력이 좋지 않음을 느낄 때는 또 다른 신체적 증상들을 함께 가지고 있는 경우가 많다.

원 인

한 연구조사에 의하면 스트레스인 경우가 많은데 수험생의 경우에는 큰 비중을 차지하고 직장인의 경우에는 약 70% 이상을 차지한다. 수험생의 경우에는 성적에 대한 불안감과 주변의 기대에 따른 부담감을 감당하지 못해 생기는 긴장으로 인해 발생하는 스트레스가 가장 많이 조사되었다고 한다.

다음으로는 체력이 떨어진 경우로서 수험생의 경우 스트리스 다음으로 비중을 차지하는데 특히 여학생의 경우가 훨씬 더 심각하고 직장인의 경우에는 약 20% 안팎을 차지한 것으로 나타났다.

여학생의 경우는 한참 민감한 사춘기 때 비만이 두려워서 음식섭취를 억제하고 충분하지 못한 수면에 항상 쫓기어 늦잠을 자게 되고 결국 아침식사를 거르게 된다. 여기에 운동부족도 보태져 결국 체력이 떨어지게 된다. 또한 복통이나 뒷목이 뻐근해지는 증상, 견비통과 같은 통증 때문이다. 이때 수험생의 경우 약 20% 정도의 비중을 차지하고, 직장인의 경우는 약 10% 안팎을 차지한다고 하였다. 배가 차거나 찬 음식을 많이 먹게 되면 복부가 율동이 잘 안 되어 결국은 머리로의 진액 공급이 약해져서 집중력이 떨어지게 된다.

바르지 못한 자세 또한 통증을 유발시키기도 하지만 특히 수험생의 경우는 뒷목이 뻣뻣한 항강통과 요통이 가장 많은데 이는 수험생들이 시험에 대한 강박관념과 긴장을 하게 되면 근육이 긴장하게 되는데 목 뒤의 근육 중의 광배근이 뒷머리에서 어깨부위 그리고 허리까지 연결되어 있어서 긴장을 하게 되면 머리도 맑지 않게 되어 결국 집중력도 떨어지게 된다. 또 수험생의 의자가 맞지 않을 때에도 발생하게 된다.

증 상

대체로 집중력이 떨어지면서 함께 나타나는 증상은 별일도 아닌데 신경질적으로 변하고 얼굴도 화끈 달아오르고 짜증과 화를 잘 내고 가슴이 두근거리거나 답답해하고 한숨을 쉬고 성격도 조급해지고 눈도 충혈된다. 또한 머리가 아프거나 맑지를 않고 소화가 잘 안 되거나 속이 쓰리고 울렁거린다.

또 얼굴이 화끈거리고 벌겋게 달아오르며, 소화 불량과 복통, 어지럽다거나 손발이 수시로 저리다든지, 항상 졸리는 증상과 함께 뒷목과 뒷머리가 당기고 아프며 심해지면 어깨와 허리까지 통증이 일어나기도 한다.

체질에 따른 특징

중요한 것은 집중력이 저하된 환자는 체질을 정확히 분석하여 체질과 병증의 상황에 적합한 처방과 체질침 치료를 해주어야 한다는 점이다. 각각의 체질마다 집중력이 저하됨과 병행하여 나타나는 특징적인 증후군을 형성하고 있는데 이런 체질병리를 우선적으로 파악해야 체질에 따른 치료 등으로 집중력을 강화하는 것이 가능해진다.

특히 소음인은 매사에 정확하고 꼼꼼하고 계획적이다. 오랫동안 신경을 많이 써서 공부를 하게 되면 성격이 예민해져 사소한 일에도 짜증을 많이 내게 되고 집중력도 떨어지게 된다. 이때는 소화 기능도 떨어져 식사량도 줄어들고 많이 먹지 못하며 조금만 과식을 한다든지 상한 음식을 먹게 되면 위장에 금방 문제가 생기게 된다. 따라서 주위 사람들은 잔소리나 지나친 간섭을 피해야 하고 지구력이 떨어지지 않도록 지속적인 운동으로 건강관리를 해야 집중력 강화에도 도움이 된다.

소양인은 직선적이고 성격이 활달하며 두뇌 회전이 빠르지만 책상에 오래 앉아서 꾸준히 공부하기가 힘들어서 집중력이 떨어지기 쉬운 체질이므로 쉽게 싫증을 느끼는 경우가 많다.

또한 감정의 기복이 심하고 외부 환경 변화에 민감하므로 차분하고 안정적으로 한 곳에 집중할 수 있는 환경을 만들어 주는 것이 바람직하다. 아울러 일정한 휴식시간을 주어 기분전환을 시켜서 짧은 시간이더라도 집중하여 공부할 수 있게 해주는 것이 좋다.

따라서 소양인 수험생이라면 장시간 책상에 앉아 있기보다는 수시로 휴식을 취해주는 것이 집중력을 올리는 데에 도움이 된다.

태음인은 고집이 세고 말이 없으며 감정표현이 많지 않은 편이다. 매우 느긋한 성격으로 시험날짜가 임박해도 만사 태평이다. 하지만 오랫동안 긴장을 하거나 신경을 쓰게 되면 닥치는 대로 마구 폭식을 하게 되기도 하고 화를 꾹 참았다가 갑작스레 발산하거나 안절부절 못 하는 경우가 많아서 결국 집중력이 떨어지게 된다. 이때는 너무 나태하지 않게 적절한 자극을 주는 것이 필요하다.

집중력 강화에 도움이 되는 과일 및 채소

소음인은 토마토 · 귤 · 복숭아 · 양배추가 이롭고, 소양인은 신선한 과일(참외, 수박, 파인애플)이나 채소가 좋다.

태음인은 과식을 피하고 해조류 · 호두 · 율무 · 버섯 · 콩국물 등을 섭취하는 것이 좋다. 운동과 목욕은 자주 하는 것이 좋다.

태양인은 기름기가 적은 담백한 음식(조개류, 붕어, 메밀, 냉면) 등이 좋다. 특히 과일은 앵두, 포도 등의 과채류가 효과적이다.

체질이란 본래 오장육부 기능의 편차를 표현하는 것이기 때문에 각 체질마다 장부 기능상의 불균형 상태를 파악하고 그 불균형 상태에서 발생할 수 있는 증후군을 분석하여 각각의 체질과 병증에 맞게 치료를 하는 것이다.

모든 치료가 환자에 따라 다르겠지만 간단한 통증으로 인한 집중력의 저하는 2~3회 정도 침구요법으로도 치료를 하겠지만 길게는 약 2~3주일 정도 치료기간이 필요하기도 하다. 다만 집중력을 저하시키는 증상들이 단독으로 존재하지 않아서 궁극적으로 집중력을 끌어올리려면 내과적인 치료를 병행해야 하기에 전문가의 정확한 진단이 필요하다고 본다.

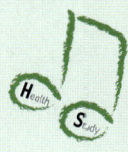

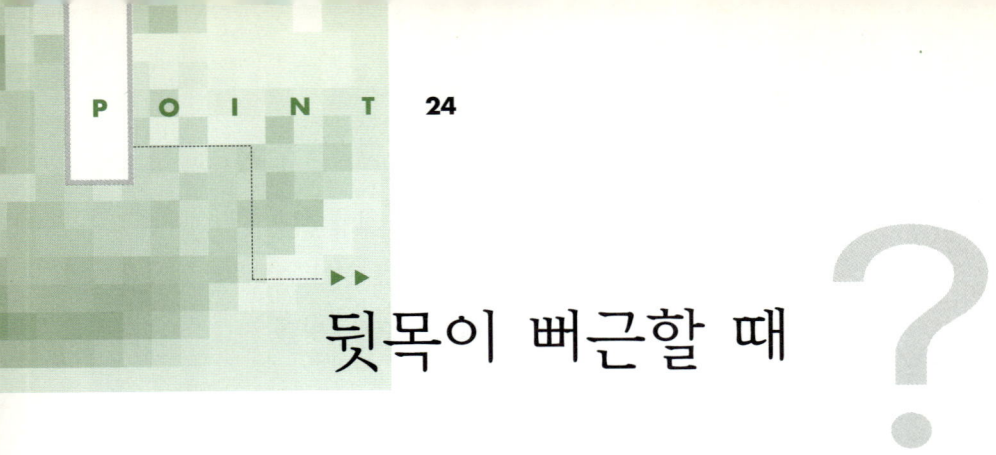

뒷목이 뻐근할 때 ?

책상에 오래 앉아 있는 수험생이나 운전을 많이 하는 사람들이나 컴퓨터를 많이 사용하는 사람에게도 많이 나타나는 질환이다.

최근 조사 보고에 따르면, 사무직 근로자 및 수험생들 중 70~80%가 이런 증상에 해당한다고 한다. 흔히 담이 들었다고 표현되기도 하는데 이러한 증상은 한의학에서는 목과 어깨에 기혈이 제대로 순환되지 못해서 생기는 것으로 보고 항강증이라고 표현한다.

원 인

특히 책상에 오래 앉아 있는 수험생들이나 장시간의 컴퓨터 업무와 독서 후 잠을 잘 못 자고 난 직후, 나쁜 자세, 또는 심한 스트레스로 기혈의 흐름이 원활치 못하여 목 주위의 근육이 뭉쳐서 나타나는 증상이다. 특징적으로 성격이 조급하고 예민한 수험생이 스트레스를 받으면 장기 중에 심장의 기운이 약해지는 대신 간의 양기가 항진되는데 이럴 때 올라온 기운이 목 주위 경락의 흐름을 차단해서 주로 목 주위가 뻣뻣해지고 아픈 증세가 나타난다.

증 상

적절히 치료하지 않으면 만성피로 및 두통과 어지럼증이 나타나며 때로는 극심한 통증으로 일상적인 생활이나 업무가 곤란해질 뿐만 아니라 안면 통증, 안면 부종, 얼굴이나 두면부 저림 감각, 혹은 눈꺼풀이나 입 주위 근육이 떨리는 안면경련 등의 증세가 나타나기 때문에 중풍으로 오인하는 경우도 있다.

근육질환으로 목 뒤가 뻐근하게 아프면 경부의 염좌를 생각할 수 있는데 나쁜 자세나 긴장, 가벼운 교통사고, 잠을 잘못 자고 난 후에 목의 근육이나 인대가 늘어나서 생기는데 가벼운 경우에는 파스를 붙이거나 연고를 바르거나 침구치료 및 물리치료를 하면 쉽게 나을 수 있다.

다음으로 목둘레가 돌아가면서 아프고 아픈 부위를 누르면 참을 수 없을 정도라면 근막동통증후군을 의심할 수 있는데 목이 충분히 늘어나지 않고 스트레스를 받거나 나쁜 자세로 같은 일을 오래 하게 되면 생기기 쉽다. 촉진을 통해서 압통점을 찾은 후 침구치료와 물리치료로 제거해주면 좋아진다.

그리고 목덜미의 중간이 아프고 양쪽 어깨와 팔다리가 저려오면 목 디스크를 의심하는데 심한 경우 팔다리가 마비될 수도 있다. 목의 디스크가 주위의 신경을 눌러서 발병하는데 가장 큰 원인은 불안정한 자세이다. 그 밖에 컴퓨터를 자주 쓰는 사람이나 책상에 오랜 시간 앉아서 공부하는 수험생이나 운전 중 교통사고로 외상을 입었을 때 잘 나타나기도 한다.

초기에는 안정을 취하면서 물리치료나 침구치료 및 약물치료로 치료할 수 있지만 이러한 보존적인 치료에도 호전되지 않으면 수술을 받아야 하는 경우도 간혹 있으므로 주의를 해야 한다.

치료법

초기에 발병하면 물리치료, 침구요법, 약물요법 등으로 치료할 수 있으나 상태에 따라서 척추관을 넓히는 수술을 받아야 되는 경우도 있다. 치료에 있어서는 주로 침구요법과 약물요법 및 추나요법, 테이핑요법 등이 이용되는데 약물요법은 증상 및 환자의 기혈상태에 따라 다소간의 차이는 있으나 기혈의 순환을 원활하게 하며 활성화시켜주는 처방을 응용한다.

대표적인 처방으로 회수산, 이진탕 가미방, 통기방풍탕, 서경탕이나 쌍화탕, 보중익기탕, 육미지황탕, 쌍금탕, 강활승습탕, 삼합탕, 소경탕, 오약순기산, 팔물탕가감방 오침탕 등을 활용한다.

퇴행성 병변을 동반하는 경우는 퇴행속도를 더디게 하고 기의 순환을 원활하게 해주는 신기환이나 육미지황탕, 고진음자 등을 처방하며 여기에 침구요법과 물리치료를 같이 실시하면 치료효과가 좋아진다.

침구요법은 부항요법과 더불어 실시하며 근막통증증후군에 따라 경항부의 근육들의 경결점을 찾아 각 근육들(예를 들면, 승모근·흉쇄유돌근·견갑거근·사각근 등)을 풀어 줄 수 있다. 침구요법은 후계, 중저, 대추, 백회, 신맥 및 환부의 아시혈 등을 배합하여 쓰며 동씨 침법 등을 응용하면 좋아진다.

목과 어깨는 긴장하기 쉬운 근육이 많이 있는데 항상 만져주어 부드럽게 풀어주는 것이 중요하며 근본적인 자세교정이 뒤따라야 한다.

예방법(민간요법)

가정에서 뒷목이 뻐근한 증상(항강증)을 예방하고 치료할 수 있는 방법으로 찜질 및 한방차를 복용하는 방법이 있다. 항상 어깨를 따뜻하게 찜질하고 뜨거운 물로 목욕을 자주 하게 되면 혈액순환이 원활해져서 통증이 감소한다. 찜질을 30분 정도 한 다음에는 지압이나 마사지 등의 자극을 주면 더욱 좋다.

목욕시에는 말린 귤껍질이나 유자 썬 것을 넣고 목욕하면 혈액순환도 원활해지고 근육의 통증도 다소 완화된다. 그리고 증세가 가벼운 경우 한방차를 함께 마시는 것도 효과적이다. 모과는 뭉친 근육을 풀어주는 효과가 있는데 모과 20g, 강황 12g에 물을 1ℓ 넣고 1시간 정도 달인 뒤 마시면 통증이 감소하며 또한 칡(갈근)도 뭉친 근육의 열을 식혀주고 근육을 풀어주는 약효가 있는데 1ℓ의 물에 칡 30g을 넣어 달여서 차처럼 마시는 것도 통증 완화에 좋다.

무엇보다 목 부위의 질환은 다른 질환들과 마찬가지로 예방이 중요하며 목에 무리가 오지 않도록 올바른 자세를 취해야 한다.

끝으로 자세한 진단과 치료를 위해 전문의의 진찰을 받고 여타의 질환과 같이 조기에 치료를 받는 것이 치료 기간이나 예후를 위해 중요하다고 본다.

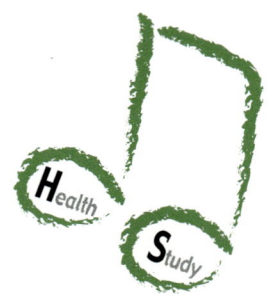

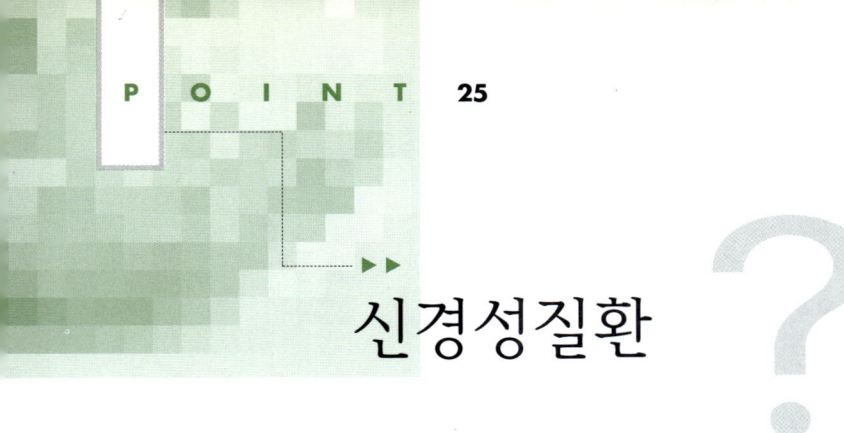

신경성질환

바쁘고 복잡한 시대를 살아가는 수험생들은 정도의 차이는 있지만 한두 가지 신경을 쓰지 않는 사람은 없을 것이다. 하지만 이런 상태를 잘 견디어 내는 수험생도 있고 극복하지 못하고 각종 신경성질환에 시달리는 수험생도 있다.

신경성 질환자의 대부분은 이유 없이 자꾸 불안해하며 현실적으로 존재하지 않는 상황을 가상적으로 설정해 놓고 이에 대해 고민한다. 기분이 울적하며 매사에 권태감을 느끼고 작은 일에도 쉽게 슬퍼하여 눈물도 자주 흘린다.

심해지면 사람과의 접촉도 피하게 된다. 동시에 잘 나타나는 임상 증상은 식욕부진, 불면증, 소화불량, 두통, 가슴이 답답함, 무력증 등이 있다.

신경성질환을 유발할 수 있는 증상들

다음의 증상들을 제대로 치료하지 않고 방치해 두면 심각한 신경성 질환으로 발전할 수 있다.

소기증

기가 약해 말을 힘차게 못 하고 동작이 느리며 숨이 가쁜 듯하고 겁이 많으며 말을 자꾸 중복해서 하는 것을 한의학에서 소기증이라 한다.

이 증상에는 보중익기탕, 익위승양탕, 독삼탕 등이 응용할 수 있는 처방이다.

칠 기

지나치게 기뻐하거나 화를 내거나 슬퍼할 경우, 놀라거나 두렵거나 생각이 많고 근심이 많은 경우에 나타난다.

목에 가래가 항상 붙어 있는 것 같고 배에 가스가 차서 거북해 하는 증상을 보인다. 아무 이유 없이 자꾸 눕고만 싶고 식욕이 떨어지며 숨이 차서 숨쉬기가 힘들다. 이런 증상이 오래되면 배에 덩어리가 생기기도 하는데 칠기탕, 사칠탕, 분심기음 등을 응용한다.

기울증

얼굴에 살이 없고 콧날이 섰으며 성격이 예민한 여성들에게 자주 나타난다. 이런 사람들은 사소한 일이나 조그만 충격에도 예민하게 반응하고 잘 참지 못한다. 이러한 일이 반복되면 가슴이 답답해지면서 두려움을 갖게 된다. 잠이 잘 안 오고 이러한 증상이 반복되면 얼굴이 부어서 고생하고 배도 부은 듯 가스가 찬다. 만약 이런 증상이 오래 계속되면 얼굴이 혈색을 잃고 누렇게 변하는데 이럴 때에는 교감단, 이진탕이 기본처방이다.

정충증

뚜렷한 이유가 없는데도 마음이 항상 두근거리고 불안하고 깜짝깜짝 잘 놀라며 무엇인가가 날 잡으러 오는 듯한 증상이 나타나는 것을 말한다. 삼호온담탕, 가미이진탕 등을 사용한다.

건망증

이전에는 그렇지 않았는데 언제부터인가 멍청하게 자기가 한 일을 잊어버리고 아무리 생각해도 생각이 나지 않을 때가 있다. 이를 말하는데 심장, 비장 두 개의 장부와 관련이 있다. 쓸데없는 생각을 자꾸 되풀이하는 것도 원인이 되고 때로는 꿈자리가 사나운 경우를 동반하기도 한다. 귀비탕, 천왕보심단, 정지환 등이 좋은 처방이다.

경계증

계(悸)라는 것은 심장이 뛰는 것을 말한다. 사려가 너무 깊어 과할 경우나 크게 놀라서 생기는 것으로 마음이 졸지에 동하여 편치 못한 것을 경계증이라 한다.

특히 사물에 크게 놀라서 생기는 증을 심경(心驚)이라 하는데 청심보혈탕, 양심탕, 가미사칠탕 등이 효과가 좋다.

신경성질환에 자주 시달리는 형상의학적 유형

① 뚱뚱한 체형보다 마른 체형이 신경이 더 예민하다. 그래서 신경 쓸 일이 없어도 무엇에 쫓기는 것같이 공연히 불안하고 초조하며 가슴이 두근거리고 깊은 잠을 못 자는 경우가 있다.

② 여성 중에 특히 피부색이 검은 사람, 얼굴에 살이 없으며 각이 진 사람, 코에 살이 없고 길며 큰 사람, 남자 같은 느낌을 주는 여성의 경우에 자주 나타날 수 있다.

③ 남성 중에서는 마른 사람, 코가 짧고 작은 사람, 여자처럼 지나치게 꼼꼼하고 소심한 성격의 소유자, 지나치게 성취력이 강한 성격의 소유자가 그렇지 않은 사람에 비해 신경성 질환을 나타낼 소지가 높다.

④ 수술도 원인이 될 수 있다. 특히 마른 체형이 수술 뒤에 그 후유증이 심하며 정신신경과 계통의 질환을 호소하는 경우가 많다. 이것은 체력이 허약한 사람이 그 충격을 잘 이겨 나가지 못해서 발병한다고

본다.

⑤ 눈이 큰 수험생의 경우 간담이 허하므로 신경정신과질환에 시달리는 경우가 많다고 본다.

⑥ 지나치게 신경질적이고 화를 잘 내는 사람, 결벽증이 있다고 할 정도로 깨끗하게 하려는 사람들은 그 증상이 지나치거나 체력이 떨어지는 것이 계기가 되어 정신과질환을 유발하기도 한다.

⑦ 소심한 성격의 수험생 : 어떤 충격적인 일이 계기가 되어서 발병하기도 한다.

⑧ 성취력이 지나치게 강한 수험생 : 목표하는 바가 성취되지 않았을 때 그 충격이 커서 발병하기도 한다.

한방치료

신경성질환은 증상들이 하나씩 나타나는 경우도 있지만, 대개의 경우 복합적이고 불특정적으로 서로 뒤얽혀서 나타난다.

신경성 두통

두통과 함께 어지럼증, 메스꺼움, 눈이 빠질 듯한 통증을 호소하기도 한다. 가미천마반하탕, 정기천향탕 등을 응용한다.

신경성 소화불량

이런 환자의 특징은 신경 쓰면 차라리 굶는 것이 편하다든지 속이 상하면 과식하는 경우가 많다. 기분이 나쁜 상태거나 신경 쓸 일이 있으면 목에 무엇이 붙어 있는 듯하고 가슴부터 명치까지 불쾌하면서 소화가 안 되는데 이런 증상을 식적위완통이라 한다.

소식청울탕, 화담청화탕, 청울이진탕, 가미이진탕, 보중익기탕, 육군자탕 등을 쓰기도 한다.

신경성 설사

시험이나 강연회 등으로 긴장을 하고 대중 앞에 있는 경우 배가 사르르 아파오면서 변의를 느끼고 설사를 할 때가 있다. 하지만 신경 쓸 일이 끝나고 나면 정상적인 대변으로 되는 것이 특징이다. 한의학에서 심지불녕이라고 한다. 찬 것, 날것, 생것 등을 계속 섭취할 때 생기기 쉬우며 만병이진탕, 가미이진탕 등을 처방한다.

신경성으로 인한 피부병

신경이 예민한 여학생들은 피부를 햇빛에 노출시킨 후 긁으면 부풀어오르는 것을 볼 수 있다. 이는 화에 의해서 발병하는데 따끔따끔하면서 가려운 것이 특징이다. 가미황연해독탕을 응용한다.

마음의 여유를 가지는 것이 최선의 예방책이다

자기의 감정을 잘 다스리지 못하는 사람은 대개 신경질을 잘 낸다. 대개 마른 사람, 특히 얼굴이나 코에 살이 없는 사람, 유방이 작은 여성, 얼굴이 붉은 사람 등은 대개 성격이 급하고 예민한데 이런 사람들이 신경질적으로 되는 경향이 많다.

세상이 아무리 복잡하고 어려워도 마음을 다스릴 줄 아는 여유를 갖는다면 우리는 좀더 건강하고 풍요롭게 살 수 있을 것이다. 욕심을 버리는 것도 마음의 여유를 갖게 하는 하나의 방법이다.

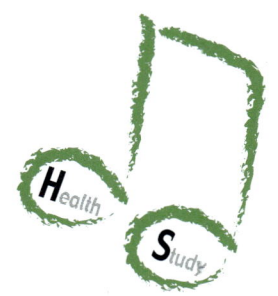

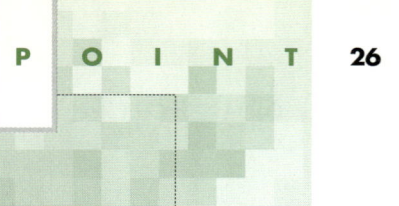

막판 수험생의 건강관리 요령

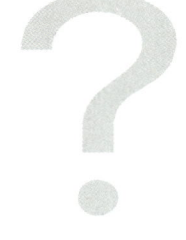

　대학수능시험이 가까워지면 수험생들은 평소답지 않게 불안하고 초조해진다. 중요한 것은 평소처럼 항상심을 유지하는 것이 중요하다.

　이때는 필요 이상의 욕심을 버리고 지금까지 해오던 공부습관을 반복하면서 페이스를 유지하는 것이 좋다.

　한 연구결과의 발표에 따르면 시험불안 정도가 높은 수험생들은 불안감, 스트레스, 우울감 등의 지각정도가 높았고 오히려 집중력은 낮은 것으로 조사되었는데 평균 10점 가량 낮게 수능 점수가 나왔다고 한다. 특히 주위의 기대가 크거나 성적에 예민한 학생에게 더 잘 나타났다고 한다. 또한 지나친 목표를 갖거나 자신감이 없는 경우에도 발생한다고 하였다. 이는 시험불안이 얼마나 크게 작용하는가를 반증하는 것이다.

　특히 컨디션 조절이 중요한데 적당한 수면과 균형 잡힌 식사, 규칙적인 생활 그리고 적당한 운동과 스트레스 해소, 나는 할 수 있다는 굳은 의지와 자신감이라는 긍정적인 생각과 질병예방으로 마무리를 잘해야 한다.

수 면

　평소 익숙한 수면습관을 그대로 유지하는 것이 중요한데 자신의 생활패턴에 따라 수면을 취하되 최소 5시간 정도 수면을 취해야 집중력도 떨어지지 않는다.

　잠자리에서 일어나는 시간은 입실시간 8시보다 2시간 빠른 6시에는 일어나는 것이 좋다. 잠을 깨어나서 2시간은 지나야 두뇌가 활성화가 되기 때문에 늦은 취침이나 늦잠은 바람직하지 못하다. 특히 밤늦게 커피 등의 각성제를 먹는 것은 삼가는 것이 좋다. 잠을 줄이더라도 갑자기 1시간씩 줄이기보다는 하루 20분에서 30분 정도씩 단계적으로 줄이는 것이 바람직하다.

　불면증이 있을 때는 수면제 등을 복용하기보다는 약 20~30분 정도 가벼운 운동이나 체조로 약간 땀을 빼고 나서 가볍게 샤워를 한다거나 대추차를 따뜻하게 마시면 마음도 편해지고 전신의 근육도 이완이 되어 숙면에 도움이 된다.

식 사

　아침식사는 반드시 하는 것이 좋다. 부담이 되면 약 8할 정도라도 먹어두어야 두뇌도 활성화되고 사고력이나 집중력에 도움이 돈다고 보기 때문이다. 특히 저녁식사는 8할이 안 넘치도록 한다. 왜냐하면 과식하게 되면 위에 부담이 되고 두뇌 활동이 떨어지기 때문이다. 그러므로 약간 부족하게 먹는 것이 대뇌피질을 자극해서 두뇌 활동을 좋게 하면서 학습효과도 올릴 수 있다. 육류는 조금씩 먹되 생선이나 야채 등을 충분히 섭취한다. 다시 말하면 인체의 몸과 근육과 뇌를 이루는 단백질과 비타민이 많이 함유한 음식이나 소화흡수가 잘되는 섬유질이 많은 음식을 선택하면 된다. 인스턴트 음식이나 인공첨가물이 많은 음식 등은 삼가는 것이 좋다.

평소 신경이 예민하고 스트레스를 많이 받는 수험생들은 불안감과 긴장으로 두통이나 피로, 복통, 소화불량이나 식욕부진, 식체, 구토, 심하면 위염이나 위궤양 그리고 설사나 변비, 요통이나 뒷목이 뻐근한 증상(항강증), 불면증, 건망증, 집중력 장애, 우울증, 생리불순, 생리통 등이 발생할 수 있다.

그러므로 스트레스를 해소하기 위해서 깊은 심호흡을 복식호흡으로 여러 번 천천히 반복하면서 모든 것이 잘될 것이라고 긍정적인 사고로 생각하고 입가에는 약간의 미소를 띄우면서 괜찮을 것이라는 자기암시를 한다거나 하면 좋다.

여기에는 부모님이나 주위 지인들의 가벼운 유머나 칭찬 그리고 격려는 수험생에게 안정감을 갖도록 도와주는데 도움이 된다.

평소에 간단한 스트레칭이나 계단 오르내리기, 줄넘기, 조깅, 요가나 지압 등 가벼운 운동이나 산책 등으로 신진대사를 촉진시켜주고 산소 공급을 원활히 해주어 머리를 맑게 해주고 몸과 정신을 이완시켜 주면서 무리한 계획보다 가능성 있게 계획을 실시하고 좋아하고 쉬운 과목부터 공부하면서 자신감을 되찾는 것이 무엇보다 중요하다.

시험을 앞둔 수험생은 질병에 걸리지 않도록 유의해야 한다. 마라톤 선수가 아무리 그동안 잘 뛰었다 할지라도 막판에 쓰러지면 안 되듯이 그동안 쌓아올린 실력이 헛되지 않도록 건강관리에 신경을 써야 한다. 평소에 외출 후에는 손발을 잘 씻고 잘 때는 창문을 반드시 닫고 자야 하며 이불은 꼭 덥고 자는 습관을 갖는 것이 좋다.

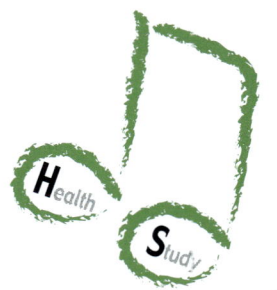

··· 수험생에게 도움이 되는 음식과 한약처방

1. 수험생들에게 도움이 되는 음식

일반적으로 감자 · 미나리 · 시금치 · 토마토 · 당근 · 연근 · 도라지 · 우엉 · 쑥 · 쑥갓 등의 야채류나 미역 · 다시마 · 김 등의 해조류 그리고 고등어 · 꽁치 · 등 푸른 생선과 밤 · 잣 · 밤 등이 도움이 되는 음식에 해당된다.

기억력 증진에 좋은 음식은 연근이나 연자육 · 옥수수이고 소화력에 도움이 되는 음식은 두부 · 비지 · 콩 등의 콩류, 감자, 귤, 무, 대추차, 인삼차 등이다.

집중력을 높이는 음식은 쇠고기, 돼지고기, 잡곡, 현미와 콩류 등 비타민 B를 많이 함유한 음식이다.

눈이 피로할 때는 결명자차나 구기자차가 도움이 된다.

뇌의 활성화에 도움이 되는 음식은 시금치, 파, 된장 등 철분이 풍부한 식품이고 두부, 우유, 달걀 등의 단백질 식품과 등 푸른 생선 및 해조류에 많은 비타민류가 스트레스 회복에 도움이 된다.

2. 수험생들에게 좋은 한방차

대추차는 마음을 안정시키는 성분이 있어 심계정충에 효과가 있고, 유자차는 피로회복과 감기 예방에도 좋으며 신경을 많이 써서 가슴이 답답할 때에도 좋다. 여기에 생강과 대추를 약간 첨가하면 감기에도 아주 효과가 좋다.

매실차는 신맛으로 수렴작용이 있어 설사를 멈추게 하며 식욕증진, 피로회복에 효과가 뛰어나다.

박하차는 두통이 있을 때 좋으며, 생맥산 차는 여름철에 갈증이 나고 심폐에 열이 있을 때 열을 내리고 기운을 샘솟게 하는 효과가 있다.

3. 수험생을 위한 보약

▶▶ 기억력을 높여주는 보약

총명탕 잘 잊어버리는 것을 치료하는데 좋다. 오랫동안 먹으면 하루에 천 마디 말을 외울 수 있다고 하였다.

정지환   심기가 부족해서 깜박 잊어버리기를 잘하고 정신이 불안하여 놀란 것처럼 가슴이 두근거리면서 무서워하고 꿈자리가 편하지 못할 때를 치료한다.

귀비탕   근심과 사색을 지나치게 하여 심장과 비장을 상하여 생기는 건망증과 정충증을 치료하는데 효과가 탁월하다.

가감보심탕   여러 가지로 허약해서 생긴 건망증을 치료하는 데 좋다.

장원환   심장을 보하여 혈액을 생기게 하며 정신을 편안하게 하고 마음을 안정시킨다. 자기가 맡은 일에 고심하면서 속을 쓰거나 책을 너무 많이 읽어서 건망증, 정충증, 불면증이 생기고 잘 기억하지 못하면서 잘 잊어버리는 증상을 치료한다. 이 약을 먹으면 하루에 천 마디 말을 외울 수 있고 1만 권의 책의 내용을 기억한다고 하였다.

주자독서환   건망증을 치료하는 데 좋다.

공자대성침중방   사람이 먹으면 총명해진다고 하였다.

천왕보심단   마음을 편안하게 하고 신기를 보하여 잊어버리지 않게 하며 정충증을 없애고 경계증을 멎게 하며 심신을 좋게 한다.

가미영신환   심혈의 부족으로 오는 경계증, 정충증, 건망증, 정신을 못 차리는 증상과 일체 담화로 생긴 증상을 치료한다.

가미온담탕   담이 심규를 막아서 정신이 없고 지나친 근심과 생각으로 기가 울결하여 심장을 상하여 마음이 불안하고 정신이 나가서 경계증, 정충증이 생겨 가슴이 몹시 답답해하며 사람을 알아보지 못하는 증상을 치료한다.

평보진심환   사색을 지나치게 하여 심혈이 부족해져서 경계증과 정충증이 생긴 것과 정신을 차리지 못하고 밤에 이상한 꿈이 닳고 가슴이 두근거리고 답답하며 신기가 상해서 유정과 백탁이 나오면서 점차 몸이 쇠약해지는 증상을 치료하는 데 좋다.

▶▶ 집중력을 강화시키는 보약

자음건비탕

일에 부닥치면 불안하고 어지럼증이 생기며 조잡증이 있는 것은 심비가 허약하기 때문이다. 이 약은 기혈이 허손하여 담음이 생겨서 어지럼증이 생긴 것을 치료한다. 시험 보기 전에 화장실에 다녀오거나 손바닥에 땀이 많이 나는 수험생에게 좋다. 코 · 입으로 봐서 입 위주로 생긴 사람, 특히 남자가 여자같이 생겼거나 여자가 남자같이 생겼을 때 사용하면 효과가 좋다.

수험생처럼 신경을 많이 쓰는 사람, 시험 때만 되면 심하게 긴장하고 안절부절 못 하고 생리가 오기도 하는 경우, 형상학적으로 콧구멍이 보이거나 입이 발달되었거나 호리호리한 소심한 형에 좋다. 신경성 위염이나 두통 그리고 소화가 안 될 때 사용한다.

익기총명탕

노인이 허로로 귀에서 소리가 나고 눈이 잘 보이지 않을 때 사용하는데 오랫동안 복용하게 되면 내장으로 눈이 잘 보이지 않고 귀에서 소리가 나며 귀가 먹는 증상이 없어지며 정신이 상쾌해지고 음식이 자꾸 먹고 싶어지며 귀와 눈이 밝아진다고 하여 머리를 많이 사용하는 수험생에게 많이 사용할 수 있는 명방이다.

▶▶ 정신력 강화에 도움이 되는 보약

사물안신탕

정기신혈과에서 얼굴이 길쭉하거나 하관이 발달한 혈과나 하관이 빠진 신과에 좋다. 특히 수험생들이 마음이 불편해서 생긴 불안, 초조, 경계정충을 치료하는데 좋은 처방이다. 고기가 물이 없으면 뛰는 것처럼 심장에 혈액이 적어서 정충증으로 가슴이 팔딱거리는 증상을 치료한다.

소요산

특히 수험생들이 안절부절 못 하고 가슴이 답답할 때 사용하는데, 형상학적 특징은 얼굴의 관골에 홍조가 있거나 기미가 있는 혈과에 응용한다.

월경이 고르지 않은 것과 혈허로 손발바닥과 가슴에 번열이 나며 오한과 신열이 났다 하는 것이 학질과 같은 것을 치료한다.

청심연자음　　　形상적인 특징은 대체로 입술이 붉고 성질이 급하며 조류이
　　　　　　　　　거나 얼굴이 화성을 띠거나 신과나 정과이면서 눈이 큰 수험
　　　　　　　　　생에 효과적이다. 코가 올라간 상이고 심화가 잘 떠서 얼굴이
　　　　　　　　　잘 붉어진다. 매사에 예민하고 불안, 초조하고 감정의 기복이
　　　　　　　　　큰 수험생에게도 적합하다.
　　　　　　　　　심화가 타올라서 입이 마르고 번갈이 나며 소변색이 붉은 색
　　　　　　　　　을 띠면서 잘 나오지 않는 것을 치료한다.

귀비탕　　　　形상학적 특징으로 얼굴이 누렇거나 신과나 혈과에 사용한
　　　　　　　　　다. 수험생들이 스트레스로 심비 기능이 약해지고 건망증이
　　　　　　　　　나 가슴이 두근두근 뛸 때 효과적이다. 의식해서 병이 올 때
　　　　　　　　　나 심통이 사려과다로 인할 때도 좋은 처방이다. 근심과 사색
　　　　　　　　　을 지나치게 하여 심과 비를 상하여 생기는 건망증과 정충증
　　　　　　　　　을 치료한다.

반하백출천마탕　形상학적으로 태음형이나 궐음형에 좋고 눈 주변의 다래위가
　　　　　　　　　거무스름한 수험생에게 특히 효과가 있다. 얼굴이 느렇거나
　　　　　　　　　손발이 찬 수험생이나 저혈압인 사람에게도 좋다. 속이 미식
　　　　　　　　　거리고 어지러우며 뒷목이 뻐근한 수험생이나 기운이 없어
　　　　　　　　　말하기도 싫어하는 수험생들이 집중이 안 될 때 효과적이다.
　　　　　　　　　담음으로 머리가 무거워서 들기도 힘들다고 하고 소화도 안
　　　　　　　　　되는 수험생에게 좋다.
　　　　　　　　　비위가 허약하여 담궐두통이 생겨 머리가 터지는 것같이 아프
　　　　　　　　　고 온몸이 산처럼 무거우며 팔다리가 싸늘하고 토하며 어지럽
　　　　　　　　　고 눈을 뜰 수가 없으며 마치 바람이 불고 구름이 낀 속에 있
　　　　　　　　　는 것 같은 증상을 치료한다.

가림출판사 · 가림M&B · 가림Let's에서 나온 책들

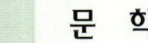
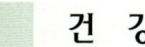

탈모 예방과 모발 클리닉 장정훈 · 전재홍 지음
미용적인 측면과 우리가 일상적으로 고민하고 궁금해 하는 탈에 관한 내용을 다양하고 재미있게 예들을 들어가면서 흥미롭게 풀어간 것이 이 책의 특징. 신국판 / 252쪽 / 8,000원

구태규의 100% 성공 다이어트 구태규 지음
하이틴 영화배우의 다이어트 체험이다. 저자만의 다이어트법을 제시하면서 바람직한 다이어트에 대해서도 알려준다. 건강하게 날씬해지고 싶은 사람들을 위한 필독서! 4×6배판 변형 / 240쪽 / 9,900원

암 예방과 치료법 이춘기 지음
암환자와 가족들을 위해서 암의 치료방법에서부터 합병증의 예방 및 암이 생기기 전에 알 수 있는 방법에 이르기까지 상세하게 해설해 놓은 책. 신국판 / 296쪽 / 11,000원

알기 쉬운 위장병 예방과 치료법 민영일 지음
소화기관인 위와 관련 기관들의 여러 질환을 발병 원인, 증상, 치료법을 중심으로 알기 쉽게 해설해 놓은 건강서.
신국판 / 328쪽 / 9,900원

이온 체내혁명 노보로 야마노이 지음 / 김병관 옮김
새로운 건강관리 이론으로 주목을 받고 있는 음이온을 통해 건강을 높일 수 있는 방법 제시. 신국판 / 272쪽 / 9,500원

어혈과 사혈요법 정지천 지음
침과 부항요법 등을 사용하여 모든 질병을 다스릴 수 방법과 우리 주변에서 흔하게 접할 수 있는 각 질병의 상황별 처치를 혈자리 그림과 함께 해설. 신국판 / 308쪽 / 12,000원

약손 경락마사지로 건강미인 만들기 고정환 지음
경락과 민족 고유의 정신 약손을 결합시킨 약손 성형경락 마사지로 수술하지 않고도 자신이 원하는 부위를 고치는 방법을 제시하는 건강 미용서. 4×6배판 변형 / 284쪽 / 15,000원

정유정의 LOVE DIET 정유정 지음
널리 알려진 온갖 다이어트 방법으로 살을 빼려고 노력했던 저자의 고통스러웠던 다이어트 체험담이 실려 있어 지금 살 때문에 고민하는 사람들이 가슴에 와 닿는 나만의 다이어트 계획을 나름대로 세울 수 있을 것이다. 4×6배판 변형 / 196쪽 / 10,500원

머리에서 발끝까지 예뻐지는 부분다이어트 신상만 · 김선민 지음
한약을 먹거나 침을 맞아 살을 빼는 방법, 아로마요법을 이용한 다이어트법, 운동을 이용한 부분만 해소법 등이 실려 있으므로 나에게 맞는 방법을 선택해 날씬하고 예쁜 몸매를 만들 수 있을 것이다. 4×6배판 변형 / 196쪽 / 11,000원

알기 쉬운 심장병 119 박승정 지음
심장병에 관해 심장질환이 생기는 원인, 증상, 치료법을 중심으로 내용을 상세하게 해설해 놓은 건강서. 신국판 / 248쪽 / 9,000원

알기 쉬운 고혈압 119 이정균 지음
생활 속의 고혈압에 관해 일반인들이 관심을 가지고 예방할 수 있도록 고혈압의 원인, 증상, 합병증 등을 상세하게 해설해 놓은 건강서. 신국판 / 304쪽 / 10,000원

여성을 위한 부인과질환의 예방과 치료 차선희 지음
남들에게는 말할 수 없는 증상들로 고민하고 있는 여성들을 위해 부인암, 골다공증, 빈혈 등 부인과질환을 원인 및 치료방법을 중심으로 설명한 여성건강 정보서. 신국판 / 304쪽 / 10,000원

알기 쉬운 아토피 119 이승규 · 임승엽 · 김문호 · 안유일 지음
감기처럼 흔하지만 암만큼 무서운 아토피 피부염의 원인에서부터 증상, 치료방법, 임상사례, 민간요법을 적용한 환자들의 경험담 등 수록. 신국판 / 232쪽 / 9,500원

120세에 도전한다 이권행 지음
아프지 않고 건강하게 오래 살기를 바라는 현대인들에게 우리 체질에 맞는 식생활습관, 심신 활동, 생활습관, 체질 · 나이별 양생법을 소개. 장수하고픈 독자들의 궁금증을 풀어준다.
신국판 / 308쪽 / 11,000원

건강과 아름다움을 만드는 요가 정관식 지음
책을 보고서 집에서 혼자서도 할 수 있는 요가법 수록. 각종 질병에 따른 요가 수정체조법도 담았으며, 별책 부록으로 한눈에 보는 요가 차트 수록. 4×6배판 변형 / 224쪽 / 14,000원

우리 아이 건강하고 아름다운 롱다리 만들기 김성훈 지음
키 작은 우리 아이를 롱다리로 만드는 비법공개. 식사습관과 생활습관만의 변화로도 키를 크게 할 수 있으므로 키 작은 자녀를 둔 부모의 고민을 해결해 준다. 대국전판 / 236쪽 / 10,500원

알기 쉬운 허리디스크 예방과 치료 이종서 지음
전문가들의 의견, 허리병의 치료에서 가장 중요한 운동치료, 허리디스크와 요통에 관해 언론에서 잘못 소개한 기사나 과장 보도된

기사, 대상이 광범위함으로써 생기고 있는 사이비 의술 및 상업적인 의술을 시행하는 상업적인 병원 등을 소개함으로써 허리병을 앓고 있는 사람들에게 정확하고 올바른 지식을 전달하고자 하는 길라잡이서. 대국전판 / 336쪽 / 12,000원

소아과 전문의에게 듣는 알기 쉬운 소아과 119 신영규 · 이강우 · 최성항 지음
새내기 엄마, 아빠를 위해 올바른 육아법을 제시하고 각종 질병에 대한 치료법 및 예방법, 응급처치법을 소개.
4×6배판 변형 / 280쪽 / 14,000원

피가 맑아야 건강하게 오래 살 수 있다 김경찬 지음
현대인이 앓고 있는 고혈압, 당뇨병, 심장병 등은 피가 끈적거리고 혈관이 너덜거려서 생기는 질병이다. 이러한 성인병을 치료하려면 식이요법, 생활습관 개선 등을 통해 피를 맑게 해야 한다. 이 책에서는 피를 맑게 하기 위해 필요한 처방, 생활습관 개선법을 한의학적 관점에서 상세하게 설명하고 있다. 신국판 / 256쪽 / 10,000원

웰빙형 피부 미인을 만드는 나만의 셀프 피부건강 양해원 지음
모든 사람들이 관심 있어 하는 피부 관리를 집에서 할 수 있게 해주는 실용서. 집에서 간단하게 만들 수 있는 화장수, 팩 등을 소개하여 손안의 미용서 역할을 하고 있다. 대국전판 / 144쪽 / 10,000원

내 몸을 살리는 생활 속의 웰빙 항암 식품 이승남 지음
암=사형 선고라는 고정 관념을 깨뜨는 전제 아래 우리 밥상에서 흔히 볼 수 있는 먹거리로 암을 예방하며 치료하는 방법 소개. 암환자와 그 가족들에게 희망을 안겨 줄 것이다.
대국전판 / 248쪽 / 9,800원

마음한글, 느낌한글 박완식 지음
훈민정음의 창제원리를 이용한 한글명상, 한글요가, 한글체조로 지금까지의 요가나 명상과는 차원이 다른 더욱 더 효과적인 수련으로 이제 당신 앞에 새로운 세계가 펼쳐진다.
4×6배판 / 300쪽 / 15,000원

웰빙 동의보감식 발마사지 10분 최미희 지음, 신재용 감수
발이 병나면 몸에도 병이 생긴다. 우리 몸 중에서 가장 천대받으면서도 가장 많은 일을 하는 발을 새롭게 인식하는 추세에 맞추어 발을 가꾸어 건강을 지키는 방법 제시. 각 질병별 발마사지 방법, 부위를 구체적으로 설명하고 있다. 텔레비전을 보면서 하는 15분의 발마사지가 피로를 풀어주고 건강을 지켜줄 것이다.
4×6배판 변형 / 204쪽 / 13,000원

아름다운 몸, 건강한 몸을 위한 목욕 건강 30분 엽하성 지음
우리가 흔히 대수롭지 않게 여기고 하는 습관 중에 하나가 목욕일 것이다. 그러나 이제 목욕도 건강과 관련시켜 올바른 방법으로 해야 한다. 웰빙 시대, 웰빙 라이프에 맞는 올바른 목욕법을 피부 관리 및 우리들의 생활 패턴에 맞추어 제시해 본다.
대국전판 / 176쪽 / 9,500원

내가 만드는 한방생주스 60 김영섭 지음
일반적인 과일 · 야채 주스에 21가지 한약재로 기본 음료를 만들어 맛과 영양을 고루 갖춘 최초의 웰빙 한방 건강음료 만드는 법 60가지 수록!! 각 음료마다 만드는 법과 효능을 실어 우리 가족 건강을 지키는 건강지침서의 역할을 한다. 국판 / : 12쪽 / 7,000원

몸을 살리는 건강식품 백은희 · 조창호 · 최양진 지음
스트레스에 시달리는 현대인들에게 자연 영양소를 공급해 주는 건강기능식품에 관한 상세한 정보를 담고 있다. 나에게 필요한 영양소는 어떤 것이 있으며, 어떻게 섭취했을 때 가장 큰 효과를 얻을 수 있는 지 등을 조목조목 설명해 놓은 것이 눈에 띈다.
신국판 / 376쪽 / 11,000원

건강도 키우고 성적도 올리는 자녀 건강 김진돈 지음
자녀를 둔 부모라면 가장 먼저 생각하는 것이 자녀의 건강일 것이다. 특히 수험생을 둔 부모라면 그 관심은 칼로 단정지을 수 없다. 수험생 자신이나 부모가 알아야 한 평소 건강 관리법, 제일 이겨내기 힘든 계절 여름철 건강 관리법, 조심해야 할 질병들에 대해 예방법, 치료법과 함께 상세하게 소개하고 있다.
신국판 / 304쪽 / 12,000원

교　육

우리 교육의 창조적 백색혁명
원상기 지음 / 신국판 / 206쪽 / 6,000원

현대생활과 체육
조창남 외 5명 공저 / 신국판 / 340쪽 / 10,000원

취미 · 실용

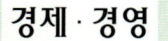

경제 · 경영

시함으로써 부자를 꿈꾸는 사람들이 그 희망을 이룰 수 있게 해준다. 국판 / 216쪽 / 10,000원

주5일제 근무에 따른 한국형 주말창업 최효진 지음
우리나라 실정에 맞는 주말창업 아이템의 제시 및 창업시 필요한 정보를 얻을 수 있는 곳, 주의해야 할 점, 실전 인터넷 쇼핑몰 창업, 표준사업계획서 등을 수록하여 지금 당장이라도 내 사업을 할 수 있게 해주는 창업 길라잡이서.
신국판 변형 양장본 / 216쪽 / 10,000원

돈 되는 땅 돈 안되는 땅 김영준 지음
부동산 틈새시장에서 성공하는 투자 노하우를 신행정수도 예정지 및 고속철도 역세권 등 투자 유망지역을 중심으로 완벽하게 수록해 놓은 부동산 재테크서. 신국판 / 300쪽 / 13,000원

돈 버는 회사로 만들 수 있는 109가지
다카하시 도시노리 지음 / 민병수 옮김
회사경영에서 경영자가 꼭 알아야 할 기본 사항 수록. 내용이 항목별로 정리되어 있어 원하는 자료를 바로 찾아 볼 수 있는 것이 최대의 장점. 이 책을 통해서 불필요한 군살을 빼고 강한 근육질을 가진 돈 버는 회사를 만들어 보자. 신국판 / 344쪽 / 13,000원

프로는 디테일에 강하다 김미현 지음
탄탄하게 자리를 잡은 15군데 중소기업의 여성 CEO들이 회사를 운영하면서 겪은 어려움, 기쁨 등을 자서전 형식을 빌어 솔직 담백하게 얘기했다. 예비 창업자들을 위한 조언, 경영 철학, 성공 요인도 담고 있어 창업을 준비하는 사람들에게 도움이 될 것이다.
신국판 / 248쪽 / 9,000원

머니투데이 송복규 기자의 부동산으로 주머니돈 100배 만들기 송복규 지음
재테크 수단으로 새롭게 각광 받고 있는 부동산을 이용한 재산 증식 방법 수록. 부동산 재료별 특성에 따른 맞춤 투자전략을 제시하고 알아두면 편리한 부동산 상식도 알려준다. 현직 전문 기자의 예리한 분석과 최신 정보가 담겨 있는 부동산재테크 가이드서.
신국판 / 328쪽 / 13,000원

주 식

개미군단 대박맞이 주식투자
홍성걸(한양증권 투자분석팀 팀장) 지음 / 신국판 / 310쪽 / 9,500원

알고 하자! 돈 되는 주식투자
이길영 외 2명 공저 / 신국판 / 388쪽 / 12,500원

항상 당하기만 하는 개미들의 매도 · 매수타이밍 999% 적중 노하우
강경무 지음 / 신국판 / 336쪽 / 12,000원

부자 만들기 주식성공클리닉
이창희 지음 / 신국판 / 372쪽 / 11,500원

선물 · 옵션 이론과 실전매매
이창희 지음 / 신국판 / 372쪽 / 12,000원

너무나 쉬워 재미있는 주가차트
홍성무 지음 / 4×6배판 / 216쪽 / 15,000원

역 학

역리종합 만세력 정도명 편저 / 신국판 / 532쪽 / 10,500원

작명대전 정보국 지음 / 신국판 / 460쪽 / 12,000원

하락이수 해설 이천교 편저 / 신국판 / 620쪽 / 27,000원

현대인의 창조적 관상과 수상
백운산 지음 / 신국판 / 344쪽 / 9,000원

대운육신영부적 정재원 지음 / 신국판 양장본 / 750쪽 / 39,000원

사주비결활용법 이세진 지음 / 신국판 / 392쪽 / 12,000원

컴퓨터세대를 위한 新 성명학대전
박용찬 지음 / 신국판 / 388쪽 / 11,000원

길흉화복 꿈풀이 비법 백운산 지음 / 신국판 / 410쪽 / 12,000원

새천년 작명컨설팅 정재원 지음 / 신국판 / 470쪽 / 13,000원

백운산의 신세대 궁합 백운산 지음 / 신국판 / 304쪽 / 9,500원

동자삼 작명학 남시모 지음 / 신국판 / 496쪽 / 15,000원

구성학의 기초 문길여 지음 / 신국판 / 412쪽 / 12,000원

법률 일반

여성을 위한 성범죄 법률상식 조명원(변호사) 지음
성희롱에서 성폭력범죄까지 여성이라서 특히 말 못하고 당해야만 했던 이 땅의 여성들을 위한 성범죄 법률상식서. 사례별 법적 대응방법 제시. 신국판 / 248쪽 / 8,000원

아파트 난방비 75% 절감방법 고영근 지음
예비역 공군소장이 잘못 부과된 아파트 난방비를 최고 75%까지 줄일 수 있는 방법을 구체적인 법적 근거를 토대로 작성한 아파트 난방비 절감방법 제시. 신국판 / 238쪽 / 8,000원

일반인이 꼭 알아야 할 절세전략 173선 최성호(공인회계사) 지음
세법을 제대로 알면 돈이 보인다. 현직 공인중계사가 알려주는 합법적으로 세금을 덜 내고 돈을 버는 절세전략의 모든 것!
신국판 / 392쪽 / 12,000원

변호사와 함께하는 부동산 경매 최환주(변호사) 지음
새 상가건물임대차보호법에 따른 권리분석과 채무자나 세입자의 권리방어기법은 제시하는. 또한 새 민사집행법에 따른 각 사례별 해설도 수록. 신국판 / 404쪽 / 13,000원

혼자서 쉽고 빠르게 할 수 있는 소액재판 김재용 · 김종필 공저
나홀로 소액재판을 할 수 있도록 소장작성에서 판결까지의 실제 재판과정을 상세하게 수록하여 이 책 한 권이면 모든 것을 완벽하게 해결할 수 있다. 신국판 / 312쪽 / 9,500원

"술 한 잔 사겠다"는 말에서 찾아보는 채권 · 채무 변환철(변호사) 지음
일반인들이 꼭 알아야 할 채권 · 채무에 관한 법률 사항을 빠짐없이 수록. 신국판 / 408쪽 / 13,000원

알기쉬운 부동산 세무 길라잡이 이건우(세무서 재산계장) 지음
부동산에 관련된 모든 세금을 알기 쉽게 단계별로 해설. 합리적이고 탈세가 아닌 적법한 절세법 제시. 신국판 / 400쪽 / 13,000원

알기쉬운 어음, 수표 길라잡이 변환철(변호사) 지음
어음, 수표의 발행에서부터 도난 또는 분실한 경우의 공시최고와 제권판결에 이르기까지 어음, 수표 관련 법률사항을 쉽고도 상세하게 압축해 놓은 생활법률서. 신국판 / 328쪽 / 11,000원

제조물책임법 강동근(변호사) · 윤종성(검사) 공저
제품의 설계, 제조, 표시상의 결함으로 소비자가 피해를 입었을 때 제조업자가 배상책임을 져야 하는 제조물책임 시대를 맞아 제조업자가 갖춰야 할 법률적 지식을 조목조목 설명해 놓은 법률서.
신국판 / 368쪽 / 13,000원

알기 쉬운 주5일근무에 따른 임금 · 연봉제 실무
문강분(공인노무사) 지음
최근의 행정해석과 판례를 중심으로 임금관련 문제를 정리하고 기업에서 관심이 많은 연봉제 및 성과배제 비정규직문제, 여성근로자문제 등의 이슈들과 주40시간제 법개정, 퇴직연금제 도입 등 최근의 법 · 시행령 개정사항을 모두 수록한 임금 · 연봉제실무 지침서. 4×6배판 변형 / 544쪽 / 35,000원

변호사 없이 당당히 이길 수 있는 형사소송 김대환 지음
우리 생활과 함께 숨쉬는 형사법 서식을 구체적인 사례와 함께 소개. 내 손으로 간결하고 명확한 고소장 · 항소장 · 상고장 등 형사소송서식을 작성할 수 있다. 형사소송 관련 서식 CD 수록.
신국판 / 304쪽 / 13,000원

변호사 없이 당당히 이길 수 있는 민사소송 김대환 지음
민사, 호적과 가사를 포함한 생활과 밀접한 관련이 있는 생활법률 전반을 보통 사람들이 가장 궁금해하는 내용을 위주로 하여 사례를 들어가며 아주 쉽게 풀어놓은 민사 실무서.
신국판 / 412쪽 / 14,500원

혼자서 해결할 수 있는 교통사고 Q&A 조명원(변호사) 지음
현실에서 본인이 아무리 원하지 않더라도 운명처럼 누구에게나 닥칠 수 있는 교통사고 문제를 사례, 각급 법원의 주요 판례와 함께 정리하여 일반인들도 쉽게 이해할 수 있도록 내용 구성.
신국판 / 336쪽 / 12,000원

생활법률

부동산 생활법률의 기본지식 대한법률연구회 지음 / 김원중(변호사) 감수 / 신국판 / 480쪽 / 12,000원

고소장 · 내용증명 생활법률의 기본지식
하태웅(변호사) 지음 / 신국판 / 440쪽 / 12,000원

노동 관련 생활법률의 기본지식
남동희(공인노무사) 지음 / 신국판 / 528쪽 / 14,000원

외국인 근로자 생활법률의 기본지식
남동희(공인노무사) 지음 / 신국판 / 400쪽 / 12,000원

계약작성 생활법률의 기본지식
이상도(변호사) 지음 / 신국판 / 560쪽 / 14,500원

지적재산 생활법률의 기본지식
이상도(변호사) · 조의제(변리사) 공저 / 신국판 / 496쪽 / 14,000원

부당노동행위와 부당해고 생활법률의 기본지식
박영수(공인노무사) 지음 / 신국판 / 432쪽 / 14,000원

주택 · 상가임대차 생활법률의 기본지식
김운용(변호사) 지음 / 신국판 / 480쪽 / 14,000원

하도급거래 생활법률의 기본지식
김진흥(변호사) 지음 / 신국판 / 440쪽 / 14,000원

이혼소송과 재산분할 생활법률의 기본지식
박동섭(변호사) 지음 / 신국판 / 460쪽 / 14,000원

부동산등기 생활법률의 기본지식
정상태(법무사) 지음 / 신국판 / 456쪽 / 14,000원

기업경영 생활법률의 기본지식
안동섭(단국대 교수) 지음 / 신국판 / 466쪽 / 14,000원

교통사고 생활법률의 기본지식
박정무(변호사) · 전병찬 공저 / 신국판 / 480쪽 / 14,000원

소송서식 생활법률의 기본지식
김대환 지음 / 신국판 / 480쪽 / 14,000원

호적 · 가사소송 생활법률의 기본지식
정주수(법무사) 지음 / 신국판 / 516쪽 / 14,000원

상속과 세금 생활법률의 기본지식
박동섭(변호사) 지음 / 신국판 / 480쪽 / 14,000원

담보 · 보증 생활법률의 기본지식
류창호(법학박사) 지음 / 신국판 / 436쪽 / 14,000원

소비자보호 생활법률의 기본지식
김성천(법학박사) 지음 / 신국판 / 504쪽 / 15,000원

판결 · 공정증서 생활법률의 기본지식
정상태(법무사) 지음 / 신국판 / 312쪽 / 13,000원

처 세

성공적인 삶을 추구하는 여성들에게 **우먼파워**
조안 커너 · 모이라 레이너 공저 / 지창영 옮김
사회의 여성을 향한 냉대와 편견의 벽을 깨뜨리고 성공적인 삶을
이루려는 여성들이 갖추어야 할 자세 및 삶의 이정표 제시!!
신국판 / 352쪽 / 8,800원

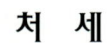 **이익이 되는 말 話 손해가 되는 말**
우메시마 미요 지음 / 정성호 옮김
직장이나 집안에서 언제나 주고받는 일상의 화제를 모아 실음으로
써 대화의 참의미를 깨닫고 비즈니스를 성공적으로 이끌기 위한
대화술을 키우는 방법 제시!! 신국판 / 304쪽 / 9,000원

성공하는 사람들의 화술테크닉 민영욱 지음
개인간의 사적인 대화에서부터 대중을 향한 공적인 강연에 이르기
까지 어떻게 말하고 어떻게 스피치를 할 것인가에 관한 지침서.
신국판 / 320쪽 / 9,500원

부자들의 생활습관 가난한 사람들의 생활습관
다케우치 야스오 지음 / 홍영의 옮김
경제학의 발상을 기본으로 하여 사람들이 살아가면서 생활에서 생
각해 볼 수 있는 이익을 보는 생활습관과 손해를 보는 생활습관을
수록, 독자 자신에게 맞는 생활습관의 기본 전략을 설계할 수 있도
록 제시. 신국판 / 320쪽 / 9,800원

코끼리 귀를 당긴 원숭이-히딩크식 창의력을 배우자
강충인 지음
코끼리와 원숭이의 우화를 히딩크의 창조적 경영기법과 리더십에
대비하여 자기혁신, 기업혁신을 꾀하는 창의력 개발법을 제시.
신국판 / 208쪽 / 8,500원

성공하려면 유머와 위트로 무장하라 민영욱 지음
21세기에 들어 새로운 추세를 형성하고 있는 말 잘하기. 이러한 추

세에 맞추어 현재 스피치 강사로 활약하고 있는 저자가 말을 잘하
는 방법과 유머와 위트를 만들고 즐기는 방법을 제시한다.
신국판 / 292쪽 / 9,500원

등소평의 오뚝이전략 조창남 편저
중국 역사상 정치 · 경제 · 학문 등의 분야에서 최고 위치에 오른
리더들의 인재활용, 상황 극복법 등 처세 전략 · 전술을 통해 이 시
대의 성공인으로 자리매김하는 해법 제시. 신국판 / 304쪽 / 9,500원

노무현 화술과 화법을 통한 이미지 변화 이현정 지음
현재 불교방송에서 활동하고 있는 이현정 아나운서의 화술 길라잡
이서. 노무현 대통령의 독특한 화술과 화법을 통해 리더로서, 성공
인으로서 갖추어야 할 화술 화법을 배우는 화술 실용서.
신국판 / 320쪽 / 10,000원

성공하는 사람들의 **토론의 법칙** 민영욱 지음
다양한 사람들의 다양한 욕구를 하나로 응집시키는 수단으로 등장
하고 있는 토론에 관해 간단하고 쉽게 제시한 토론 길라잡이서.
신국판 / 280쪽 / 9,500원

사람은 칭찬을 먹고산다 민영욱 지음
현대에서 성공하는 사람으로 남기 위해서는 남을 칭찬할 줄도 알
아야 한다. 성공하는 사람이 되기 위해서 알아야 할 칭찬 스피치의
기법, 특징 등을 실생활에 적용해 설명해놓은 성공처세 지침서.
신국판 / 268쪽 / 9,500원

사과의 기술 김농주 지음
미안하다는 말에 인색한 한국인들에게 "I sorry."가 성공을 위한
처세 기법으로 다가온다. 직장, 가정 등 다양한 환경에서 사과 한
마디의 의미, 기능을 알아보고 효율성을 가진 사과가 되기 위해 갖
추어야 할 조건을 제시한다. 신국판 변형 양장본 / 200쪽 / 10,000원

취업 경쟁력을 높여라 김농주 지음
각 기업별 특성 및 취업 정보 분석과 예비 취업자의 능력 개발, 자
신의 적성에 맞는 직종과 직장을 잡는 법을 상세하게 수록.
신국판 / 280쪽 / 12,000원

명 상

명상으로 얻는 깨달음 달라이 라마 지음 / 지창영 옮김
티베트의 정신적 지도자이자 실질적 지도자인 달라이 라마의 수많
은 가르침 가운데 현대인에게 필요해지고 있는 인내에 대한 이야
기. 국판 / 320쪽 / 9,000원

어 학

2진법 영어 이상도 지음
2진법 영어의 비결을 통해서 기존 영어학습 방법의 단점을 말끔히
해소시켜 주는 최초로 공개되는 고효율 영어학습 방법. 적은 시간
을 투자하여 영어의 모든 것을 획기적으로 향상시킬 수 있는 비법
을 제시한다. 4×6배판 변형 / 328쪽 / 13,000원

한 방으로 끝내는 영어 고제윤 지음
일상생활에서의 이야기를 바탕으로 하는 영어강의로 영어문법은
재미없고 지루하다고 생각하는 이 땅의 모든 사람들의 상식을 깨
면서 학습 효과를 높이기 위한 공부방법을 제시하는 새로운 영어
학습서. 신국판 / 316쪽 / 9,800원

한 방으로 끝내는 영단어 김승엽 지음 / 김수경 · 카렌다 감수
일상생활에서 우리가 무심코 던지는 영어 한마디가 당신의 영어수
준을 드러낸다는 사실을 깨닫게 하는 영어 실용서. 풍부한 예문을
통해 참영어를 배우겠다는 사람, 무역업이나 관광 안내업에 종사
하는 사람, 영어권 나라로 이민을 가려는 사람들에게 많은 도움을
줄 것이다. 4×6배판 변형 / 236쪽 / 9,800원

해도해도 안 되던 영어회화 **하루에 30분씩 90일이면 끝낸다**
Carrot Korea 편집부 지음
온라인과 오프라인을 넘나들면서 영어학습자들의 각광을 받고 있
는 린다의 현지 생활 영어 수록. 교과서에서 배울 수 없었던 생생
한 실생활 영어를 90일 학습으로 모두 끝낼 수 있다.
4×6배판 변형 / 260쪽 / 11,000원

바로 활용할 수 있는 **기초생활영어** 김수경 지음
다양한 상황에 대처할 수 있도록 인사나 감정 표현, 전화나 교통,
장소 및 기타 여러 사항에 관한 기초생활영어를 총망라.
신국판 / 240쪽 / 10,000원

바로 활용할 수 있는 **비즈니스영어** 김수경 지음
해외 출장시, 외국의 바이어 접견시 기본적으로 사용할 수 있는 상황별 센텐스를 수록하여 해외 출장 준비 및 외국 바이어 접견을 완벽하게 끝낼 수 있게 했다. 신국판 / 252쪽 / 10,000원

생존영어55 홍일목 지음
살아 있는 영어를 익힐 수 있는 기회 제공. 반드시 알아야 할 핵심 센텐스를 저자가 미국 현지에서 겪었던 황당한 사건들과 함께 수록, 재미도 느낄 수 있다. 신국판 / 224쪽 / 8,500원

필수 여행영어회화 한현숙 지음
해외로 여행을 갔을 때 원어민에게 바로 통할 수 있는 발음 수록. 자신 있고 당당한 자기 표현으로 즐거운 여행을 할 수 있도록 손안의 가이드 역할을 해줄 것이다. 4×6판 변형 / 328쪽 / 7,000원

필수 여행일어회화 윤영하 지음
가깝고도 먼 나라라고 흔히 말해지는 일본을 제대로 알기 위해 노력하는 사람들에게 손안의 가이드 역할을 하는 실전 일어회화집. 일어 초보자들을 위한 한글 발음 표기 및 필수 단어 수록.
4×6판 변형 / 264쪽 / 6,500원

필수 여행중국어회화 이은진 지음
중국에서의 생활이나 여행에 꼭 필요한 상황별 회화, 반드시 알아야 할 1500여 개의 단어에 한자병음과 우리말 표기를 원음에 가깝게 달아 놓았으므로 든든한 도우미가 되어 줄 것이다.
4×6판 변형 / 256쪽 / 7,000원

영어로 배우는 중국어 김승엽 지음
중국으로 여행을 가거나 출장을 가는 사람들이 알아두어야 할 기초 생활 회화와 여행 회화를 영어, 중국어 동시에 익힐 수 있게 내용을 구성. 신국판 / 216쪽 / 9,000원

필수 여행스페인어회화 유연창 지음
은행, 병원, 교통 수단 이용하기 등 외국에서 직접적으로 맞닥뜨리게 되는 상황을 설정하여 바로바로 도움을 받을 수 있게 간단한 회화를 한글 발음 표기와 같이 수록하여 손안의 도우미 역할을 해줄 것이다. 4×6판 변형 / 288쪽 / 7,000원

바로 활용할 수 있는 **홈스테이 영어** 김형주 지음
일반 가정생활, 학교생활에서 꼭 알아야 할 상황별 회화 · 문법 · 단어를 수록, 유학생활 동안 원어민 가족과 살면서 영어를 좀더 쉽게 배울 수 있도록 알려주는 안내서. 신국판 / 184쪽 / 9,000원

레포츠

수열이의 브라질 축구 탐방 **삼바 축구, 그들은 강하다** 이수열 지음
축구에 대한 관심만으로 각 나라의 축구팀, 특히 브라질 축구팀에 애정을 가지고 브라질 축구팀의 전력 및 각 선수들의 장단점을 나름대로 분석하고 연구하여 자신의 의견을 피력하고 있는 축구 길라잡이서. 신국판 / 280쪽 / 8,500원

마라톤, 그 아름다운 도전을 향하여 빌 로저스 · 프리실라 웰치 · 조 헨더슨 공저 / 오인환 옮김 / 지창영 옮김
마라톤에 입문하고자 하는 초보 주자들을 위한 마라톤 가이드서. 올바르게 달리는 법, 음식 조절법, 달리기 전 준비운동, 주자에게 맞는 프로그램 짜기, 부상 예방법을 상세하게 설명하고 있다. 4×6판 변형 / 320쪽 / 15,000원

퍼팅 메커닉 이근택 지음
감각에 의존하는 기존 방식의 퍼팅은 이제 그만!!
저자 특유의 과학적 이론을 신체근육 운동학에 접목시켜 몸의 무리를 최소한으로 덜고 최대한의 정확성과 거리감을 갖게 하는 새로운 퍼팅 메커닉 북. 4×6배판 변형 / 192쪽 / 18,000원

아마골프 가이드 정영호 지음
골프를 처음 시작하는 모든 아마추어 골퍼를 위해 보다 쉽고 빠르게 터득할 수 있도록 내용이 구성된 아마골프 레슨 프로그램서.
4×6배판 변형 / 216쪽 / 12,000원

인라인스케이팅 100%즐기기 임미숙 지음
레저 문화에 새로운 강자로 자리매김하고 있는 인라인 스케이팅을 안전하고 재미있게 즐길 수 있도록 알려주는 인라인 스케이팅 지침서. 각단계별 동작을 한눈에 알아볼 수 있도록 세부 동작별 일러스트 수록. 4×6판 변형 / 172쪽 / 11,000원

배스낚시 테크닉 이종건 지음
현재 한국배스스쿨에서 강사로 활약하고 있는 아마추어 배스 낚시꾼이 중급 수준의 배스 낚시꾼들이 자신의 실력을 한 단계 업그레이드 시킬 수 있도록 루어의 활용, 응용법 등을 상세하게 해설.
4×6배판 / 440쪽 / 20,000원

나도 디지털 전문가 될 수 있다!!! 이승훈 지음
깜찍한 디자인과 간편하게 휴대할 수 있다는 장점 때문에 새로운 생활필수품으로 자리를 잡아가고 있는 디카 · 디캠을 짧은 시간 안에 쉽게 배울 수 있도록 해놓은 초보자를 위한 디카 · 디캠길라잡이서. 4×6배판 / 320쪽 / 19,200원

스키 100% 즐기기 김동환 지음
스키 인구의 확산 추세에 따라 스키의 기초 이론 및 기본 동작부터 상급의 기술까지 단계별 동작을 전문가의 동작사진을 곁들여 내용 구성. 4×6배판 / 184쪽 / 12,000원

태권도 총론 하웅의 지음
우리의 국기 태권도에 관한 실용 이론서. 지도자가 알아야 할 사항, 태권도장 운영이론, 응급처치법 및 태권도 경기규칙 등 필수 내용만 수록. 4×6배판 / 288쪽 / 15,000원

건강하고 아름다운 **동양란 기르기** 남바을 지음
동양란 재배의 첫걸음부터 전시회 출품가게 동양란의 모든 것 수록. 동양란의 구조 · 특징 · 종류 · 감상법, 꽃대 관리 · 꽃 피우기 · 발색 요령 등 건강하고 아름다운 동양란 만들기로 구성.
4×6배판 변형 / 184쪽 / 12,000원

수영 100% 즐기기 김종만 지음
물 적응하기부터 수영용품, 수영과 건강, 응용수영 및 고급 수영기술에 이르기까지 주옥 같은 수중촬영 연속사진으로 자세히 설명해주는 수영기법 Q&A. 4×6배판 변형 / 248쪽 / 13,000원

애완견114 황양원 엮음
애완견 길들이기, 애완견의 먹거리, 멋진 애완견 만들기, 애완견의 질병 예방과 건강, 애완견의 임신과 출산, 개살견에 대한 기타 관리 등 애완견을 기를 때 반드시 알아야 할 내용 수록.
4×6배판 변형 / 228쪽 / 13,000원

건강을 위한 웰빙 걷기 이강옥 지음
건강 운동으로서 많은 사람들의 관심을 도으고 있는 걷기운동을 상세하게 설명. 걷기시 필요한 장비, 올바른 걷기 자세를 설명하고 고혈압 · 당뇨병 · 비만증 · 골다공증 등 성인병과 관련해 걷기운동을 했을 때 얻을 수 있는 효과를 수록하여 성인병을 예방하고 치료할 수 있게 하였다. 대국전판 / 280쪽 / 10,000원

우리 땅 우리 문화가 살아 숨쉬는 **옛터** 이형권 지음
우리나라에서 가장 가보고 싶은 역사의 현장 19곳을 선정, 그 터에 어린 조상의 숨결과 역사적 증언을 만날 수 있는 시간 제공. 맛있는 집, 찾아가는 길, 꼭 가봐야 할 유적지 등 핵심 내용 선별 수록. 대국전판 올컬러 / 208쪽 / 9,500원

아름다운 산사 이형권 지음
우리나라의 대표적인 산사를 찾아 계절 따라 산사가 주는 이미지, 산사가 안고 있는 역사적 의미를 되새겨 본다. 동시에 산사를 찾음으로써 생활에 찌든 현대인들이 삶의 활력을 되찾는 시간을 갖게 한다. 대국전판 올컬러 / 208쪽 / 9,500원

맛과 멋이 있는 낭만의 **카페** 박성찬 지음
가족끼리, 연인끼리 추억을 만들고 행복한 시간을 보낼 수 있는 서울 근교의 카페를 엄선하여 소개. 카페에 대한 인상 및 기본 정보, 인근 볼거리 등도 함께 수록하여 손안의 인터넷 정보서가 될 수 있게 했다. 대국전판 올컬러 / 168쪽 / 9,900원

한국의 숨어 있는 아름다운 풍경 이종원 지음
우리 나라의 숨어 있는 아름다운 풍경을 찾아 소개하는 여행서. 저자의 여행 감상과 먹거리, 볼거리, 사람 사는 이야기가 담겨 있어 안내서라기보다는 답사기라고 할 수 있는 서정과 사진이 풍부하게 담겨 있다. 대국전판 올컬러 / 208쪽 / 9,900원

골프 100타 김준모 지음
읽고 따라 하기만 해도 100타를 깰 수 있는 골프의 전략 · 전술의 비법 공개. 뛰어난 골프 실력은 올바른 그립과 어드레스에서 비롯됨을 강조한 초보자를 위한 실전 골프 지침서.
4×6배판 / 136쪽 / 10,000원

쉽고 즐겁게! 신나게! 배우는 **재즈댄스** 최재선 지음
몸치인 사람도 쉽게 따라 하고 배우는 재즈댄스 안내서. 이 책에 실려 있는 기본 동작을 익혀 재즈댄스를 하면 생활 속의 긴장과 스트레스를 털어버리고 활력을 되찾을 수 있으며, 다이어트 효과도 얻을 수 있다. 4×6판 변형 / 200쪽 / 12,000원

〈참고문헌〉

『지산 임상학 특강 1~7권』, 지산출판사.

건강도 키우고 성적도 올리는 자녀 건강

2005년 1월 10일 제1판 1쇄 발행

지은이/김진돈
펴낸이/강선희
펴낸곳/가림출판사

등록/1992. 10. 6. 제4-191호
주소/서울시 광진구 구의동 57-71 부원빌딩 4층
대표전화/458-6451   팩스/458-6450
홈페이지 http://www.galim.co.kr
e-mail galim@galim.co.kr

값 12,000원

ISBN 89-7895-186-4 13510

가림출판사 · 가림M&B · 가림Let's 의 홈페이지(http://www.galim.co.kr)에 들
어오시면 가림출판사 · 가림M&B · 가림Let's 의 신간도서 및 출간 예정 도서를
포함한 모든 책들을 만나실 수 있습니다.
온라인 서점을 통하여 직접 도서 구입도 하실 수 있으며 가림 홈페이지 내에서
전국 대형 서점들의 사이트에 링크하시어 종합 신간 안내 및 각종 도서 정보,
책과 관련된 문화 정보를 받아보실 수 있습니다.
또한 홈페이지 방문시 회원으로 가입하시면 신간 안내 자료를 보내드립니다.